中国临床案例

肾脏经典病例精解

主编　汪年松　范　瑛

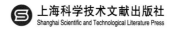

上海科学技术文献出版社
Shanghai Scientific and Technological Literature Press

图书在版编目（CIP）数据

肾脏经典病例精解 / 汪年松，范瑛主编 . -- 上海：
上海科学技术文献出版社，2023
（中国临床案例）
ISBN 978-7-5439-8715-9

Ⅰ . ①肾… Ⅱ . ①汪… ②范… Ⅲ . ①肾疾病—病案
—分析 Ⅳ . ① R692

中国版本图书馆 CIP 数据核字（2022）第 236007 号

策划编辑：张　树
责任编辑：应丽春
封面设计：李　楠

肾脏经典病例精解

SHENZANG JINGDIAN BINGLI JINGJIE

主　　编：汪年松　范　瑛
出版发行：上海科学技术文献出版社
地　　址：上海市长乐路 746 号
邮政编码：200040
经　　销：全国新华书店
印　　刷：朗翔印刷（天津）有限公司
开　　本：787mm×1092mm　1/16
印　　张：20.25
版　　次：2023 年 1 月第 1 版　2023 年 1 月第 1 次印刷
书　　号：ISBN 978-7-5439-8715-9
定　　价：248.00 元
http : //www. sstlp.com

《肾脏经典病例精解》
编委会名单

主　编

汪年松　上海交通大学医学院附属第六人民医院
范　瑛　上海交通大学医学院附属第六人民医院

副主编

（以姓氏笔画排序）

于　青　上海交通大学医学院附属第一人民医院
邓跃毅　上海中医药大学附属龙华医院
王　秦　上海市奉贤区中心医院
王　浩　上海市普陀区中心医院
王筱霞　上海交通大学医学院附属同仁医院
叶志斌　复旦大学附属华东医院
白寿军　复旦大学附属中山医院青浦分院
刘　琨　上海市金山区中心医院
赵晋媛　上海市第八人民医院
徐旭东　复旦大学附属闵行医院
黄文彦　上海交通大学医学院附属儿童医院
路建饶　上海市第七人民医院
鲍晓荣　复旦大学附属金山医院

编　委

彭　文　上海市普陀区中心医院

董　勤　中国人民武装警察部队上海市总队医院

韩国峰　中国人民解放军海军特色医学中心

蒋卫杰　上海市市北医院

臧秀娟　上海市松江区中心医院

漆映辉　上海市浦东新区浦南医院

薛　军　上海市利群医院

秘　书

顾思捷　上海交通大学医学院附属第六人民医院

张起铭　上海交通大学医学院附属第六人民医院

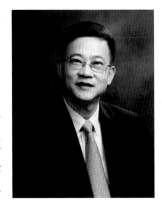

汪年松，男，主任医师，博士，二级教授，上海交通大学医学院附属第六人民医院肾脏内科行政主任，中共党员。

兼任上海医学会肾脏病学会主任委员，上海医师协会内科分会副会长，上海市医院管理学会血液净化分会副会长，中华医学会肾脏病分会全国委员，中国中西医结合肾病学会全国常务委员，中国医师协会肾病分会常务委员，中国医院管理学会血液净化分会常务委员，全国人工肝和血液净化学组委员，华东区肾病协作组常务委员，世界华人肾病分会常务委员，上海市中西医结合肾病学会常务委员，上海市医师学会肾脏病分会委员。中华医学科技奖和上海医学科技奖评审专家，国家自然基金同行评审专家，上海市自然基金评审专家，上海市卫生系统高级职称评审专家，上海市医疗事故鉴定专家，上海市药物评审专家。上海市血液透析质控中心委员，上海市肾脏病质控中心委员，上海市血液透析质控中心委员，上海市住院医师规范化培训基地（肾病专业）委员兼秘书，上海市专科住院医师规范化培训基地（肾病专业）委员。上海交通大学博士（后）生导师，澳门科技大学、苏州大学、江苏大学博士生导师，上海中医药大学和陕西中医药大学硕士生导师。

IMMA 杂志副主编，中国中西医结合肾病杂志常务编委，中华肾脏病杂志、上海医学、临床肾脏病、内科危重病和世界临床药物杂志等统计源期刊编委。

近年来先后主持和参与完成了国家自然科学基金、上海市科委重大攻关课题、上海市卫生局重点攻关基金等资助的 30 余项课题的研究工作。在核心期刊上发表学术论 500 篇，其中 SCI 收录 145 篇，主编专著 6 部，参编专著 10 部。指导研究生 65 人，其中硕士研究生 34 人、博士生 27 人、博士后 4 人。获得中国中西医结合科技奖一等奖、上海市科技进步奖二等奖、上海医学科技奖二等奖、上海中西医结合科技奖三等奖和上海中医科技奖三等奖各一项，军队科技进步奖二等奖（排名第二）一项。2002 年获上海市医苑新星、2006 年获医苑新星二等奖，2006 年获上海市申康医院发展中心优秀党员。2018 年获上海市领军人才，2019 年评为国务院政府特殊津贴专家。

主编简介

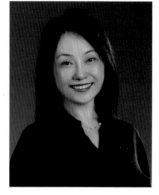

范瑛，女，医学博士，主任医师，上海交通大学医学院附属第六人民医院肾脏内科行政副主任，上海交通大学医学院副教授。

兼任中国医师协会肾脏病分会青委副主任委员，上海市医学会肾脏病学分会委员兼秘书，中国非公立医疗机构肾脏病透析专业委员会委员，上海市肾脏病西部学组秘书等学术任职。

美国纽约 Mount Sinai 医学院访问学者（2011—2013）。获上海交通大学医学院"双百人"人才计划。担任上海交通大学博士生导师，江西中医药大学硕士生导师。

近年来先后主持国家自然科学基金 3 项、省部级课题多项。参与国家科技部重点专项、上海市科委重大攻关课题、上海市卫生局重点攻关基金等资助的 10 余项课题研究工作。以第一或通讯作者在 Nature Commun，JASN，Diabetes 等权威医学期刊发表论文 50 余篇，参编著作 5 部。获上海市科技进步奖二等奖，上海市医学科技奖二等奖，中国中西医结合科学技术奖一等奖。*Hypertension*，*EBioMedcine*，*Am J Physiol Renal Physiol* 等医学权威杂志审稿人。

二十载栉风沐雨，二十载春华秋实，上海市肾脏病西部学组已经走过了 20 年的时光。

2002 年初，西部学组只是由上海市第六人民医院医疗集团中的五家医院肾脏内科组成的小型学术组织，发展 20 年至今，目前已经有 38 家医院加入了我们的学术共同体，在各家兄弟单位的鼎力相助下，我们的学组在上海地区乃至全国范围内的学术影响力日益增强！

在此，首先感谢 38 家兄弟单位在 20 年间对学组工作的大力支持，这些医院包括：上海市第六人民医院、普陀区中心医院、第八人民医院、奉贤区中心医院、金山区中心医院、同仁医院、武警医院、复旦大学华东医院、复旦大学闵行医院、上海市龙华医院、闸北区中心医院、复旦大学金山医院、松江区中心医院、海军第九零五医院、海军特色医疗中心、公利医院、徐汇区中心医院、利群医院、第七人民医院、静安区中心医院、青浦区中心医院、市北医院、嘉定区中心医院、奉城医院、市六医院临港院区、岳阳医院闵行分院、东方医院、东方肝胆医院嘉定分院、儿童医院、周浦医院、北站医院、泗泾医院、市一医院南院、浦东新区人民医院、杨浦区中医院、浦南医院、普陀区人民医院和上海市公卫中心。

西部学组在 20 年的时间里，走过了非典，也经历了新冠，一路上无惧风雨险阻，始终坚持每一季度开展多样化的学术活动。我们通过专家讲课、疑难病例讨论、青年医师学术分享等方式，旨在提高上海各医院肾脏病临床诊疗能力，对接国内外最新诊疗进展，增进各家医院友谊，并着重为培养青年医师搭建了高标准、高等级的平台，培养了一批又一批朝气蓬勃、技艺精湛的青年肾科人才，为推动上海市肾脏内科的发展作出了重要的贡献。

值此 20 年纪念之际，我们将这些年里讨论过的经典病例再次整理起来，汇编成这本《中国临床案例·肾脏经典病例精解》，其内容涵盖了肾内科常见疾病、重点疾病、疑难疾病，以一个个病例的形式，具体展现了从临床病史，诊断鉴别，到治疗随访的全过程，并配以精美的图片资料以直观地展现病例的特征。在阐述具体病例后，我们结合病例情况与国内外最新文献，综合汇总了该疾病的最新诊治进展。此外，鉴于肾脏疾病很多时候会引起全身器官、系统的病变，我们在病例中突出了"多学科诊疗"

的重要性，引入了其他学科的会诊经过，以帮助读者跳出肾内科思维，从不同的角度看问题，这也是此书病例叙述中的一大特点。在每个病例最后，我们还邀请了学组内各位肾科专家对病例进行点评，结合他们丰富的临床经验，给出自己的指导性观点。我们希望这本《中国临床案例·肾脏经典病例精解》可以为肾内科临床医生的临床诊疗提供思路与方案，补充疑难疾病的相关知识，提高临床诊治水平。

在书册编纂过程中，得到了各家学组单位的积极配合，他们汇总提供了本科最经典的真实病例，并积极完成了书册的审稿校稿工作，再次感谢各位专家的大力支持和帮助！希望上海市肾脏病西部学组在今后的日子里，继续发挥学术引领作用，加强医院间的合作交流，为上海肾内科同仁提供更好的交流平台。

由于编者自身水平有限，以及各位作者的写作风格不一，本书难免有疏漏之处，恳请各位同道和读者不吝赐教。

汪年松　范　瑛

2022 年 7 月

目录

病例 1

非肌性肌球蛋白重链 9 基因相关性疾病

一、临床资料

现病史：患者女性，13 岁，于 2015 年 8 月 25 日因"血小板减少 12 年，血尿蛋白尿 4 年"入院。患儿出生后 6 个月（2002 年）因咳嗽、流涕于当地医院就诊，查血常规：血小板（10 ~ 15）×10⁹、白细胞、血红蛋白正常，伴针尖样出血点，期间无发热，无呕吐、便血，无关节肿胀，无水肿、少尿。辅助检查提示无肝、脾、淋巴结肿大，尿常规正常。骨髓穿刺细胞学检查提示：血小板分布少见，余未见明显异常。诊断为血小板减少性紫癜，给予甲泼尼龙注射液、静注人免疫球蛋白治疗后血小板可升至（50 ~ 60）×10⁹/L，出院后改为中药治疗，监测血小板仍波动于（10 ~ 50）×10⁹/L。2010 年 12 月患儿因急性阑尾炎于当地医院住院治疗，予以输注血小板后，行阑尾切除术，手术顺利，术后无出血等并发症。住院期间检查发现尿蛋白 3+，24 小时尿蛋白定量 0.68g，尿红细胞 11.7/HP，泌尿系 B 超无异常，未予特殊治疗。2012 年 7 月患儿于某所血液病专科医院就诊，查血常规血小板 54×10⁹/L，余项正常，自身抗体、补体、肝肾功能均正常。骨髓活检提示：三系增生伴巨核细胞产板不良。诊断为血小板减少待查，给予环孢素口服溶液、达那唑、血宝、血康胶囊、江南卷柏片等治疗，治疗 6 个月后未见明显好转自行停用。因血小板下降及血尿、蛋白尿无改善，为进一步诊治至我院就诊，拟"血尿、蛋白尿、血小板减少待查"收入院。

既往史：患者于 2010 年 12 月行急性阑尾炎切除术。否认其他疾病史。

体格检查：T 36.5 ℃，P 114 次 / 分，R 23 次 / 分，BP 112/80mmHg，H 159cm，W 57.05kg。无皮疹、无眼睑及双下肢水肿，无肝、脾淋巴结肿大，心、肺、神经系统查体无殊。

辅助检查：

血常规：白细胞（6.95 ~ 8.28）×10⁹/L，血红蛋白 95 ~ 98g/L↓，红细胞比容 30%↓，平均红细胞血红蛋白含量 19.9pg↓，血小板（15 ~ 20）×10⁹/L↓。

外周血涂片：瑞氏染色人工镜检，血小板体积大小不一，部分血小板体积明显增大，未见中性粒细胞包涵体。

铁代谢：铁蛋白 3.9mg/ml ↓，血清铁 2.20μmol/L ↓，不饱和铁 45.59μmol/L，总铁结合力 47.79μmol/L ↓。

尿常规：尿蛋白 3+ ↑，RBC 15 ~ 17/HP ↑，24 小时尿蛋白定量 4.34g ↑〔相当于 76mg/（kg·d）〕。

尿蛋白电泳：白蛋白 79.9%，转铁蛋白 16.10g/L，IgG 4%。

肝肾功能：ALT 13U/L，AST 18U/L，Alb 30g/L ↓。血肌酐 51μmol/L，尿素 4.1μmol/L。

纯音阈测定：提示存在高频听力受损。

血电解质、凝血功能、体液免疫、补体、细胞免疫、自身抗体、腹部及泌尿系统超声等检查均正常。

二、多学科诊疗建议

1. 多学科诊疗建议　因患儿疾病同时累及血液、肾脏等系统，多种药物治疗无效，且诊断困难，邀请多学科会诊协助诊治。

（1）血液科会诊记录：完善铁代谢、自身抗体等相关性检查。可考虑人免疫球蛋白冲击治疗，观察血小板变化。必要时再次予以骨髓穿刺涂片及活检检查。

（2）眼科会诊记录：完善晶状体及眼底检查后示：晶体后囊下混浊，眼底（－），诊断意见白内障，建议随访。

（3）我科科内讨论：患儿存在血小板减少，血涂片瑞氏染色后可见巨大血小板，未见中性粒细胞包涵体，尿液相关检查提示存在血尿蛋白尿，眼科检查提示存在白内障，听力检查示高频听力受损，需高度怀疑非肌性肌球蛋白重链 9（MYH9）基因相关性疾病。该病系常染色体显性遗传性疾病，需进一步排查有无家族史，完善基因学检查以明确诊断。

2. 补充检查结果

家系筛查：完善患儿父亲、母亲、哥哥外周血血常规、尿常规检查均正常，明确无家族史。

抽取患儿及父母、哥哥的外周血，采用高通量测序联合 Sanger 测序验证的方法，行 MYH9 基因测序。结果提示：MHY9 基因的第 17 号外显子存在 c.2104C > T 的突变，引起氨基酸改变 p.R702C，为错义突变，已有文献报道为致病性突变[1]。其父母、哥哥均为野生型（病例 1 图 1）。

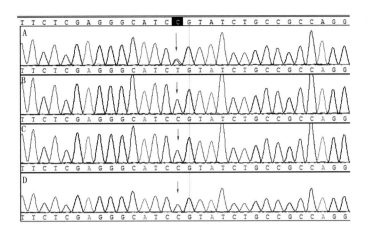

病例1图1　患儿及其家属的 MYH9 基因 Sanger 测序图

注：A. 为患儿，存在 c.2104C ＞ T，p.R702C 错义突变，为杂合型。B、C、D 分别为患儿父亲、母亲、哥哥，均为野生型。

三、诊断分析

1. 诊断及诊断依据

诊断：MYH9 基因相关性疾病、缺铁性贫血。

MYH9 基因相关性疾病：本病是由于 MYH9 基因突变所致的一种常染色体显性遗传性疾病。临床表现为出生起即存在的血液系统异常，包括血小板体积增大、血小板减少以及中性粒细胞包涵体，可同时伴有感音神经性耳聋、肾脏损害、早发性白内障、慢性肝酶升高。MYH9 基因检测发现致病性突变可明确诊断。本例患儿出生后早期即发现血小板下降，波动于（10 ~ 50）× 10^9/L，外周血涂片镜检提示血小板体积增大，而后出现血尿、蛋白尿等肾脏受累表现，入我院后行进一步专科检查提示存在白内障、高频听力受损，MYH9 基因检测提示存在第 17 号外显子 c.2104C ＞ T（p.R702C）致病性突变，故诊断。缺铁性贫血：患儿入院后完善血常规提示：Hb 95 ~ 98g/L，＜ 110g/L，为小细胞低色素性，铁代谢提示存在铁蛋白、血清铁降低，故诊断。

2. 鉴别诊断

（1）免疫性血小板减少症（ITP）：既往又称特发性血小板减少性紫癜，是小儿最常见的出血性疾病。其主要临床特点是：皮肤、黏膜自发性出血、血小板减少、束臂试验阳性、出血时间延长和血块收缩不良。激素、免疫球蛋白治疗有效，不累及其他脏器。患儿存在长期血小板下降，但激素、免疫球蛋白治疗无效，且同时存在肾脏受累，故可排除诊断。

（2）系统性红斑狼疮：为一种可同时累及皮肤黏膜、肾脏、血液系统、神经系统、关节等多器官多系统的自身免疫疾病。本例患儿同时存在血液系统、肾脏损害，故需警惕，但患儿自身抗体检查，包括抗核抗体谱（ANA、抗 dsDNA、抗 ENA 抗体谱）、抗磷脂抗体（包括抗心磷脂抗体等）及补体等均正常，且无颊部红斑、盘状红斑、光过敏等狼疮典型临床表现，不符合美国风湿病学会（ACR）推荐的系统性红斑狼疮诊断标准，故可排除诊断。

（3）Alport 综合征：又称眼-耳-肾综合征，是由于 COL4A3、COL4A4、COL4A5 基因突变所致，临床上表现为血尿、蛋白尿、进行性肾功能损害，可伴有感音神经性耳聋和眼部异常。本例患儿存在血尿、蛋白尿、听力损害、眼部异常，故需警惕。但 Alport 综合征患者不存在血小板下降，且本例患儿基因检测提示 MYH9 基因突变，未检测出 Alport 综合征相关基因突变，故可排除诊断。

四、治疗及随访

明确诊断后予以下治疗：缬沙坦（商品名平欣）40mg 每天 1 次，口服。疗程：2015 年 8 月至 2018 年 8 月，因血肌酐进行性升高，予以停用。环孢素（新赛斯平）50mg 每天 2 次，口服，[相当于 1.43mg/（kg·d）]。疗程：自 2018 年 8 月起，3 个月后因无效予以停用。蛋白琥珀酸亚铁（商品名菲普利）15ml 每天两次，口服，间断服用纠正缺铁性贫血。

患儿门诊规律随访 3 年（自 2015 年 8 月至 2018 年 12 月，后失访），检测血小板稳定于（11 ~ 30）×10^9/L。虽先后予缬沙坦、环孢素治疗，尿蛋白、血肌酐仍逐渐升高，eGFR 逐年下降，至末次随访时间为 CKD2 期 [eGFR 84.22ml/（min·1.73m^2）]。眼科随访白内障、五官科随访听力损害，均提示病情较前进展。

五、讨论

1. 概述　在 20 世纪科学家们依次发现并命名了 May-Hegglin 异常、Sebastian 综合征、Fechtner 综合征和 Epstein 综合征，后发现上述综合征均为非肌性肌球蛋白重链 9（nonmuscle myosin heavy chain 9，MYH9）基因突变所致，并于 2003 年由意大利基因学家 Seri 提出将非肌性肌球蛋白重链 9 基因相关性疾病（MYH9 related disease，MYH9-RD）作为上述 4 种综合征的统称 [2]。后研究发现常染色体显性遗传性耳聋 DFNA17 也为 MYH9-RD 的一种临床表现形式 [1]。5 种疾病的临床表现详见病例 1 表 1。

病例 1 表 1　5 种疾病的临床表现 [1]

疾病名称	临床表现				
	巨大血小板、血小板减少症	光镜下中性粒细胞包涵体	感觉神经性耳聋	肾脏损害	白内障
Epstein 综合征	+	−	+	+	−
Fechtner 综合征	+	+	+	+	+
May–Hegglin 异常	+	+	−	−	−
Sebastian 综合征	+	+	−	−	−
DFNA17	−	−	+	−	−

病例 1 表 2　MYH9–RD 相关临床症状出现的时间及频率 [1]

临床表现	出现比例	出现时间
巨大血小板	100%	从出生起
中性粒细胞包涵体	100%	从出生起
血小板减少症	98%	从出生起就存在，极少数人的血小板计数处于正常范围的下限
出血倾向	80% ~ 90%	约 30% 有自发性出血，大多数人在创伤、手术等应激状态下有继发出血的风险
感音神经性听力损失	80% ~ 85%	约 50% 的人在平均年龄为 33 岁时出现，随着年龄的增长大多数人都会出现
肝酶异常	50%	在生命的后期发展
肾病	25%	平均发病年龄：27 岁
白内障	20%	平均发病年龄：37 岁，然而已有先天性白内障的报道

　　MYH9-RD 是一种罕见的遗传性疾病，国内尚无大型流行病学研究数据，国外多项研究认为发病率约为 3/100 万 [3, 4, 5]。但由于轻症者不易引起重视而漏诊，而重症者往往被误诊为其他疾病，因此实际患病率预计会更高。一项基于 EXAC 数据库中 MYH9 基因致病性突变频率的研究，指出发病率可能要高得多 [1 ：（20 000 ~ 25 000）] [6]。发病无性别差异，约 35% 的散发病例 [7]。

　　2. 病因　MYH9-RD 是由于 MYH9 基因突变所致的常染色体显性遗传性疾病。该基因位于人类染色体 22q12-13，包含 41 个外显子，跨越近 107Kb，编码非肌性肌球蛋白 Ⅱ A（nonmuscle myosin heavy chain- Ⅱ A，NMMHC- Ⅱ A）的重链。截至 2021年 2 月，人类基因突变数据库（HGMD）中列出了约 165 个与 MYH9-RD 相关的基因突变，突变类型包括错义突变、框内缺失 / 插入、无义突变、移码突变等。也有体细胞或生殖细胞嵌合体的案例报道[8]。所有的 MYH9 致病性基因突变中，80% 的突变集中在 6 个特定氨基酸的密码子中：位于头部区域的 Ser96（6%）和 Arg702（24%），盘状线圈中的 Arg1165（9%）、Asp1424（20%）和 Glu1841（22%），以及非螺旋尾段中的 Arg1933（19%）[9]。

3. 临床表现　MYH9-RD 临床表现以出生起即存在的血液系统异常为特征，包括血小板体积增大（即 > 40% 的血小板直径 > 3.9μm），血小板数量减少（计数 < 150×10⁹/L），以及中性粒细胞包涵体。中性粒细胞包涵体本质是胞质内异常聚集的 NMMHC-ⅡA，根据体积大小，分为 3 型。Ⅰ 型包涵体直径 0.5 ~ 2μm，Ⅱ 型 < 1μm，Ⅲ 型 < 0.5μm，Ⅱ 型、Ⅲ 型包涵体很难在外周血涂片光学显微镜下观察到，但免疫荧光和电子显微镜仍能显示。部分患者一生中仅出现血液系统异常，但大多数患者随着年龄的增长会出现一种或多种血液系统以外的表现，包括感音神经性耳聋、肾脏损害、早发性白内障、慢性肝酶升高[3]。需要指出的是该病由于血小板体积巨大，MPV 超出检测上限，血细胞分析仪难以识别，故机器检测血小板计数常常低于人工显微镜镜检。出血表现多轻微，当患者血小板数量 < 50×10⁹/L 时，可伴有自发性出血倾向，主要发生于皮肤黏膜，如月经过多、鼻出血和牙龈出血等，很少有危及生命的大出血。但在发生高出血风险事件（如外伤、手术、妊娠等）时大出血的概率明显增加。本病若未合并血液系统疾病以外的并发症时一般不影响最终寿命，死于活动性大出血病例鲜有报道。出现肾功能损害时多提示预后不良，终末期肾功能不全为主要死因。MYH9-RD 相关临床症状出现的时间及频率详见病例 1 表 2。

肾脏损害是 MYH9-RD 患者常见的血液系统以外的临床表现之一。既往一项大样本回顾性研究指出[10]，25% ~ 37% 的 MYH9-RD 患者中出现肾脏损害，平均发病年龄为 27 岁，约 72% 的人在 35 岁前发病。大多数患者肾脏损害是进行性加重的，最终约 43% 发展为终末期肾病。在 MYH9-RD 肾病患者中，每年进展为终末期肾病的总体比率为 6.79%[10]。肾脏损害通常表现为蛋白尿，可达肾病综合征的范围，伴或者不伴有微量镜下血尿。由于血小板下降和自发出血倾向，导致肾活检禁忌，因此本病肾脏病理资料较少见，现有的文献报道肾脏病理主要表现为节段性肾小球硬化、系膜扩张和增值，电镜下可见肾小球基底膜增厚，足细胞足突融合[11]。肾脏损害的发病机制目前尚不清楚。有研究显示 NMMHC-ⅡA 在足细胞中表达，对细胞骨架和细胞迁移起着重要的调节作用[12]。因此推测与 MYH9 基因突变导致足细胞功能障碍相关。

4. 诊断　MYH9-RD 的临床诊断尚未达成共识。当患者存在自发性出血倾向，外周血涂片提示血小板体积增大（即 > 40% 的血小板直径 > 3.9μm），血小板数量减少

（计数 $< 150 \times 10^9/L$），伴或不伴有感音神经性耳聋、肾脏损害、早发性白内障、慢性肝酶升高时需警惕本病可能。因所有患儿中性粒细胞内均存在 NMMHC–ⅡA 的异常聚集，所以免疫荧光法鉴定 NMMHC–ⅡA 在中性粒细胞内的异常定位被广泛认为是诊断 MYH9-RD 的"金标准"[13, 9]。MYH9 基因检测找到致病性杂合突变亦可诊断 MYH9-RD。对于临床意义未明的 MYH9 基因突变，不能诊断或排除 MYH9-RD，需联合免疫荧光法进一步明确诊断。

5. 治疗　血小板减少与出血倾向的治疗：若没有明显的出血症状或血小板功能异常，通常不需要进行治疗。患者日常生活中应避免外伤、避免应用影响血小板功能的药物，如非甾体类抗炎药、某些抗生素、心血管活性药物等。对于皮肤黏膜的出血，以局部治疗措施为主。对于无法控制的活动性出血、危及生命或重要器官的出血，可以紧急静脉输注血小板。静脉输注血小板、抗纤溶药[14]、促血小板生成素受体激动剂[15]、去氨加压素[16] 可用于择期手术患者围手术期处理，成功的预防术中及术后出血。

肾脏损害的治疗：尽可能减少使用损害肾功能的药物，如放射学造影剂、非甾体类抗炎药、利尿剂和抗肿瘤药物等。有研究表明，ACEI 或者 ARB 可以有效地减少 MYH9-RD 蛋白尿，减缓肾脏损害的进展[10]。肾脏替代疗法（透析和肾移植）是终末期肾病患者唯一可行的治疗方法。

听力损害治疗：减少耳毒性药物使用，如氨基糖苷类抗生素、水杨酸盐、部分抗肿瘤药物。助听器、人工耳蜗植入术可以改善严重的听力损害[3, 16]。

白内障的治疗：减少糖皮质激素等易导致白内障的药物使用。人工晶状体植入术，对于严重白内障患者是安全有效的。

六、专家点评

MYH9-RD 是一种罕见的遗传性疾病，因临床医师认识不足，常被误诊为免疫性或特发性血小板减少症，误用激素、人免疫丙种球蛋白甚至切脾等无效甚至有害治疗，或因肾炎等伴发症状而误诊误治，增加治疗相关不良反应和医疗负担。对于持续性血小板减少症、药物治疗无效，伴有或者不伴有感觉神经性耳聋、早发性白内障、肾脏损害、肝酶异常的患者，需考虑本病可能。血常规分析和血涂片镜检是诊断 MYH9-RD 的首要步骤和重要筛查方法。免疫荧光分析粒细胞 NMMHC–ⅡA 包涵体是 MYH9-RD 的重要诊断依据。完善 MYH9 基因检测可明确诊断。本病无特效治疗，以对症支持治疗为主，一旦引起肾功能损害，多提示预后不良。

本例患儿生后早期即发现血小板下降，从发病到确诊经历了近13年，期间由于误诊导致了糖皮质激素、环孢素、人免疫球蛋白等不必要的治疗，因此临床医师需加强对本病的认识，减少误诊的发生。本例患者存在肾脏损害，予以缬沙坦治疗未能阻断疾病的进展，尝试性予以环孢素治疗无蛋白尿改善，且青春期即进展至CKD2期，长期随访肾脏损害预后可能不良。

（上海市儿童医院　黄文彦　张丽宁）

参考文献

[1]Savoia A，Pecci A.MYH9-Related Disease[M].2008 Nov 20 [Updated 2021 Feb 18]. Seattle（WA）：University of Washington，Seattle，1993-2021.

[2]Seri M，Pecci A，Di Bari F，et al.MYH9-related disease：May-Hegglin anomaly，Sebastian syndrome，Fechtner syndrome，and Epstein syndrome are not distinct entities but represent a variable expression of a single illness[J].Medicine，2003.82：203-215.

[3]Pecci A.Ma，X.Savoia，A.Adelstein，R.S.MYH9：Structure，functions and role of non-muscle myosin Ⅱ A in human disease[J].Gene，2018.664：152-167.

[4]Pecci A，Panza E，Pujol-Moix N，et al.Position of nonmuscle myosin heavy chain Ⅱ A（NMMHC-Ⅱ A）mutations predicts the natural history of MYH9-related disease[J]. Hum Mutat，2008，29（3）：409-417.

[5]Savoia A，De Rocco D，Pecci A.MYH9 gene mutations associated with bleeding[J]. Platelets，2017，28（3）：312-315.

[6]Fernandez-Prado R，Carriazo-Julio SM，Torra R，et al.MYH9-related disease：it does exist，may be more frequent than you think and requires specific therapy[J].Clin Kidney J，2019，12（4）：488-493.

[7]Gloria Asensio-Juárez，Clara Llorente-González，Miguel Vicente-Manzanares. Linking the landscape of MYH9-related diseases to the molecular mechanisms that control non-muscle myosin Ⅱ-A function in cells[J].Cells，2020，9（6）：1458.

[8]Bury L，Megy K，Stephens JC，et al.Next-generation sequencing for the diagnosis of MYH9-RD：Predicting pathogenic variants[J].Hum Mutat，2020，41（1）：277-290.

[9]Kunishima S，Yusuke O，Muramatsu H，et al.Efficacy of neutrophil non-muscle myosin heavy chain-Ⅱ A immunofluorescence analysis in determining the pathogenicity of

MYH9 variants[J].Ann Hematol，2017，96（6）：1065-1066.

[10]Pecci A，Klersy C，Gresele P，et al.MYH9-related disease：a novel prognostic model to predict the clinical evolution of the disease based on genotype-phenotype correlations[J].Hum Mutat，2014，35（2）：236-247.

[11]Cunha MFMD，Sevignani G，Pavanelli GM，et al.Rare inherited kidney diseases：an evolving field in nephrology[J].J Bras Nefrol，2020，42（2）：219-230.

[12]Johnstone DB，Zhang J，George B，et al.Podocyte- specific deletion of Myh9 encoding nonmuscle myosin heavy chain 2A predisposes mice to glomerulopathy[J].Mol Cell Biol，2011，31（10）：2162-2170.

[13]David J R，Yenna Chun，Maya Latimer，er al.Diagnosis and treatment of MYH9-RD in an Australasian cohort with thrombocytopenia[J].Platelets，2018，29（8）：793-800.

[14]Orsini S，Noris P，Bury L，et al.Bleeding risk of surgery and its prevention in patients with inherited platelet disorders[J].Haematologica，2017，102：1192-1203.

[15]Zaninetti C，Barozzi S，Bozzi V，et al.Eltrombopag in preparation for surgery in patients with severe MYH9-related thrombocytopenia[J].Am J Hematol，2019.94：E199-E201.

[16]Pecci A，Verver EJ，Schlegel N，et al.Cochlear implantation is safe and effective in patients with MYH9-related disease[J].Orphanet J Rare Dis，2014，9：100.

病例 2

纤维连接蛋白肾小球病

一、临床资料

现病史：患者女性，9 岁，于 2018 年 4 月 2 日因"水肿伴尿蛋白异常 7 个月余"入院。患儿于 2017 年 8 月 22 日无明显诱因晨起后出现双眼睑水肿，无发热、咳涕，无腹痛、呕吐、腹泻，无肉眼血尿及泡沫尿，尿量可，眼睑水肿下午减轻，当地医院就诊，予盐酸左西替利嗪口服，症状无明显缓解。2 天后出现发热，热峰 38.5℃，眼睑伴双下肢水肿，无咳嗽、流鼻涕，无皮疹、关节肿痛，无尿频、尿急，无头晕、呕吐，至我院门诊就诊。查尿常规：尿蛋白 4+，红细胞（镜检）8 ～ 10/HP，白细胞（镜检）2 ～ 3/HP，血白蛋白 16.32g/L，拟诊"肾病综合征"收治入院。入院期间（2017 年 8 月 24 日—2017 年 8 月 31 日）完善相关检查，提示高血压（入院 130/88mmHg），24 小时尿蛋白定量 3.34g（约 92.9mg/kg），低蛋白血症、高脂血症，血肌酐最高至 71μmol/L，ALT 51U/L，AST 93U/L，尿检可见红细胞 45 ～ 55/HP，补体 C3 波动于 0.67 ～ 0.74g/L，ASO 由 199U/ml 升高至 243.00U/ml，诊断为急性链球菌感染后肾小球肾炎（肾病综合征型）、急性肾实质性肾损伤（AKIN 分期 1 期）、急性上呼吸道感染、肝功能不全，予头孢呋辛抗感染，氢氯噻嗪、呋塞米利尿消肿等治疗，尿检红细胞较前减少（15 ～ 20/HP），24 小时尿蛋白定量较前下降（1.57g，约 43.6mg/kg），血清白蛋白较前回升，眼睑及双下肢水肿逐渐消退，血肌酐恢复正常，尿量增多，出院后门诊随访。2017 年 10 月 19 日门诊复查尿常规：尿蛋白 3+，红细胞 25 ～ 55/HP，抗 O 320IU/ml，24 小时尿蛋白定量 2.32g，门诊加用泼尼松 20mg，每天 2 次口服治疗（约 1mg/kg），门诊定期复查 24 小时尿蛋白波动于 1.38 ～ 3.14g，尿红细胞波动于 1 ～ 6/HP。门诊予逐渐下调泼尼松剂量，至 2018 年 3 月 15 日调整为泼尼松 35mg，每天 1 次，口服。此次入院前 3 天患儿复查 24 小时尿蛋白 1.38g，尿常规示尿蛋白 2+，红细胞 4 ～ 6/HP，患儿无发热、咳嗽，无呕吐、腹泻，考虑患儿持续蛋白尿，为进一步诊治，门诊以"链球菌感染后肾小球肾炎？"收治入院。

近日来，患儿精神胃纳可，无咳涕，无腹痛，无呕泻，无肉眼血尿，尿量可，大便无殊。

家族史：病初家族史不明。患者父亲因该患者疾病于本院行尿液筛查发现蛋白尿，于外院行肾穿刺活检，病理提示"结节性肾小球病"。

体格检查：入院查体：神清，反应可，库欣综合征面容，双侧颈部未触及肿大淋巴结，双肺呼吸音粗，未及明显啰音，心音有力，心律齐，各瓣膜区未闻及明显杂音，腹软，无压痛反跳痛，四肢活动可，肌力肌张力正常，双下肢水肿，关节无肿胀，神经系统（−）。

辅助检查：

血常规：白细胞 $14.64 \times 10^9/L$ ↑，红细胞 $4.03 \times 10^{12}/L$，血红蛋白 140.00g/L，血小板 $315.00 \times 10^9/L$。

尿常规：尿蛋白 2+，红细胞（镜检）6 ~ 8/HP，白细胞（镜检）0/HP。24 小时尿蛋白 1.63g/d ↑。

凝血功能：凝血酶原时间 10.9 秒，国际标准化比值（INR）0.94，活化部分凝血活酶时间（APTT）26.0 秒，纤维蛋白原 2.29g/L，凝血酶时间 19.1 秒，D- 二聚体 0.09mg/L，纤维蛋白原降解产物 3.10μg/ml。

血生化＋肝肾功能：总蛋白 52.19g/L ↓，白蛋白 34.90g/L ↓，球蛋白 17g/L ↓，白球比例 2.0，ALT 17U/L，AST 18U/L，GGT 20U/L，碱性磷酸酶 75U/L，肌酸激酶-MB 同工酶 18U/L，肌酸激酶 48U/L，乳酸脱氢酶 323U/L ↑，尿素 5.7mmol/L，肌酐 39μmol/L，尿酸 395μmol/L ↑。

电解质：钠 143mmol/L，钾 4.9mmol/L，氯 107mmol/L，钙 2.20mmol/L，磷 1.29mmol/L，镁 0.89mmol/L。

血脂：甘油三酯 0.57mmol/L，总胆固醇 5.83mmol/L ↑，高密度脂蛋白 1.99mmol/L ↑，低密度脂蛋白 3.48mmol/L ↑，游离脂肪酸 0.37mmol/L。

血沉：4mm/h。

免疫球蛋白亚类：血清 IgG 3.57g/L，血清 IgA 1.13g/L，血清 IgM 1.16g/L，血清 IgE 74.40U/ml。

补体：总补体（CH50）45.41U/ml，补体 C1q 137.53mg/L ↓，补体 C3 0.91g/L，补体 C4 0.12g/L，循环免疫复合物 1.79RU/ml，抗 O 143.00U/ml。

结核免疫：MTB 抗原 ESAT-6 0，MTB 抗原 CFP-10 0，T-SPOT。结论：阴性。

肾穿刺活检：（病例 2 图 1：2018 年 4 月 4 日）光镜所见：皮质肾组织 2 条，共 44 个肾小球，2 个小球节段硬化。正切肾小球体积明显增大，系膜区显著增宽，系膜细胞轻度增生，系膜基质重度增多，其中部分系膜基质致密，部分基质呈虫蚀样小空泡改变，毛细血管襻开放欠佳，毛细血管基膜弥漫显著增厚，内皮下见较多嗜复红物沉积，呈"白金耳"样改变，节段囊壁增厚、分层，数个小球囊周纤维化；PASM-MASSON下：系膜基质区普遍淡染不嗜银，外周襻PASM正常阳性，内皮下大量系膜区少量嗜复红物沉积。肾小管间质病变轻度，小灶性小管基膜增厚、萎缩伴周围间质纤维化，散在小灶性小管上皮细胞扁平、刷状缘脱落，间质散在单个核细胞浸润偶见小灶性聚集。小血管未见明显异常。免疫荧光：共6个肾小球，IgA（++），IgG（+），IgM（+），C1q（+），Fn（+++）均沿毛细血管襻和少量系膜区分布，分布不均强弱不等，C3（－），C4（－），Col4a1（+）肾小球基底膜、包曼氏囊壁及肾小管基膜分布，Col4a3（+）肾小球基底膜、远曲肾小管基膜连续分布，Col4a5（+）肾小球基底膜、包曼氏囊壁及远曲肾小管基膜连续分布，肾小球内分布特点同上类似。

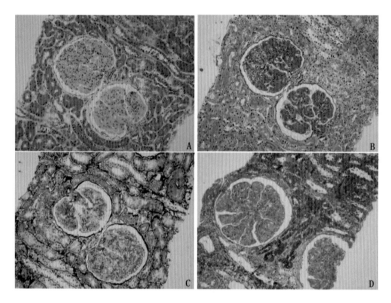

病例2图1 肾组织活检病理

注：A.H-E染色；B.PAS染色；C.PAM染色；D.Masson染色。

二、多学科诊疗建议

1. 多学科诊疗建议 患者因临床情况复杂，肾穿刺活检呈现"白金耳"样改变，邀请多学科协助诊治。

（1）病理科诊疗建议：患者持续大量蛋白尿，肾穿刺活检呈现"白金耳"样改变，建议完善FN免疫组化检查，同时注意电镜结果回报。

（2）我科科内讨论：患者临床表现为大量蛋白尿、血尿，激素治疗无效，追问家族史发现父亲蛋白尿，患儿父亲外院肾组织病理提示"结节性肾小球病"。该患者我院肾组织病理肾小球体积明显增大呈分叶状，系膜基质区普遍淡染不嗜银，系膜区或毛细血管襻内皮下大量嗜红复合物沉积，需考虑纤维连接蛋白肾小球病，需进一步完善 FN 免疫组化、基因检测检查等检查，并待电镜结果进一步明确。

2. 补充检查结果

（1）肾组织电镜：（病例 2 图 2）厚片见 3 个肾小球、个别肾小管萎缩、灶性肾间质纤维化及少量单个核细胞浸润。将其中 1 个肾小球进行超薄切片在电镜下观察。大量高密度电子致密物沉积于系膜区和内皮下致毛细血管腔狭窄，未见明显毛细血管内细胞增生，未见节段硬化。肾小囊腔未见明显异常。系膜区及内皮下：可见大量模糊高密度电子致密物沉积。放大后发现少数纤维丝样结构，直径约 14nm。基底膜：无明显增厚或变薄，GBM 厚度（277±74）nm，未见明显分层、撕裂或花篮样改变等。足细胞：足突广泛融合。上皮下：未见明显电子致密物沉积。肾小管间质：肾小管上皮细胞未见明显肿胀脱落。肾间质内未见明显单个核细胞浸润。血管：管周毛细血管壁未见明显分层。

肾组织免疫组化染色显示 Fibronectin 在肾小球内强阳性分布见病例 2 图 3。

（2）基因测序：（病例 2 图 4）受检者 FN1 基因在 chr2：216269314 位置发生碱基 G＞C 的杂合型变异（c.3051G＞C），引起氨基酸改变 p.W1017C。该位点在千人基因组、ExAC 等数据库中变异未被收录，多个蛋白软件预测该位点变异可能有害，经 ACMG 标准判断为可能致病（Likely Pathogenic）变异。家系共分离实验显示，受检者 FN1 基因 c.3051G＞C 位点变异来源于其父亲基因组，其母亲和弟弟该位点为野生型。受检者父亲有相似的临床症状，该基因为常染色显性遗传，提示该位点的变异可能与受检者疾病的发生有关。

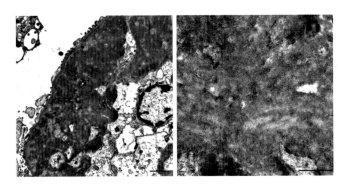

病例 2 图 2　肾组织活检电镜检查

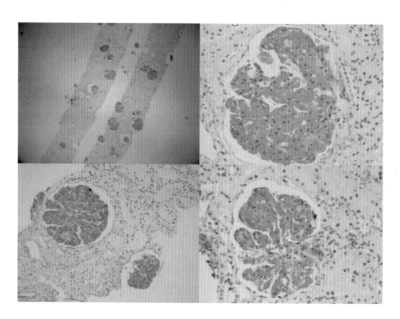

病例2图3　肾组织免疫组化染色

注：Fibronectin 在肾小球内强阳性分布。

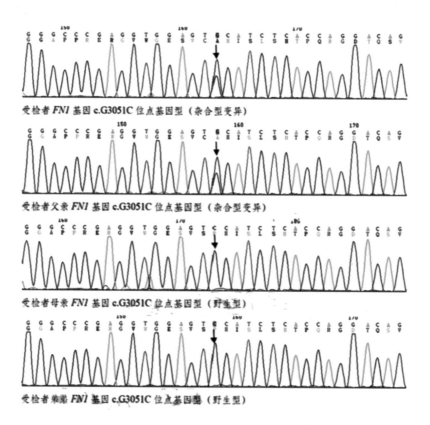

受检者 *FN1* 基因 c.G3051C 位点基因型（杂合型变异）

受检者父亲 *FN1* 基因 c.G3051C 位点基因型（杂合型变异）

受检者母亲 *FN1* 基因 c.G3051C 位点基因型（野生型）

受检者弟弟 *FN1* 基因 c.G3051C 位点基因型（野生型）

病例2图4　受检者家系 FN1 基因突变情况

三、诊断分析

1. 诊断及诊断依据

（1）诊断：纤维连接蛋白肾小球病（fibronectin glomerulopathy）。

（2）诊断依据：患者为9岁女孩，临床表现为大量蛋白尿及镜下血尿，伴高血压。肾穿刺活检电镜检查提示系膜区及内皮下电子致密物及纤维丝样结构，免疫组化提示纤维连接蛋白染色强阳性。基因检测提示患儿存在 FN1 致病突变（c.3051G＞C，p.W1017C），且患儿父亲携带相同致病突变，并有肾脏受累出现蛋白尿。

2. 鉴别诊断[1]

（1）轻链沉积病：肾小球系膜区 PAS 阳性物质沉积，刚果红染色阴性，免疫荧光单克隆轻链抗体染色可见 κ 链或 λ 链沉积，电镜下肾小球基底膜内皮下线性电子致密物沉积，临床常并发骨髓瘤或淋巴瘤等。但本患者儿童期发病，电镜下系膜区及内皮下电子致密物及纤维丝样结构（直径约 14nm），故不考虑该诊断。

（2）冷球蛋白血症肾病：肾小球基底膜增厚，双轨征，肾小球毛细血管增生，大量血管内微血栓形成，电镜下电子致密物可见纤维样、管状或球状等形态多样的结晶体。但本患者血清冷球蛋白无增多，肾小球基底膜无明显增厚及双轨征，故不考虑该诊断。

（3）糖尿病肾病：患者存在较长期糖尿病史，肾小球系膜结节样硬化，PAS 阳性物质沉积，免疫荧光见 IgG 线样沉积，电镜下肾小球系膜增宽，基底膜弥漫增厚，非特异纤维沉积。但本患者无糖尿病史，故不考虑该诊断。

（4）系统性红斑狼疮：荧光染色多种 IgG、IgA、IgM、C3、C4、C1q 均阳性，且临床上伴多系统损害及实验室检查自身抗体阳性。但本患者临床无多系统损害，自身抗体阴性，故不考虑该诊断。

（5）C3 肾病：光镜下可见肾小球系膜增生及毛细血管壁增厚或新月体，免疫荧光主要为 C3 的沉积，电镜下电子致密物可沉积于毛细血管壁，或位于系膜区、内皮下和上皮侧。但本患者 C3 沉积阴性，故不考虑该诊断。

（6）淀粉样变性：系膜区可见均质粉染的淀粉样物质沉积，刚果红染色阳性。但本患者刚果红染色阴性，故不考虑该诊断。

四、治疗及随访

患儿入院后完善相关检查，考虑患儿激素治疗半年，持续存在蛋白尿，考虑激素治疗效果欠佳，完善肾穿检查。肾穿病理报告示：纤维连接蛋白肾小球病可能（结合患儿父亲肾穿病理报告），进一步完善基因检测，诊断纤维连接蛋白肾小球病明确。激素予逐步减停，加用缬沙坦对症治疗。

出院后我院专科门诊定期随访，2018年5月复查尿蛋白3+，24小时尿蛋白定量1.79g，调整予贝那普利＋缬沙坦联合应用。2019年至2021年尿蛋白波动于±～2+，尿红细胞波动于5～50/HP，24小时尿蛋白定量波动于0.65～0.83g，肾功能、血压正常。2021年7月，复查尿蛋白2+，尿红细胞35～50/HP，24小时尿蛋白定量0.38g，肾功能正常，继续予贝那普利＋缬沙坦口服。

五、讨论

1. 概述　纤维连接蛋白肾小球病（fibronectin glomerulopathy，FNG）是一种罕见的遗传性肾小球病。1980年Bürgin等[2]以"有巨大纤维样沉积的家族性肾小球病"为题首次报道一个家系（4例病例），肾组织形态学特征表现为肾小球内皮下及系膜区独特的纤维样物质沉积，故其认为这是一类新的特殊疾病。1987年Tuttle等[3]报道一个家族，其肾组织病理表现为肾小球系膜增生扩张，命名为"家族性小叶性肾小球病"。1992年Mazzucco等[4]对表现为肾病综合征的母女肾组织病理检查发现电镜下肾小球基底膜存在巨大电子致密物，免疫组化下首次明确该沉积物为纤维连接蛋白（fibronectin，FN）。1995年Strøm等[5]再次验证Mazzucco的发现，并将该病命名为"纤维连接蛋白沉积的家族性肾小球病"。

2. 病因　FNG是常染色体显性遗传性疾病。2008年Casteletti等[6]在一个意大利裔的8名受试者研究中发现，与FN沉积相关的是位于2号染色体长臂3区4带的FN1基因。该研究还对15名无血缘关系受试者进行FN1基因检测，发现6例FNG患者存在3种FN1基因突变（p.Tyr973Cys，p.Trp1925Arg，p.Leu1974Arg）。FN1基因突变可影响肝素结合域-Ⅱ及肝素结合域-Ⅲ，进而干扰细胞间的相互作用及原纤维连接蛋白的形成。FN1基因突变还可降低内皮细胞、足细胞与肝素的连接，使内皮细胞增殖和细胞骨架重组受损。2016年Ohtsubo等[7]对FNG患者进行了第2次规模较大的家系研究，在12例FNG家系中发现6种FN1基因突变，首次报道了位于整合素结构域的5种FN1新发突变（p.Pro969Leu、p.Pro1472del、p.Trp1925Cys、p.Lys1953_Ile1961del、p.Leu1974Pro）。同时研究发现3种基因突变（p.Tyr973Cys、p.Pro1472del、p.Leu1974Pro）可在多个FNG家系检出。通过单倍型分析发现p.Pro1472del及p.Leu1974Pro为该病基础性突变，突变p.Pro1472del可降低整合素结合位点细胞结合能力。2019 年 Aslam 等 [8] 对一例患者进行全外显子组测序发现了先前未被描述的 FN1 基因新型突变（c.3051G ＞ T，p.W1017C），该突变与本例患者相同。同年 Maria 等 [9] 也报告了新的 FN1 突变（Ile1988del），位于含有肝素和腓骨蛋白 1 结合位点的 C 端 FN3 结构域中。可以通过改变其三级结构影响复杂的折叠及其分子功能。大多数 FN1 基因突变携带者在 10 ～ 20 岁出现尿检异常，但也存在部分 FN1 基因突变携带者无相关症状出现，提示 FN1 基因突变可能并非 FNG 的唯一发病因素。

3. 临床表现　FNG 通常以蛋白尿为主要临床表现，起病隐匿，呈家族性发病，多数病例蛋白尿可达到肾病综合征水平 [10]。血尿同样为常见临床表现，以镜下血尿较常见，尚无肉眼血尿相关报道。某些患者可合并高血压，少数患者合并肾小管酸中毒。疾病可影响肾小球滤过率，从疾病发生至进展到终末期肾脏病可持续 15 ～ 20 年 [11]。目前国内外对 FNG 大多为病例报道，在国外报道病例数最多的一项研究中，23 例 FNG 患者中 21 例以蛋白尿为首要表现，12 例患者存在镜下血尿，10 例合并有高血压症状，其中仅 4 例患者出现肾功能异常 [5]。国内目前报道病例数最多的一项研究发现，10 例 FNG 患者中 8 例表现为大量蛋白尿（尿蛋白＞ 3.5g/ 天），4 例存在镜下血尿，4 例合并高血压，2 例血肌酐升高 [12]。

4. 诊断　肾穿刺活检病理检查是诊断 FNG 的重要手段。FNG 患儿肾组织在光镜下表现为肾小球体积增大，大多呈分叶状。高倍镜下可见系膜区增宽和内皮下间隙增大，多数病例无或仅轻度系膜细胞增生，少数病例系膜基质增多。多数病例 PAS 染色肾小球毛细血管襻内皮下嗜红增加，Masson 染色见肾小球内皮下及系膜区大量嗜红物沉积，六胺银及 Masson 套染见肾小球系膜区弥漫或节段不嗜银 [1]。大多数病例无小管间质异常，偶见肾间质散在分布或灶性聚集的浸润细胞 [5, 12]。免疫荧光下刚果红染色（－），免疫球蛋白 IgG、IgM、C1q、补体 C3 和 C4 无沉积或仅见散在的轻微沉积，所有病例 FN 染色沿肾小球毛细血管襻和（或）系膜区强阳性分布 [5, 12]。电镜下可见肾小球毛细血管襻内皮下及系膜区大量中等密度、不均匀或含脂质成分的嗜锇电子致密物沉积，系膜基质增多，沉积物多呈细颗粒状或不定向排列的直径为 10 ～ 12nm、长 125nm 的纤维丝组成。FNG 主要特点是 FN 免疫荧光染色阳性，若肾组织病理中发现肾小球呈结节状或分叶状，肾小球系膜区或毛细血管襻内皮下大量嗜红复合物沉积，免疫荧光染色嗜红复合物沉积与免疫球蛋白阳性程度不符，以及电镜下肾小球内见电子致密物、纤维丝样结构，为明确诊断需进一步行 FN 染色 [5, 12]。FNG 的临床表现无明显特异性，诊断主要依据肾穿刺活检结果 FN 荧光染色或免疫组化染色阳性。通过对先证者及其一级亲属的 FN1 基因检测可作为诊断 FNG 的重要补充依据。

5. 治疗 FNG 目前无特异性治疗，国内外治疗情况均为个案报道。研究表明采用血管紧张素转换酶抑制剂（ACEI）或血管紧张素 Ⅱ 受体阻滞剂（ARB）类药物可有效降低尿蛋白，控制血压[13]。我国曾报道 1 例 FNG 患者，其在病程中接受泼尼松（50mg/ 天）及环磷酰胺冲击治疗，治疗后仍表现中等量蛋白尿 2.4g/ 天[10]。Mazzucco 等[4] 研究报道 1 例表现为肾病综合征的 FNG 患者使用吲哚美辛后蛋白尿完全缓解，但是肾病停药复发后对药物再次治疗无反应。目前多数研究认为 FNG 为非免疫介导相关，激素及免疫抑制治疗 FNG 无效。但 Goldman 等[14] 报道了一例 Y973C FN1 基因突变的 FNG 案例，患者尽管使用了足量 ACEI 药物，但 24 小时尿蛋白仍维持在 4 ~ 6g，血清 Cr 1.0mg/dl。后给予足量激素 [1mg/（kg·天）] 治疗 2 个月后逐渐减量，持续 6 个月疗程，蛋白尿降至 1g 左右，持续 > 5 年，治疗后血清 Cr 稳定在 1.2mg/dl 范围内。因此，肾功能相对正常的 FNG 患者可尝试激素治疗。FNG 患儿进入慢性肾脏病 5 期后需行肾脏替代治疗，如腹膜透析、血液透析或肾移植等。既往研究报道，部分 FNG 患者肾移植后移植肾肾功能稳定时间可达 10 ~ 13 年[11]。因随访时间短、数据不完善等因素影响，FNG 的治疗及预后尚需更大样本量的临床研究。

六、专家点评

纤维连接蛋白肾病是一种罕见的遗传性肾脏病，其临床表现无特异性，确诊主要依靠肾穿刺活检。目前已经明确其发病可能与 FN1 基因突变引起血浆型 FN 在肾脏沉积有关，但其具体机制仍不明确。该病治疗主要是对症治疗，无特异性治疗方案，会逐渐进展至终末期肾脏病。肾脏替代治疗可选择血液透析或腹膜透析。因目前有病例报道肾移植后复发情况，行肾移植治疗仍需谨慎。通过该病例分析该患儿患有 FNG 基础上合并链球菌感染后肾小球肾炎，启示如下：①既往及家属肾脏病及尿液异常史在遗传性肾脏病诊断非常重要；②对于治疗不顺利或难以解释的治疗结局需要及时肾活检；③基因检测在判断遗传性肾脏病及遗传干预有关键价值。

（上海市儿童医院　黄文彦　孙　蕾）

参考文献

[1] 吴静，唐政 . 纤维连接蛋白肾小球病研究进展 [J]. 江苏医药，2017，43（14）：1033-1036.

[2]Bürgin M，Hofmann E，Reutter FW，et al.Familial glomerulopathy with giant fibrillar deposits[J].Virchows Arch A Pathol Anat Histol，1980，388（3）：313-326.

[3]Tuttle SE，Sharma HM，Bay W，et al.A unique familial lobular glomerulopathy[J]. Arch Pathol Lab Med，1987，111（8）：726-731.

[4]Mazzucco G，Maran E，Rollino C，et al.Glomerulonephritis with organized deposits：a mesangiopathic，not immune complex-mediated disease？ A pathologic study of two cases in the same family[J].Hum Pathol，1992，23（1）：63-68.

[5]Strøm EH，Banfi G，Krapf R，et al.Glomerulopathy associated with predominant fibronectin deposits：a newly recognized hereditary disease[J].Kidney Int，1995，48（1）：163-170.

[6]Castelletti F，Donadelli R，Banterla F，et al.Mutations in FN1 cause glomerulopathy with fibronectin deposits[J].Proc Natl Acad Sci U S A，2008，105（7）：2538-2543.

[7]Ohtsubo H，Okada T，Nozu K，et al.Identification of mutations in FN1 leading to glomerulopathy with fibronectin deposits[J].Pediatr Nephrol，2016，31（9）：1459-1467.

[8]Aslam N，Singh A，Cortese C，et al.A novel variant in FN1 in a family with fibronectin glomerulopathy[J].Hum Genome Var，2019，6：11.

[9]Dos Reis Monteiro M，Custódio FB，de Menezes Neves P，et al.A novel single amino acid deletion impairs fibronectin function and causes familial glomerulopathy with fibronectin deposits：case report of a family[J].BMC Nephrol，2019，20（1）：322.

[10]曾彩虹，刘志红，郑春霞，等.纤维连接蛋白肾小球病[J].肾脏病与透析肾移植杂志，2007，16（005）：488-493.

[11]Assmann KJ，Koene RA，Wetzels JF.Familial glomerulonephritis characterized by massive deposits of fibronectin[J].Am J Kidney Dis，1995，25（5）：781-791.

[12]Chen H，Bao H，Xu F，et al.Clinical and morphological features of fibronectin glomerulopathy：a report of ten patients from a single institution[J].Clin Nephrol,2015,83(2)：93-99.

[13]Nadamuni M，Piras R，Mazbar S，et al.Fibronectin glomerulopathy：an unusual cause of adult-onset nephrotic syndrome[J].Am J Kidney Dis，2012，60（5）：839-842.

[14]Goldman BI，Panner BJ，Welle SL，et al.Prednisone-induced sustained remission in a patient with familial fibronectin glomerulopathy（GFND）[J].CEN Case Rep，2021，10（4）：510-514.

病例 3

血液透析相关性远期并发症

一、临床资料

现病史：患者男性，59岁，于2018年6月16日因"血液透析30余年，全身多发肿块伴骨痛10余年，加重半年"入院。患者1976年因蛋白尿外院诊断为肾炎，予以泼尼松及环磷酰胺治疗，尿蛋白始终+，使用激素1年左右停药，后一直服用中药治疗，血肌酐基本正常。1983年出现血压升高，最高达160/80mmHg，长期服用盐酸贝那普利（洛丁新）降压治疗，血压控制可，后血肌酐逐渐上升至360μmol/L。1984年1月开始血液透析，同年9月行肾移植手术，术后1个月因排异摘除移植肾，以后维持性血液透析至今。目前血液净化方式为常规血液透析2周5次及血液滤过2周1次，平素每次血液净化时间为3小时。2000年3月及2003年3月因腕管综合征先后行右侧及左侧腕管松解减压手术。2003年患者后背部和臀部逐渐出现肿块伴压痛，之后多次行左侧肩胛部及臀部肿块切除术，病理均提示为淀粉样变。近十年来逐渐出现全身骨痛，进行性加重，活动时明显，曾予以骨化三醇胶丸（罗盖全）、阿仑膦酸钠维D_3（福美加）、塞来昔布（西乐葆）、鲑鱼降钙素（密盖息）等治疗。曾在外院骨科查骨盆CT提示髋关节及骶髂关节多发骨质破坏区，MRI提示双侧腱鞘巨细胞瘤可能、滑膜囊肿可能，腹部平片提示血管钙化，考虑肾性骨病。后骨痛症状明显，逐渐出现手指关节、肩关节等畸形。2012年开始联合血液灌流治疗。2018年初起患者臀部再次出现多个肿块并逐渐增大，有压迫及疼痛感，同时全身骨痛明显，从开始的口服止痛药逐渐进展至予以哌替啶（杜冷丁）肌内注射止痛，且剂量逐渐加大，目前每日2~3次，每次100mg，但效果仍不佳。

既往史：患者2002年因肾癌，于2月和7月分别手术摘除左右肾。2009年冠状动脉置入支架一枚。2010年内镜下摘除肠息肉。2013年6月左前臂动静脉内瘘失功，行右前臂动静脉内瘘术，手术顺利，内瘘使用至今。2015年因甲状腺癌，行甲状腺右叶全切＋左叶次全切＋甲状旁腺全切除术，口服优甲乐150μg/天至今。

个人史及家族史：无特殊。

体格检查: 血压 125/75mmHg，心率 82 次 / 分，体型消瘦，营养一般，轻度贫血貌。律齐，未及病理性杂音，双肺呼吸音粗，未及干湿啰音，腹软，无压痛、肌卫、反跳痛，肝脾肋下未及，颜面、四肢不肿。右前臂动静脉内瘘血管呈瘤样扩张，杂音、震颤良好。双手骨间肌萎缩，拇指外展，双手指关节均见畸形，双手掌可见陈旧性手术瘢痕，对掌动作不灵活，Phalen 试验（屈腕试验）、Tinel 征（神经叩击试验）和指压试验阳性（病例 3 图 1）。双臀部可见数个肿块，有压痛，活动度可，大小约 3cm×3cm（病例 3 图 2）。

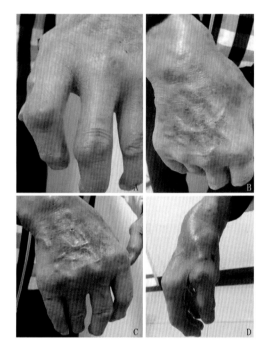

病例 3 图 1　双手指关节见猿手畸形，屈腕功能障碍

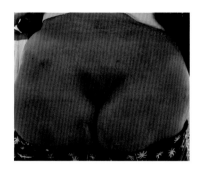

病例 3 图 2　臀部多发肿块

辅助检查:

血常规：白细胞 $6.87×10^9$/L，中性粒细胞百分比 58.8%，血红蛋白 104g/L，血小

板 194×10^9/L。

高敏 C 反应蛋白：105mg/L ↑。

血沉：58mm/h ↑。

pro-BNP：7023ng/L ↑。

肝功能：谷丙转氨酶 23U/L，天门冬氨酸氨基转移酶 29U/L，乳酸脱氢酶 268U/L，总蛋白 66g/L，白蛋白 33g/L。

肾功能：尿素 27.94mmol/L ↑，肌酐 696μmol/L ↑，尿酸 366μmol/L。

电解质：钾 4.3mmol/L，钠 140.7nmol/L，碳酸氢根 24mmol/L，钙 2.26mmol/L，磷 0.84mmol/L，PTH 34.59pg/ml，25- 羟基维生素 D 13.43ng/ml。

铁代谢：血清铁 8.4μmol/L ↓，总铁结合力 44.1μmol/L，TSAT 19% ↓，铁蛋白 186ng/ml。

凝血常规：纤维蛋白原 5.12g/L ↑，凝血酶原时间 13.2s，部分凝血酶原时间 39.6s ↑，D- 二聚体 1.47mg/L ↑。

心肌酶谱、免疫球蛋白、补体、自身抗体谱、ANCA、抗 GBM 抗体及免疫电泳均正常。双手掌腕关节摄片：左侧及右侧腕关节诸骨质改变，肾性骨病所致可能（病例 3 图 6）。

腹部 CT：腹主动脉广泛管壁钙化影可能，盆腔左侧点状致密影（病例 3 图 3、图 5）。

肺部 CT：两肺局灶间质增生、炎症，伴少许局部胸膜增厚、粘连，两肺小结节影，右侧腰背部软组织改变。

骨盆 CT 平扫：骨盆退行性变，伴双侧髋关节及所示骶髂关节多发骨质破坏区，双侧臀部广泛软组织水肿及骶尾部软组织内密度增高影，考虑肾性骨病可能，左侧髂翼前方及盆区偏左侧异物（3 枚）。

骨密度：T-Score –3.9 ↓。

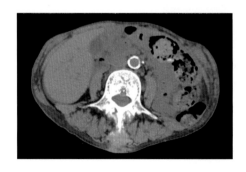

病例 3 图 3　腹部 CT 示腹主动脉钙化

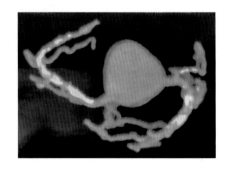

病例 3 图 4　冠脉 CTA 示多发冠脉钙化

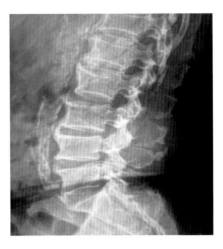

病例3 图5　X 线平片示腹主动脉钙化

注：脊柱关节病变及骶髂关节多发骨质破坏。

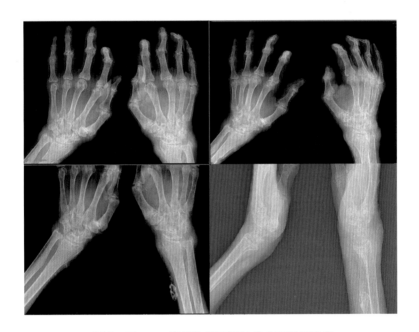

病例3 图6　X 线平片示双侧腕关节诸骨质改变

二、诊断分析

1. 诊断及诊断依据

（1）诊断：慢性肾炎、慢性肾脏病5期、血液透析、肾性贫血、肾性高血压、CKD-MBD、透析相关性淀粉样变、冠状动脉粥样硬化性心脏病、心功能Ⅲ级、冠状动脉支架植入术后状态、肾癌个人史、甲状腺癌个人史。

（2）诊断依据

慢性肾炎、慢性肾脏病 5 期、血液透析、肾性贫血、肾性高血压、CKD-MBD、透析相关性淀粉样变：中年男性，1976 年出现蛋白尿、镜下血尿，临床诊断肾炎，后肾功能逐渐减退。1984 年开始先后行腹膜透析、肾移植，后因移植肾排异开始长期血液透析至今。合并贫血，长期 [重组人促红素注射液（CHO 细胞）] 益比奥皮下注射，合并血钙磷、PTH 异常，长期口服醋酸钙、骨化三醇胶丸（罗盖全），并行甲状旁腺手术。有双手腕管综合征，反复出现肩部和臀部肿块，多次行手术切除病理检查均提示淀粉样变。近期再次出现臀部肿块，且全身骨痛。骨盆 CT 示双侧髋关节及骶髂关节多发骨质破坏区，双侧臀部广泛软组织水肿及骶尾部软组织内密度增高影，故诊断。

冠状动脉粥样硬化性心脏病、心功能Ⅲ级、冠状动脉支架植入术后状态：患者 2009 年开始出现活动胸闷、心悸症状，并逐年加重，2016 年市六医院行冠脉造影后予以冠状动脉支架植入，目前稍有活动后胸闷不适，考虑心功能Ⅲ级，故诊断。

高血压病 2 级（极高危）：患者 1983 年出现血压升高，最高 160/80mmHg，合并冠心病及肾功能不全，故诊断。

肾癌个人史：患者 2002 年因肉眼血尿行膀胱镜、CT 等检查发现肾癌，先后手术摘除左肾、右肾。术后无复发，故诊断。

甲状腺癌个人史：患者 2015 年因 PTH 620.5pg/ml 行颈部增强 CT 示右侧甲状腺腺瘤恶变可能，予以甲状腺右叶全切＋左叶次全切＋甲状旁腺全切除术，目前优甲乐口服替代治疗，诊断明确。

2. 鉴别诊断

（1）系统性淀粉样变：患者血清免疫球蛋白正常水平，免疫电泳阴性，未见单克隆条带，不支持系统性淀粉样变诊断。

（2）类风湿性关节炎：患者有双手关节畸形，但 RF 和抗 CCP 抗体均阴性，不符合该诊断。

（3）恶性肿瘤：患者有多处肿块且疼痛明显，恶性肿瘤需予以鉴别，包括淋巴瘤、多发性骨髓瘤等，但本患者检验未见肿瘤标志物升高，免疫固定电泳未见单克隆，且既往曾多次臀部及肩部有类似肿块切除后病理均提示淀粉样变，故不考虑该诊断。

三、治疗及随访

患者入院后规律血液透析，积极纠正贫血、改善营养、对症支持治疗，透析方案调整为血液透析每周 2 次＋血液透析滤过每周 1 次＋血液灌流每周 1 次，并和患者沟通建议坚持每次充分透析，不要提前下机。请普外科协助予以切除臀部肿块解除压迫症状，病理提示为淀粉样变。

出院后患者臀部疼痛症状好转，但全身骨痛仍明显，口服止痛药无效，继续使用杜冷丁止痛，胃纳较差。透析时仍感心悸、胸闷，经降低血流量、调整超滤率、口服保心丸等均不能好转，故患者坚持要求每次透析3个小时即下机。同时使用硫酸氢氯吡格雷片抗凝，单硝酸异山梨酯缓释片扩冠脉，阿托伐他汀钙片调脂，倍他乐克控制心室率，盐酸曲美他嗪片改善心肌代谢，氟哌噻吨美利曲辛（黛力新）改善焦虑及睡眠，艾司奥美拉唑镁肠溶片抑酸护胃，优甲乐补充甲状腺素。后患者2019年因左胸不慎撞伤，X线片提示左侧肋骨多发骨折，收治入院，住院期间并发脑出血，于2019年4月死亡。

四、讨论

1. 概述　血液透析是各种终末期肾病患者维持生命的重要治疗方法。根据卫生部最新数据，截至2019年我国已登记血液透析人数达到63.3万人。近年来，随着血液透析技术的不断改善，我国血液透析患者的平均寿命也得到了明显的延长，但随之而来的远期并发症也逐渐呈现，得到越来越多一线医师的关注。

透析相关淀粉样变（dialysis-related amyloidosis，DRA）是终末期肾脏病患者常见的并发症，主要表现为关节及关节周围组织淀粉样物质沉积，导致骨和关节的致残性病变，临床表现为腕管综合征、囊性骨损害与病理性骨折、骨关节病、破坏性关节病，而全身系统性淀粉样变性较少见[1]。由于 β_2-微球蛋白（β_2-MG）在体内蓄积，在骨骼、关节及内脏等处形成淀粉样纤维沉积，进而引起的器官损害，是长期透析患者的常见而严重的并发症。DRA和透析龄有密切关系，透析10年后患病率高达65%，20年后可达100%[2]。透析龄、血液透析治疗的起始年龄、残留肾功能丧失及透析膜的类型是DRA的危险因素[3]。随着透析技术的改进，特别是高通量透析器和超纯透析液的应用日益广泛，DRA发生率有所下降。

2. DRA发病机制　β_2-MG淀粉样纤维形成和DRA发病的机制仍不完全清楚。肾衰竭时，β_2-MG排泄障碍，是致 β_2-MG在组织中过度沉积的重要原因。有研究发现在组织中沉积的 β_2-MG可被晚期糖基化终末产物所修饰，吸引单核、巨噬细胞，刺激其分泌白细胞介素1β、肿瘤坏死因子 α 等促炎症因子。最终促使 β_2-MG潴留、β_2-MG的结构改变，通过与胶原组织结合，形成淀粉样纤维选择性沉积于骨、关节组织[4]。

Naiki 等 [5] 提出了 β_2-MG 淀粉样纤维的形成可以用成核聚合模型来解释。在糖胺聚糖（GAG）、蛋白多糖（PG）、溶血磷脂酸（LPA）和非酯化脂肪酸（NEFAs）等的催化作用下，β_2-MG 部分去折叠，由单体聚合成核并快速延伸形成富含 β-折叠结构的 β_2-MG 淀粉样纤维。GAG、PG、LPA、NEFAs 和载脂蛋白 E（apoE）可与 β_2-MG 淀粉样纤维形成稳定复合物，使其避免被蛋白酶水解，进一步解释了 β_2-MG 淀粉样纤维形成的分子机制（病例 3 图 7）。相反，细胞外伴侣如 α_2 巨球蛋白通过捕获未折叠和错误折叠的 β_2-MG 来维持细胞外蛋白的稳定并抑制淀粉样纤维的形成 [6]。

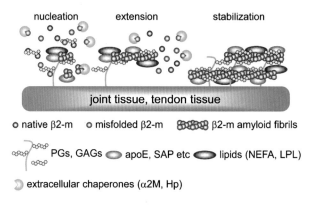

病例 3 图 7　体内 β_2-MG 淀粉样纤维形成和沉积的分子机制模型 [5]

3. DRA 临床表现　β_2-MG 与关节组织（软骨、关节囊、滑膜）有高度亲和力，沉积主要在骨关节，表现为关节和关节周围组织的淀粉样沉积，临床上常表现为腕管综合征（手痛、麻木、肌肉萎缩、功能障碍）、大关节的病变、骨囊肿、组织囊肿以及病理性骨折。患者出现疼痛、生活质量和日常活动能力的恶化 [7]。临床可分为三期：

Ⅰ期：初发的轻症期，以腕管综合征、四肢多发性关节炎为主体（透析龄 0 ~ 10 年）。腕管综合征（carpal tunnel syndrome，CTS）是透析病人因淀粉样物质沉着引起腕管相对狭窄而压迫正中神经，导致该神经区域的感觉、运动障碍和肌肉萎缩 [8]。

Ⅱ期：中等病期，为腕管综合征的复发，出现明显的骨囊肿（透析龄 5 ~ 18 年）。囊性骨损害的特征为多发的、对称性软骨下溶骨性改变，多发生于滑膜关节附近，并常累及邻近关节囊和韧带。

Ⅲ期：重症期，不仅在手关节出现骨囊肿，腕骨骨头、股骨头也出现骨囊肿，易发生病理性骨折，由于破坏性脊椎关节病而发生四肢麻痹、关节挛缩，也可累及心脏、肝脏和胃肠等器官和组织，可表现为缺血性结肠炎、淀粉样肿瘤、心力衰竭等。（透析龄 ≥ 18 年）

4. DRA 诊断

（1）病理检查：组织病理是诊断 β_2-MG 淀粉样变的金指标。特征为受累组织呈高锰酸钾 – 刚果红染色和抗 β_2-MG 抗体染色阳性。晚期患者淀粉样沉积组织周围可见单核、巨噬细胞浸润。电镜下可见排列弯曲不规则，直径为 8 ~ 10nm 淀粉样细纤维。骨活检示囊性病变中含 β_2-MG 样物质。然而，由于早期无症状或症状不典型，组织病理学检查难以作为早期筛查手段。

（2）骨骼 X 线检查[9]：软骨下囊性骨损害或关节的侵蚀性改变是主要的 X 线表现。常为多发性，并大致呈对称性分布。50% ~ 60% 透析龄超过 10 年者可见这种典型的骨病变。DRA 囊性骨损害的 X 线诊断标准为：囊性病变＞10mm（肩、髋）或＞5mm（腕）；必须位于滑膜覆盖的区域（如股骨颈）或负重髋臼之外的部位；邻近骨损害的关节间隙正常；如囊性骨损害发生于滑膜覆盖面之内和负重部位之内，且骨囊肿的直径每年递增＞30%，亦应考虑；囊性骨损害至少应累及 2 个关节；如 2 个受累关节均为腕关节，其中一侧腕关节至少应有 2 个囊性骨损害。骨病变通常发展缓慢。但破坏性脊柱关节病可呈快速进行性加重（数月内）。

（3）超声学检查：超声检查是诊断 DRA 的极好方法。DRA 时高分辨超声探查可见肩、颈等部位关节周围软组织肿胀，滑膜囊增厚和韧带增厚。肩关节袖套厚度＞8mm 和（或）关节囊中见到强回声，可诊断 DRA。腕部淀粉样变的超声学表现主要为屈肌和（或）伸肌腱的肥厚，以及滑膜的淀粉样物质沉积。

（4）CT 扫描和磁共振（MRI）检查：CT 扫描和 MRI 为判断 β_2-MG 淀粉样变的程度提供了比较可靠的定量方法，可显示骨皮质的破坏，有助于区别淀粉样囊性病变和其他原因造成的骨腔隙改变；有助于发现 X 线不易显示的病变，CT 可清晰显示椎体后弓的透亮区，为早期诊断破坏性脊柱关节病变提供帮助。MRI 可显示淀粉样物质在骨突关节的滑膜和黄韧带沉积以及在椎间盘的沉积，显示 DRA 时骨、关节及软组织的受累程度，而常规 X 线检查常常低估病变的程度[10]。

5. DRA 治疗　成功的肾移植是预防和治疗 DRA 的最好方法[8]。多数患者肾移植术后症状缓解，关节功能改善。但淀粉样沉积一旦形成，即使行肾移植，术后骨、关节病变 X 线改变依旧存在，淀粉样沉积物亦不会消失[11]。

对于不适合移植的患者，从透析开始就应该采用生物相容性较好的高通量透析膜（聚砜膜 F60，F80，AN69），开始血液滤过（hemofilrtation）和血液透析滤过（hemodiafiltration）技术，并使用超纯透析液，避免由于透析膜生物不相容性以及透析液中内毒素所致的 β2-MG 产生增加[12]，从而降低 DRA 发生。近年来随着血液净化技术的进步，有报道使用吸附性 HD 膜和 β_2-MG 吸附柱可以改善透析相关淀粉样变性的症状和骨囊肿的数量，这是高通量血液透析器所不能改善的 [13]。其他的姑息治疗包括镇痛剂、严重情况下的小剂量泼尼松和并发症的手术治疗。包括关节松解术、承重关节置换术、有神经压迫的脊柱融合矫形术等 [9]。

五、专家点评

透析相关性淀粉样变（DRA）是长期透析患者常见和严重的慢性并发症之一，透析龄＞5 年者发病率显著增高，透析龄＞10 年发生率几乎为 100%。β_2-MG 因产生增多、清除减少而在体内蓄积增高，进而沉着于关节、骨骼、内脏引起，常致腕管综合征、关节囊肿、软组织囊肿、病理性骨折，常致心脏肥厚、血管收舒性异常，外周血管阻力下降，引起心力衰竭、透析性低血压，严重影响透析患者的生活质量和预后。

预防和改善 DRA 的措施包括：①充分透析，每周透析时间 10 ~ 12 小时以上；②高通量透析或透析联合血液滤过、血液灌流较常规血液透析可有效地清除 β_2-MG；③使用生物相容性高的高分子合成膜，以减少 β_2-MG 的产生；④加强透析用水的质量管理，使用超纯水可减少 β_2-MG 产生；⑤预防和及时控制各种感染；⑥原发病如肿瘤、病理性肝炎、骨髓瘤、结核的积极有效治疗。

临床上加强对维持性血液透析患者 DRA 的重视。血清 β_2-MG 及其清除率的动态监测，临床症状的观察、及时的 B 超、CT 及 MRI 检查是十分必要的。

（上海市第八人民医院　赵晋媛）

参考文献

[1]Stoppini M，Bellotti V.Systemic amyloidosis：lessons from β_2-microglobulin[J].J Biol Chem，2015，290（16）：9951-9958.

[2]Labriola L，Jadoul M.Dialysis-related Amyloidosis：Is It Gone or Should It Be[J]？Semin Dial，2017，30（3）：193-196.

[3]Scarpioni R，Ricardi M，Albertazzi V，et al.Dialysis-related amyloidosis：challenges and solutions[J].Int J Nephrol Renovasc Dis，2016，9：319-328.

[4]Tagami A，Tomita M，Adachi S，et al.Epidemiological survey and risk factor analysis of dialysis-related amyloidosis including destructive spondyloarthropathy，dialysis

amyloid arthropathy, and carpal tunnel syndrome[J].J Bone Miner Metab, 2020, 38（1）: 78-85.

[5]Naiki H, Okoshi T, Ozawa D, et al.Molecular pathogenesis of human amyloidosis : Lessons from β2-microglobulin-related amyloidosis[J].Pathol Int, 2016, 66（4）: 193-201.

[6]Motomiya Y, Ando Y, Haraoka K, et al.Circulating level of alpha2-macroglobulin-beta2-microglobulin complex in hemodialysis patients[J].Kidney Int, 2003, 64（6）: 2244-2252.

[7]Tsuruya K, Arima H, Iseki K, et al.Association of dialysis-related amyloidosis with lower quality of life in patients undergoing hemodialysis for more than 10 years : The Kyushu Dialysis-Related Amyloidosis Study[J].PLoS One, 2021, 16（8）: e0256421.

[8]Hatano M, Kitajima I, Yamamoto S, et al.Dialysis-related carpal tunnel syndrome in the past 40 years[J].Clin Exp Nephrol, 2022, 26（1）: 68-74.

[9]Kopeć J.[Diagnostic and therapeutic aspects of dialysis-related amyloidosis][J].Przegl Lek, 2006, 63（7）: 567-572.

[10] 刘倩，鲁华，蒲萌萌，等 .MRI 与超声诊断长期血液透析患者透析相关性淀粉样变价值分析 [J]. 中国 CT 和 MRI 杂志，2021，19（11）: 186-188.

[11] 李杨麟 . 透析相关性淀粉样变的研究现状 [J]. 华夏医学，2005，（04）: 672-674.

[12]Kanda E, Muenz D, Bieber B, et al.Beta-2 microglobulin and all-cause mortality in the era of high-flux hemodialysis : results from the Dialysis Outcomes and Practice Patterns Study[J].Clin Kidney J, 2021, 14（5）: 1436-1442.

[13]Kuragano T, Kida A, Yahiro M, et al.Clinical Benefit of an Adsorptive Technique for Elderly Long-Term Hemodialysis Patients[J].Contrib Nephrol, 2019, 198 : 94-102.

病例 4

ANCA 相关性血管炎肾损害

一、临床资料

现病史：患者男性，65 岁，因"咳嗽、咳痰 2 周余，加重伴胸闷喘促 3 天"于 2020 年 9 月 2 日入住呼吸内科。患者于入院前 2 周无明显诱因出现咳嗽，痰少，色黄质黏，后咳嗽、咳痰症状加重，伴胸闷喘促不能平卧，来我院就诊，查血常规：WBC 6.43×10^9/L，N% 79.2% ↑，CRP 16.79mg/L ↑，胸部 CT 示"右上肺炎、两肺瘀血、肺气肿"，呼吸科拟"肺炎"收入病房。入院第二天化验：BUN 29.73mmol/L ↑，肌酐 794.2 μmol/L ↑，SUA 605.4 μmol/L ↑，且伴肉眼血尿，于 9 月 4 日转入我科。

追问病史：2020 年 7 月重感冒一次，当时查肌酐 177 μmol/L。

既往史：高血压病史 3 年，最高 190/100mmHg，每日口服左旋氨氯地平 2.5mg，血压控制可；年轻时患胃炎、十二指肠球部溃疡，近年未曾发生呕血、黑便等不适。

体格检查：T 36.7℃，P 103 次/分，R 20 次/分，BP 198/101mmHg，SPO₂ 90%，半卧位，面罩吸氧，睑结膜略苍白，球结膜水肿，两肺呼吸音粗，两肺满布湿啰音。心率 103 次/分，律齐，各瓣膜区未闻及病理性杂音。腹软，肾区叩击痛阴性。双下肢中度水肿。

辅助检查：

尿常规：尿蛋白 4+，RBC 7308 p/μl ↑。

血常规：白细胞 12.42×10^9/L ↑，中性粒细胞% 93.5% ↑，红细胞数 3.65×10^{12}/L ↓，血红蛋白 98.0g/L ↓，C- 反应蛋白 55.19mg/L ↑。

肝肾功能：血尿素氮 30.08mmol/L ↑，肌酐 779.4 μmol/L ↑，血浆白蛋白 27.6g/L。

心功能：B 型钠尿肽 2880.0pg/ml ↑。

肾脏 B 超：双肾大小形态正常，肾包膜纤细。

胸部 CT：①两肺散在炎症，建议治疗后复查；②两肺多发肺大泡；两肺多发纤维结节，建议随诊；③主动脉壁不规则钙化；符合贫血征象。

二、多学科诊疗建议

1. 多学科诊疗建议　患者因临床情况复杂，合并肾脏、心脏、肺部等多脏器功能受累，邀请多学科协助诊治。

（1）心血管内科诊疗建议：患者胸闷气促，现端坐位呼吸，B型钠尿肽明显升高，符合心衰表现，建议积极利尿消肿减轻前负荷、强心、降压等治疗，必要时给予肾脏替代治疗。

（2）呼吸内科诊疗建议：患者现咳嗽咳痰，血白细胞、CRP明显升高，胸部CT提示感染，氧饱和度偏低，现合并心衰、肾功能不全，建议完善痰培养，积极抗感染、祛痰平喘等治疗，必要时可给予呼吸机辅助通气。

（3）营养科诊疗建议：患者现低蛋白血症，提示蛋白质－热能营养不良，现合并心肾功能不全，建议控制水液摄入，给予低盐优质低蛋白饮食，监测营养状况。

（4）我科科内讨论：患者肾功能不全合并肺部感染、肉眼血尿，需考虑ANCA相关性血管炎肾损害，需补充自身抗体、肾穿刺等检查，进一步明确诊断。

2. 补充检查结果

（1）自身抗体：pANCA阳性（＋）/↑，抗髓过氧化物酶抗体IgG 1+/↑，抗GBM 3+/↑。

（2）肾穿刺活检（病例4图1）：光镜所见：观察肾皮髓交界组织2条，共见12个肾小球，其中10个小球见新月体形成，其中2个盘状体、8个细胞性新月体。肾小球内上皮细胞、内皮细胞和系膜细胞弥漫增生，球内浸润细胞＞10个，毛细血管襻受压闭塞，未见毛细血管襻纤维素样坏死。球周大量炎细胞浸润，个别小球包曼氏囊断裂，Masson染色、PASM染色：肾小球系膜区、毛细血管襻基膜上皮侧未见嗜复红物质沉积，基膜未见钉突形成。小管间质慢性病变中度，30%～40%小管萎缩，未见

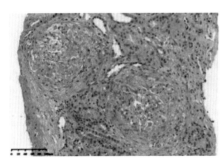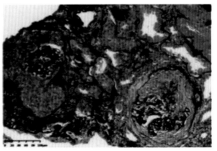

PAS染色 放大倍数 200X　　　　PASM染色 放大倍数 200X

病例4图1　光镜结果（×200）

小管上皮细胞坏死脱落。肾小管上皮细胞肿胀、颗粒变性，见蛋白管型。间质 30% ~ 40% 纤维化伴大量炎性细胞浸润。间质小血管未见明显纤维素样坏死或血栓形成，管壁及管周未见明显炎细胞浸润。病理诊断：寡免疫复合物型新月体肾炎，结合临床符合 ANCA 相关性血管炎肾损害。

（3）电镜检查（病例 4 图 2）：全片见硬化肾小球 1 个。毛细血管襻系膜细胞及基质显著增生。基底膜迂曲皱缩。系膜区及基底膜上皮侧、内皮侧未见电子致密物沉积，上皮细胞足突广泛融合及胞质脱落。肾小管上皮细胞未见坏死，肾小管基膜周围未见电子致密物沉积。结果：硬化肾小球。

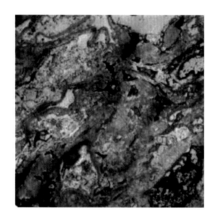

病例 4 图 2　电镜结果

（4）免疫荧光（病例 4 图 3，病例 4 表 1）：IgG 2+，IgA +，IgM +，C3 +，C4 −，κ 2+，λ 2+。

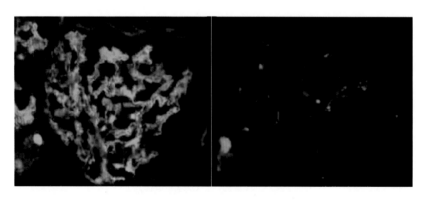

病例 4 图 3　免疫荧光（×400）

病例 4 表 1 病例免疫荧光特征

染色强度	肾小球														小管	管型	间质
	分布特点				系膜区		血管襻					球囊壁	分叶状	无肾小球	小管基膜		血管壁
	弥散	节段	局灶	逗点	颗粒	团块	分枝	线状	密集	颗粒	团块						
IgG 2+	·				·				·						−	−	−
IgA +	·				·				·						−	−	−
IgM +	·				·				·						−	−	−
C3c +	·				·				·						−	−	−
C4 −															−	−	−
Clq ±	·				·				·						−	−	−
κ 2+	·				·				·						−	−	−
λ 2+	·				·				·						−	−	−

三、诊断分析

1. 诊断及诊断依据

（1）诊断：ANCA 相关性血管炎肾损害、新月体肾小球肾炎、慢性肾脏病 3 期、肾性贫血。

（2）诊断依据：患者老年男性，入院 2 个月前发现血肌酐升高，因"肺部感染"入住呼吸内科，完善检查发现血肌酐急剧升高，同时伴肉眼血尿、蛋白尿，转入肾病科完善相关检查示：pANCA 阳性（＋）/↑，抗髓过氧化物酶抗体 IgG 1+/↑，抗 GBM 3+/↑。肾穿结果示寡免疫复合物型新月体肾炎，结合临床符合 ANCA 相关性血管炎肾损害。经过大剂量激素冲击治疗加环磷酰胺，同时联合血浆置换治疗后，患者血肌酐波动在 150 ~ 200μmol/L，Hb 98g/L，故诊断为：ANCA 相关性血管炎肾损害、新月体形肾小球肾炎、慢性肾脏病 3 期、肾性贫血。

2. 鉴别诊断

（1）抗肾小球基底膜病：抗肾小球基底膜病多见于青年男性，抗 GBM 抗体阳性，约 1/3 患者可同时合并 ANCA 阳性，但肾穿病理显示 IgG 成线条样沿 GBM 分布。该患者系老年男性，虽然 GBM 抗体阳性，但肾穿刺病理提示寡免疫复合物型新月体肾炎，不支持抗肾小球基底膜病的诊断。ANCA 相关性血管炎多见于老年人，表现为 ANCA 阳性，寡免疫沉积，5% ~ 10% 患者可合并抗 GBM 抗体阳性。

（2）梗阻性肾病：单侧性或双侧性尿路梗阻引起的血肌酐升高。多见于尿路结石、肿瘤、腹膜后炎症等引发，临床症状常见肾绞痛、排尿困难、血尿、高血压、酸中毒等。该患者泌尿系超声未见结石及占位性病变，尿常规未提示炎症反应，故排除。

（3）狼疮性肾炎：好发于育龄期妇女，多表现为急性肾炎综合征和（或）肾病综合征，常伴有皮肤黏膜、关节肌肉、血液系统、中枢神经系统、心血管系统等不同程度受累。自身抗体 ANA、抗 ds-DNA、抗 Sm 抗体阳性。该患者为老年男性，有贫血、肾损害，但患者 ANA、ENA、抗 ds-DNA 为阴性，故不支持。

四、治疗经过及随访

患者血肌酐急剧升高，小便量减少，病情急剧进展，给予双重血浆置换 3 次（9 月 10 日~9 月 12 日），并每天予甲强龙 500mg 冲击治疗，9 月 13 日改为泼尼松每天 60mg 口服。2020 年 9 月 21 日排除禁忌后行环磷酰胺 0.6g 冲击治疗，泼尼松改为每天 50mg 口服，2020 年 9 月 17 日患者自身免疫指标转阴，后复测自身抗体复阳，继续给予双重血浆置换 9 次，激素冲击治疗 2 次（每次 400mg，持续 3 天），环磷酰胺 0.6g 冲击，至累积用量 5g。随访中泼尼松规律递减至每天 30mg，同时给予雷公藤每天 3 次每次 2 片口服，后多次检测患者自身抗体阴性，双下肢水肿减轻，血肌酐下降，尿蛋白减少。

治疗前后比较（病例 4 图 4）：

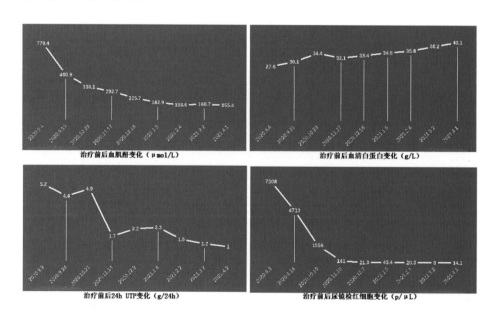

病例 4 图 4　治疗前后比较

五、讨论

（一）概述

抗中性粒细胞胞质抗体（Anti-neutrophil cytoplasmic antibodies，ANCA）相关血管炎（ANCA-associated vasculitis，AAV）是由ANCA介导的以小血管壁炎症和纤维素坏死为特征的一类系统性疾病，临床类型包括显微镜下多血管炎（microscopic polyangiitis，MPA）、肉芽肿性多血管炎（granulomatosis with polyangiitis，GPA）和嗜酸性肉芽肿性多血管炎（eosinophilic granulomatosis with polyangiitis，EGPA）[1]，AAV可导致多个器官组织损伤及功能障碍，最常累及肾脏和肺，AAV导致的肾脏损伤即称为ANCA相关肾炎（ANCA-associated glomerulonephritis，AAGN）。AAGN可以仅有肾脏损伤而无肾外脏器受累，也称为局限于肾脏的血管炎（renal limited vasculitis，RLV）。AAV尤其是显微镜下多血管炎多见于中老年人，临床表现为镜下血尿、轻中度蛋白尿、缓慢或急速进展的肾功能损害[2]。AAV合并肾损害起病急，疾病进展迅速，未经治疗患者肾存活率低，预后欠佳。

AAV可见于各年龄组，高发年龄为50～60岁。AAV的患病率约为（46～184）人/百万人，不同地区AAV的发病率及类型存在差异[3~11]。我国住院患者中AAV的比例为0.25‰，北方高于南方[12]，以髓过氧化物酶（myeloperoxidase，MPO）ANCA阳性的MPA最常见，占80%～90%[13]，是我国AASV的流行病学特征[14]。

AAGN占我国肾活检患者继发性肾小球肾炎的3.74%，是老年患者急性肾损伤的首位原因[15]。AAGN临床以大量血尿伴肾功能急进性减退为特征，肾脏病理以肾小球节段襻坏死伴新月体形成、无或仅有少量免疫复合物沉积（即寡免疫节段坏死性新月体肾炎）为特征。少数患者可表现为尿检异常或慢性肾脏病（chronic kidney disease，CKD）。AAGN如果治疗不及时或缺乏有效治疗，可快速进展至终末期肾病（end-stage renal disease，ESRD）。

（二）AAV病因和发病机制

目前尚不明确，基因遗传、环境因素、药物、细菌或病毒感染均可诱导该病发生。ANCA在AAV的发生中起核心作用，ANCA是由中性粒细胞和单核细胞胞质成分为靶抗原所产生的自身抗体，可分为胞质型ANCA（C-ANCA）、核周型ANCA（P-ANCA）、不典型ANCA三种类型，其中C-ANCA的靶抗原是PR3，P-ANCA的靶抗原是MPO。ANCA引起血管炎的机制如下：促炎细胞因子如TNF和IL-1在感染过程中产生并激活中性粒细胞，然后中性粒细胞在细胞表面表达靶抗（即MPO和PR3），ANCA与这些抗原结合，同时，这些 ANCA 的结晶片段（Fc）部分与中性粒细胞上的 Fcγ 受体结合，诱导中性粒细胞过度激活，这种过度激活也会诱导异常细胞因子的产生，伴随着活性氧和溶酶的释放，从而损伤血管内皮细胞。ANCA 引起的嗜中性粒细胞的过度激活也会诱导中性粒细胞细胞外诱捕网（neutrophil extracellu–lar traps，NETs）的形成[16·17]。此外补体旁路途径[18~19]、体液免疫、细胞免疫[20~23]、溶酶体相关膜蛋白 2 抗体（lysosome–associated membrane glycoprotein 2，LAMP–2）[24~27] 等多种因素共同 AASV 的发生。

（三）判断病情活动的指标

目前国际公认的用来判断血管炎全身病情活动的临床指标是伯明翰血管炎活动度评分（Birmingham vasculitis activity score，BVAS）（病例 4 表 2）。BVAS 分值越高，临床疾病越活动，同时提示预后越差。

病例 4 表 2　伯明翰血管炎活动度评分（第 3 版）[28]

表现	定义 / 释义	评分值	
		持续	新发 / 恶化
1. 一般情况	（最高评分）	2	3
肌痛	肌肉疼痛	1	1
关节痛或关节炎	关节疼痛或关节炎	1	1
发热 ≥ 38.0℃	口腔 / 腋下体温升高，直肠温度升高至 38.5℃	2	2
体重下降 ≥ 2kg	非饮食因素导致的体重下降	2	2
2. 皮肤	（最高评分）	3	6
梗死	组织坏死或裂片型出血	1	2
紫癜	非创伤性皮下 / 黏膜下出血	1	2
溃疡	皮肤连续性的中断	1	4
坏疽	广泛组织坏死	2	6
其他皮肤血管炎	网状青斑、皮下结节、结节红斑等	1	2
3. 黏膜 / 眼	（最高评分）	3	6
口腔溃疡 / 肉芽肿	口炎、深溃疡、"草莓样"牙龈增生	1	2
生殖器溃疡	位于外生殖器或会阴的溃疡	1	1
分泌腺炎症	唾液腺或泪腺炎症	2	4
显著突眼	眼球外突 > 2mm	2	4
巩膜（外层）炎	巩膜的炎症	1	2

续表

表现	定义 / 释义	评分值	
		持续	新发 / 恶化
结膜炎 / 眼睑炎 / 角膜炎	结膜、眼睑或角膜的炎症，非干燥综合征继发	1	1
视物模糊	视力较前或较基线下降	2	3
突发视力缺失 *	急性的视力丧失	*	6
葡萄膜炎	葡萄膜（巩膜、睫状体、脉络膜）炎症	2	6
视网膜改变（血管炎、血栓 / 渗出 / 出血）	视网膜血管鞘形成或荧光素血管造影证实的视网膜血管炎、视网膜动脉栓塞或静脉闭塞、视网膜软性渗出（不包括硬性渗出）、视网膜出血	2	6
4. 耳鼻喉	（最高评分）	3	6
血性鼻腔分泌物 / 鼻腔结痂 / 溃疡 / 肉芽肿	血性、黏液脓性鼻腔分泌物，经常堵塞鼻腔的浅或深棕色结痂，鼻镜检查发现的鼻腔溃疡或肉芽肿性损害	2	4
鼻旁窦受累	鼻旁窦压痛或疼痛（通常有影像学证据）	1	2
声门下狭窄	经喉镜证实因声门下炎症、狭窄所致的喘鸣或声嘶	3	6
传导性耳聋	因中耳受累所致的听力丧失（通常经测听法证实）	1	3
感音性耳聋	因听神经或耳蜗受损所致的听力丧失（通常经测听法证实）	2	6
5. 胸部	（最高评分）	3	6
喘息	体检时发现的喘息	1	2
结节或空洞 *	影像学证实的新发损害	*	3
胸腔积液 / 胸膜炎	胸膜疼痛和（或）体检发现胸膜摩擦音，或影像学证实的胸腔积液	2	4
浸润性病灶	经胸片、CT 证实	2	4
支气管受累	支气管假瘤或溃疡病变。光滑的狭窄性病变包括在 VDI 评分中，声门下损害应记录在耳鼻咽喉部分	2	4
大咯血 / 肺泡出血	大量肺出血，肺部游走性浸润病灶	4	6
呼吸衰竭	需要人工辅助通气	4	6
6. 心血管	（最高评分）	3	6
无脉	任何肢体的外周动脉搏动消失	1	4
心脏瓣膜疾病	临床或超声证实的主动脉瓣、二尖瓣、肺动脉瓣受累	2	4
心包炎	心包性疼痛和（或）体检发现的心包摩擦音	1	3

表现	定义/释义	评分值	
		持续	新发/恶化
缺血性胸痛	典型的心源性疼痛导致心肌梗死或心绞痛的临床病史	2	4
心肌病	经超声心动图证实由于室壁运动减弱所致的严重心脏功能损害	3	6
充血性心力衰竭	经病史或临床检查证实的心力衰竭	3	6
7. 腹部	（最高评分）	4	9
腹膜炎	典型的提示腹膜受累的腹部疼痛	3	9
血性腹泻	新近发生的	3	9
缺血性腹痛	影像学或手术证实的典型肠缺血导致的腹痛	2	6
8. 肾脏	（最高评分）	6	12
高血压	舒张压＞95mmHg	1	4
蛋白尿	尿液分析中尿蛋白＞1+或＞0.2g/24h	2	4
血尿	尿液分析中为"中度"或每高倍镜视野≥10个红细胞，常伴红细胞管型	3	6
Scr：125～249μmol/L	仅限首次评估	2	4
Scr：250～499μmol/L	仅限首次评估	3	6
Scr≥500μmol/L	仅限首次评估	4	8
Scr上升＞30%或Scr清除率下降＞25%*	进展性的肾功能恶化。在肾功能较前恶化时每次评估均可应用	*	6
9. 神经系统	（最高评分）	6	9
头痛	不同以往的且持续性头痛	1	1
脑膜炎	临床证实的假性脑膜炎	1	3
器质性意识障碍	有定向力、记忆力或其他智力功能受损，除外代谢性、精神性、药物或毒物因素	1	3
癫痫（非高血压性）	临床诊断或脑电图证实的大脑异常电活动	3	9
脑卒中	由于脑血管事件导致的局部神经体征持续＞24h	3	9
脊髓损伤	临床或影像证实的脊髓受累	3	9
颅神经麻痹	颅神经麻痹的临床证据：例如听神经麻痹导致感音神经性耳聋，如果眼部颅神经麻痹是外压导致的则不计分	3	6

续表

表现	定义/释义	评分值	
		持续	新发/恶化
感觉性周围神经病	与皮区（一条神经根的感觉分布区称为皮区）分布不符的感觉缺陷	3	6
多发单运动神经炎	单/多神经炎，特异性运动神经麻痹	3	9

注：一般规则：①仅在疾病表现是活动性血管炎导致时对其进行评分；②如果所有异常是由活动性（非新发或恶化的）血管炎所致，则在"持续"框内进行标记；③应该在首次就诊时完成整个评分，除非部分项目需要专家意见或进一步的实验室/影像学结果；④血清Scr应仅在第1次就诊时评分；⑤带有"*"的项目为与"持续"不符。

（四）ANCA相关性小血管炎性肾损害的治疗

ANCA相关性小血管炎性肾损害的治疗分为三个阶段：诱导缓解、维持缓解的治疗以及复发的治疗。诱导期通常维持3~6个月，必须持续至病情缓解为止[29]，病情缓解后维持治疗时间一般持续24个月左右。目前，ANCA相关性小血管炎性肾损害仍无标准的治疗方案，糖皮质激素联合环磷酰胺的应用仍是目前临床上治疗ANCA相关性小血管炎性肾损害的主要方法，可显著改善患者的预后，提高生存率，但由此带来的致死性感染、骨髓抑制、性腺抑制等一系列不良反应尚无较好的控制方法。血浆置换适用于合并抗GBM抗体、严重肺出血或表现为急性肾衰竭起病时即依赖透析的患者。近年来，关于可应用于AASV的其他药物和方法的报道逐渐增多，临床中应根据患者病情制订个体化治疗方案。

1. 诱导治疗

（1）对严重AAGN［Scr＞4mg/dl（353.6μmol/L），或新月体肾炎］，推荐激素联合CYC，或激素联合RTX＋CYC治疗（证据级别：2B）。对严重GPA或PR3-AAGN，或因CYC累积剂量大、生育要求不接受CYC时或不耐受CYC的MPA或MPO-AAGN，推荐激素联合RTX治疗（证据级别：1A）。

（2）推荐新发或复发的活动性MPO-AAGN采用激素联合IV-CYC（证据级别：1A）或激素联合MMF方案（证据级别：2B）。

（3）对快速进展性肾小球肾炎［Scr＞5.6mg/dl（495.0μmol/L），或新月体肾炎］，或伴弥漫肺泡出血的AAGN，或ANCA抗肾小球基底膜（GBM）双阳性的AAGN，应考虑血浆置换治疗（证据级别：1C）。

2. 药物及处置

（1）糖皮质激素（glucocorticoids）：局灶或早期系统性 AAV，可给予口服激素方案［口服泼尼松 1mg/（kg·天），最大剂量每天 60mg］，4 周后逐渐减量。临床表现为快速进展性肾小球肾炎、肾活检为新月体型或混合型 AAGN，或伴肺出血，先使用甲泼尼龙（MP）静脉冲击治疗（每天 500mg，静脉滴注，连续 3 天），后续口服泼尼松 0.6 ~ 0.8mg/（kg·天）（最大剂量每天 60mg），2 ~ 4 周后逐步较快减量，可在 3 个月后减量至每天 7.5 ~ 10.0mg。我国一项研究发现 MP 冲击治疗可降低严重 AAGN 的病死率，增加肾功能恢复率[30]。

（2）环磷酰胺（cyclophosphamide，CYC）：激素联合 CYC 使 AAV 的缓解率从 56% 上升到 85%，复发风险是单用激素患者的 31%[31]。现有国际指南均推荐激素联合 CYC 作为 AAV 的一线诱导治疗方案。CYC 的给药方法包括静脉冲击 CYC（IV-CYC）和口服冲击 CYC。IV-CYC：剂量 $0.75g/m^2$，年龄 > 60 岁或估算肾小球滤过率 eGFR < 20ml/（min·$1.73m^2$），减量为 $0.5g/m^2$，调整剂量保持 IV-CYC 治疗 2 周时白细胞计数 > 3000 个 /ml。口服 CYC：剂量 1.5 ~ 2.0mg/（kg·d），最大剂量 200mg，年龄 > 60 岁或 eGFR < 20ml/（min·$1.73m^2$）者减量，调整剂量保持白细胞计数 > 3000 个 /ml。

多中心随机对照 CORTAGE 研究显示，年龄 > 65 岁的 AAV，分别给予每 2 ~ 3 周固定剂量的 IV-CYC（500mg×6 次）与 $500mg/m^2$ 的 IV-CYC 治疗方案的缓解率（11% 比 14%，P = 0.71）及不良事件发生率无明显差异[32]。

每 2 ~ 3 周 500mg×6 次的 IV-CYC 方案也是一种可选择的方案。推荐激素联合 CYC 的治疗时间为 3 ~ 6 个月。为了减少与 CYC 累积剂量相关的不良反应，达到缓解后，应尽早更换为毒性较低的维持治疗药物。绝大多数 AAGN 经激素联合口服 CYC 治疗 3 个月可获得缓解，治疗 6 个月的缓解率可达 90% 以上。

（3）利妥昔单抗（rituximab，RTX）（病例 4 表 3）：两项随机对照试验研究结果表明，RTX 诱导缓解的疗效不劣效 CYC[33, 34]。RAVE 研究纳入了 197 例血 Scr < 4mg/dl 不伴肺出血 AAV 患者，发现 RTX（每周静脉滴注 $375mg/m^2$，治疗 4 周）与口服 CYC 后 AZA 治疗 6 个月的完全缓解率无差异[35]，对其中伴肾损害亚组分析显示，RTX 治疗缓解率与 CYC/AZA 治疗缓解率间也无差异，但 6 个月时 RTX 治疗的 eGFR 升高（11.2ml/min 比 10.5ml/min）更明显[36]。RAVE 试验的事后分析显示 RTX 对 PR3-AAV 的疗效显著优于 CYC/AZA[37]。

针对活动性 AAGN 的 RITUXVAS 研究发现，RTX（每周静脉滴注 $375mg/m^2$，治疗4周）联合2次IV-CYC与IV-CYC诱导、AZA维持12个月的持续缓解率间24个月死亡、ESRD和复发的复合终点比例、无复发存活率和复发率均无明显差异[38]。

RAVE研究纳入血Scr < 4mg/dl（353.6μmol/L）的AAGN，显示RTX与CYC诱导疗效相近[32]，但RTX治疗PR3-AAGN的疗效优于CYC[36]。因此，推荐激素联合RTX作为血Scr < 4mg/dl（353.6μmol/L）的PR3-AAGN的首选治疗方案。

病例4 表3　文献中利妥昔单抗治疗AAV的使用方案

治疗阶段	治疗方案
诱导期	每周375mg/m²、治疗4周，或每次750mg/m²（最大剂量1000mg），隔2周1次，共2次
	每周375mg/m²，治疗4周，末次RTX后1个月和2个月时再各使用一剂375mg/m²
维持期	750mg/m²（最大剂量1000mg），每6个月1次
	750mg/m²（最大剂量1000mg），每4个月1次
	750mg/m²（最大剂量1000mg），每6个月1次，共24个月
	750mg/m²（最大剂量1000mg），每12个月1次
	375mg/m²，每6个月1次
	500mg（第1、15天及5.5个月各1次，后每6个月1次），共5次，18个月

（4）霉酚酸酯（mycophenolate mofetil，MMF）：我国两项小样本的随机对照试验研究显示，对轻-中度肾功能损伤的AAGN（主要为MPO-AAGN），激素联合MMF诱导方案的疗效与IV-CYC相当[38-39]。多因素分析也显示激素联合MMF治疗能显著降低MPO-AAGN进入ESRD的风险[40]。

我国的临床研究中MMF采用的剂量为1.0 ~ 2.0g/天，因AAGN在老年高发，肺部损害多见，易并发感染；同时eGFR < 60ml/（min·1.73m²）后，患者暴露于MMF的剂量会增加，建议对于感染高危人群及肾功能损伤重的患者，MMF从小剂量（0.5g/天）起始，结合患者的全身情况、淋巴细胞水平、MMF血药浓度调整MMF剂量。

（5）血浆置换（A级）：适应证为合并抗GBM抗体、严重肺出血或表现为急性肾衰竭起病时即依赖透析的患者。对伴有抗GBM抗体阳性、IgG呈线状沉积于GBM的AAGN，早期联合血浆置换（plasma exchange，PE）治疗可改善患者预后[41]。

我国小样本研究显示，双重血浆置换（double filtration plasmapheresis，DFPP）能够快速降低血清ANCA水平；在激素联合免疫抑制治疗的基础上联合DFPP治疗使73.3%的重型MPO-AAGN［中位Scr 5.6mg/dl（495.0μmol/L）］且需肾脏替代治疗患者摆脱了透析，1年肾存活率为62.9%[42]，但该研究缺乏对照和长期随访。

（6）甲氨蝶呤（methotrexate，MTX）：局灶或非重症 AAV 患者的治疗可采用激素联合 MTX。EUVAS–NORAM 研究发现在无严重肾损伤（Scr < 150μmol/L，尿红细胞管型阴性，尿蛋白量 < 1g/24h）的早期 AAGN 患者，MTX 治疗 6 个月的缓解率非劣效于 CYC，但对于累及多个器官或存在伴肺部受累的患者，MTX 治疗要达到缓解则需要更长时间[43]。因此，病情较轻且肾功能正常的患者，可以采用甲氨蝶呤（每周 20 ~ 25mg，口服或静脉注射）替代 IV–CYC。

3．维持缓解的治疗（病例 4 图 5）

（1）推荐低剂量激素联合免疫抑制剂作为 AAGN 的维持治疗。对 MPO–AAGN 建议采用 AZA 或 MMF 维持；对 PR3–AAGN 采用 RTX 维持。（证据级别：1A）

（2）AAGN 的维持治疗时间至少为 24 个月。（证据级别：2D）

4．复发的治疗　目前缺乏循证医学证据。建议在病情出现小的波动时，如全身非特异性炎症反应，可以适当增加糖皮质激素和免疫抑制剂的剂量；而病情出现大的反复时，例如肺出血，则需要重新开始诱导缓解治疗。

5．预防感染　改善 AAV 预后的重点是控制疾病活动和减少感染。接受诱导治疗的患者建议预防肺孢子菌肺炎（pneumocystis pneumonia，PCP）感染。

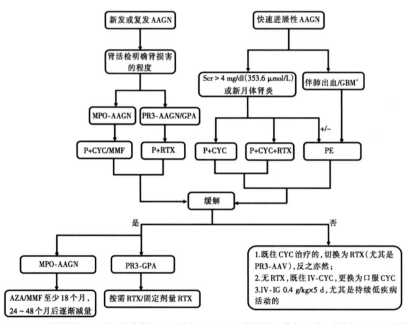

注：AAGN：ANCA 相关肾炎；MPO：髓过氧化物酶；PR3：蛋白酶 3；GPA：肉芽肿性多血管炎；P：糖皮质激素；CYC：环磷酰胺；MMF：霉酚酸酯；RTX：利妥昔单抗；GBM：肾小球基底膜；PE：血浆置换；AZA：硫唑嘌呤；AAV：ANCA 相关血管炎；IV–CYC：静脉用环磷酰胺；IV–IG：静脉用丙种球蛋白

病例 4 图 5　AAGN 的诱导和维持治疗方案[44]

六、专家点评

ANCA 相关性小血管炎是一种系统性自身免疫性疾病，病因不清，好发于老年人，常累及多系统、多脏器，以肾损害为最常见，肺部次之。由于其临床表现复杂多样，缺乏特异性，确诊率低，易误诊漏诊，病死率高。控制 ANCA 相关性小血管炎肾损害的活动，减少复发，提高远期肾脏存活率，防治并发症是该病的主要治疗目标。

本例患者老年男性，ANCA 合并抗 GBM 抗体阳性，肾功能急剧进展，肉眼血尿，肾穿刺符合 ANCA 相关性血管炎肾损害。起始给予双重血浆置换抗体转阴又复阳。考虑血浆置换疗程不够，血清自身抗体未彻底清除，在病情反复时及时给予 7 次血浆置换联合激素冲击治疗、环磷酰胺免疫抑制，患者自身抗体持续转阴，肾功能恢复，疾病得到有效控制。目前患者糖皮质激素口服维持中，免疫抑制环磷酰胺冲击治疗，患者耐受性可，治疗反应好。长期应用免疫抑制剂，患者既往肺部感染、浅表性出血性胃炎、十二指肠球炎病史，避免加重感染及诱发消化道出血。患者高龄同时合并多脏器功能损伤，总体预后一般。

（上海市第七人民医院 刘伟伟 路建饶）

参考文献

[1]Jennette JC，Falk RJ，Bacon PA，et al.2012 revised International Chapel Hill Consensus Conference Nomenclature of Vasculitides[J].Arthritis & Rheumatism，2013，65（1）：1-11.

[2] 中华医学会风湿病学分会 . 显微镜下多血管炎诊断及治疗指南 [J]. 中华风湿病学杂志，2011，15（4）：259-261.

[3]Watts RA，Al-Taiar A，Scott DG，et al.Prevalence and incidence of Wegener's granulomatosis in the UK general practice research database[J].Arthritis Rheum，2009，61（10）：1412-1416.

[4]Mohammad AJ，Jacobsson LT，Westman KW，et al.Incidence and survival rates in Wegener's granulomatosis，microscopic polyangiitis，Churg-Strauss syndrome and polyarteritis nodosa [J].Rheumatology（Oxford），2009，48（12）：1560-1565.

[5]Takala JH，Kautiainen H，Malmberg H，et al.Incidence of Wegener's

granulomatosis in Finland 1981—2000[J].Clin Exp Rheumatol，2008，26（3）：S81-S85.

[6]Reinhold-Keller E，Herlyn K，Wagner-Bastmeyer R，et al.Stable incidence of primary systemic vasculitides over five years：results from the German vasculitis register[J]. Arthritis Rheum，2005，53（1）：93-99.

[7]Gibelin A，Maldini C，Mahr A.Epidemiology and etiology of wegener granulomatosis，microscopic polyangiitis，churg-strauss syndrome and goodpasture syndrome：vasculitides with frequent lung involvement[J].Semin Respir Crit Care Med，2011，32（3）：264-273.

[8]Mahr A，Guillevin L，Poissonnet M，et al.Prevalences of polyarteritis nodosa，microscopic polyangiitis，Wegener's granulomatosis，and Churg-Strauss syndrome in a French urban multiethnic population in 2000：a capture-recapture estimate[J].Arthritis Rheum，2004，51（1）：92-99.

[9]Mahr A，Guillevin L，Poissonnet M，et al.Prevalences of polyarteritis nodosa，microscopic polyangiitis，Wegener's granulomatosis，and Churg-Strauss syndrome in a French urban multiethnic population in 2000：a capture-recapture estimate[J].Arthritis Rheum，2004，51（1）：92-99.

[10]Ormerod AS，Cook MC.Epidemiology of primary systemic vasculitis in the Australian Capital Territory and south-eastern New South Wales[J].Intern Med J，2008，38（11）：816-823.

[11]Li J，Cui Z，Long JY，et al.The frequency of ANCA-associated vasculitis in a national database of hospitalized patients in China[J].Arthritis Res Ther，2018，20（1）：226.

[12]Li ZY，Ma TT，Chen M，et al.The prevalence and management of anti-neutrophil cytoplasmic antibody-associated vasculitis in China[J].Kidney Dis（Basel），2016，1（4）：216-223.

[13]Li ZY，Ma TT，Chen M，et al.The Prevalence and Management of Anti-Neutrophil Cytoplasmic Antibody-Associated Vasculitis in China[J].Kidney Diseases，2016，1（4）：216-223.

[14]Hou JH，Zhu HX，Zhou ML，et al.Changes in the spectrum of kidney diseases：an analysis of 40，759 biopsy-proven cases from 2003 to 2014 in China[J].Kidney Dis（Basel），2018，4（1）：10-19.

[15]Al-Hussain T, Hussein MH, Conca W, et al.Pathophysiology of ANCA-associated Vasculitis[J].Advances in Anatomic Pathology, 2017：1.

[16]Nakazawa D, Shida H, Tomaru U, et al.Enhanced Formation and Disordered Regulation of NETs in Myeloperoxidase-ANCA-Associated Microscopic Polyangiitis[J].Journal of the American Society of Nephrology Jasn, 2014, 25（5）：990-997.

[17]Xiao H, Dairaghi DJ, Powers JP, et al.C5a receptor（CD88）blockade protects against MPO-ANCA GN[J].Journal of the American Society of Nephrology, 2014, 25（2）：225-231.

[18]Dick J, Gan PY, Ford SL, et al.C5a receptor 1 promotes autoimmunity, neutrophil dysfunction and injury in experimental anti-myeloperoxidase glomerulonephritis[J].Kidney International, 2018, 93（3）：615.

[19]Konstantia-Maria, Chavele, Deepa, et al.Regulation of myeloperoxidase-specific T cell responses during disease remission in antineutrophil cytoplasmic antibody-associated vasculitis：The role of Treg cells and tryptophan degradation[J].Arthritis & Rheumatism, 2010. tophan Degradation[J].Arthritis Rheum, 2010, 62（5）：1539-1548.

[20]Flint SM, Mckinney EF, Smith K.Emerging concepts in the pathogenesis of antineutrophil cytoplasmic antibody-associated vasculitis[J].Current Opinion in Rheumatology, 2015, 27（2）：197-203.

[21]Abdulahad WH, Lamprecht P, Kallenberg CG. T-Helper Cells as New Players in ANCA- Associated Vasculitides[J].Arthritis Res Ther, 2011, 13：236.

[22]Wilde B, Hoerning A, Kribben A, et al.Abnormal Expression Pattern of the IL-2 Receptor β-Chain on CD4+ T Cells in ANCA-Associated Vasculitis[J].Disease Markers, 2015, 2014（3）：249846.

[23]Kain R, Rees AJ.What is the evidence for antibodies to LAMP-2 in the pathogenesis of ANCA associated small vessel vasculitis [J]？ Current Opinion in Rheumatology, 2013, 25（1）：26-34.

[24]Kain R , Tadema H, Mckinney EF, et al.High Prevalence of Autoantibodies to hLAMP-2 in Anti-Neutrophil Cytoplasmic Antibody-Associated Vasculitis[J].Journal of the American Society of Nephrology, 2012.

[25]Flint SM, Savage C.Anti-LAMP-2 autoantibodies in ANCA-associated pauci-immune glomerulonephritis[J].Journal of the American Society of Nephrology, 2012, 23（3）：

378-380.

[26]Moiseev S, Zykova A, Bulanov N, et al.Is There a Role for LAMP-2 Autoantibodies in Patients with Antineutrophil Cytoplasmic Antibody-associated Vasculitis[J]？The Journal of Rheumatology, 2020, 47（4）.1-3

[27]Mukhtyar C, Lee R, Brown D, et al.Modification and validation of the Birmingham Vasculitis Activity Score（version 3）[J].Ann Rheum Dis, 2009, 68（12）: 1827-1832.

[28]Hellmich B , Flossmann O, Gross WL, et al.EULAR recommendations for conducting clinical studies and/or clinical trials in systemic vasculitis : focus on anti-neutrophil cytoplasm antibody-associated vasculitis[J].Annals of the Rheumatic Diseases, 2007, 66（5）: 605-617.

[29]Ma Y, Han F, Chen L, et al.The impact of intravenous methylprednisolone pulses on renal survival in anti-neutrophil cytoplasmic antibody associated vasculitis with severe renal injury patients : a retrospective study[J].BMC Nephrol, 2017, 18（1）: 381.

[30]Nachman PH, Hogan SL, Jennette JC, et al.Treatment response and relapse in antineutrophil cytoplasmic autoantibody-associated microscopic polyangiitis and glomerulonephritis[J].Am Soc Nephrol, 1996, 7（1）: 33-39.

[31]Pagnoux C, Quéméneur T, Ninet J, et al.Treatment of systemic necrotizing vasculitides in patients aged sixty-five years or older : results of a multicenter, open-label, randomized controlled trial of corticosteroid and cyclophosphamide-based induction therapy[J].Arthritis Rheumatol, 2015, 67（4）: 1117-1127.

[32]Spiera R.Rituximab versus cyclophosphamide for ANCA-associated vasculitis[J].N Engl J Med, 2010, 363（3）: 221-232.

[33]Jones RB, Tervaert JW, Hauser T, et al.Rituximab versus cyclophosphamide in ANCA-associated renal vasculitis[J].N Engl J Med, 2010, 363（3）: 211-220.

[34]Koldingsnes W, Nossent JC.Baseline features and initial treatment as predictors of remission and relapse in Wegener's granulomatosis[J].J Rheumatol, 2003, 30（1）: 80-88.

[35]D, Geetha, U, et al.Rituximab Versus Cyclophosphamide for ANCA-Associated Vasculitis with Renal Involvement[J].Journal of the American Society of Nephrology, 2014, 26（4）: 976-985.

[36]Unizony S, Villarreal M, Miloslavsky EM, et al.Clinical outcomes of treatment of anti-neutrophil cytoplasmic antibody（ANCA）-associated vasculitis based on ANCA

type[J].Ann Rheum Dis，2016，75（6）：1166-1169.

[37]Hu W，Liu C，Xie H，et al.Mycophenolate mofetil versus cyclophosphamide for inducing remission of ANCA vasculitis with moderate renal involvement[J].Nephrol Dial Transplant，2008，23（4）：1307-1312.

[38]Han F，Liu G，Zhang X，et al.Effects of mycophenolate mofetil combined with corticosteroids for induction therapy of microscopic polyangiitis[J].Am J Nephrol，2011，33（2）：185-192.

[39]Chen Y，Bao H，Liu Z，et al.Risk factors for renal survival in Chinese patients with myeloperoxidase-ANCA-associated GN[J].Clin J Am Soc Nephrol，2017，12（3）：417-425.

[40]Levy JB，Hammad T，Coulthart A，et al.Clinical features and outcome of patients with both ANCA and anti-GBM antibodies[J].Kidney Int，2004，66（4）：1535-1540.

[41]Rutgers A，Slot M，van Paassen P，et al.Coexistence of anti-glomerular basement membrane antibodies and myeloperoxidase-ANCAs in crescentic glomerulonephritis[J].Am J Kidney Dis，2005，46（2）：253-262.

[42]Chen Y，Yang L，Li K，et al.Double filtration plasmapheresis in the treatment of antineutrophil cytoplasmic autoantibody associated vasculitis with severe renal failure：a preliminary study of 15 patients[J].Ther Apher Dial，2016，20（2）：183-188.

[43]De Groot K，Rasmussen N，Bacon PA，et al.Randomized trial of cyclophosphamide versus methotrexate for induction of remission in early systemic antineutrophil cytoplasmic antibody-associated vasculitis[J].Arthritis Rheum，2005，52（8）：2461-2469.

[44] 中华医学会肾脏病学分会专家组 . 抗中性粒细胞胞质抗体相关肾炎诊断和治疗中国指南 [J]. 中华肾脏病杂志，2021，37（7）：603-620.

病例 5

IgA 肾病合并巨球蛋白血症

一、临床资料

现病史：患者男性，66 岁，因"发现双下肢水肿、肌酐升高 1 个月余"入院。患者 2012 年 11 月无明显诱因下出现双下肢水肿，为凹陷性，清晨明显。当时至平阳县中医院就诊，查肌酐 200μmol/L，予以中药治疗，具体不详。后水肿进一步加重，于 2020 年 12 月 1 日再次至平阳县中医院，肌酐 541μmol/L，尿素氮 23.22mmol/L，腹部超声示双肾稍改变，双肾囊肿，予以白蛋白补充蛋白、前列腺素扩血管，结合中药等治疗。后复查肌酐 591μmol/L，下肢水肿无明显好转，尿量减少至 600ml/ 天，遂至温医一附院进一步诊治。2020 年 12 月 5 日置入临时血透管，开始规律血透（周二、周四、周六）。约 1 周前开始患者无尿，考虑肌酐升高可能与患者肿瘤转移相关，未予以激素或免疫抑制剂治疗。此次患者为进一步诊治来我院。

既往史：既往高血压病史 20 余年，血压最高 180/96mmHg，现口服拜新同＋可乐定降压，血压控制 150 ~ 160/80 ~ 90mmHg；糖尿病病史 1 年，长期口服二甲双胍、格列齐特降糖；肺癌病史 1 年余，2019 年 8 月于温医一附院行右上肺癌根治术，术后基因检测示 EGFR 突变，2020 年 3 月—2020 年 12 月口服吉非替尼 0.25g qd 靶向药治疗，此次发病后停药。2018 年 9 月于温医二附院行腰椎手术。

体格检查：T 36.8℃，P 86 次 / 分，R 16 次 / 分，BP 175/90mmHg。贫血面容，皮肤黏膜苍白，双肺呼吸音粗，未闻及干湿啰音。心率 86 次 / 分，律齐，未闻及杂音。腹部触诊全腹软，无压痛、反跳痛，肝肋下及脾肋下未触及，双肾区无叩击痛。腹部移动性浊音（＋）。阴囊水肿，双下肢凹陷性水肿。生理反射存在，病理反射未引出。

辅助检查：

尿常规：尿蛋白 4+，WBC 702/μL，RBC：满视野。

血常规：白细胞 9.75×10^9/L，中性粒细胞百分比 74.1%，血红蛋白 91g/L，血小板 347×10^9/L。

血生化＋电解质：Scr 772μmol/L，尿素氮 14.78mmol/L，白蛋白 36.8g/L，K 3.6mmol/L，

Na 142mmol/L，Cl 98mmol/L，Ca 1.84mmol/L，P 1.9mmol/L，PTH 198pg/ml，甘油三酯 1.57mmol/L，总胆固醇 5.72mmol/L，低密度脂蛋白 3.57mmol/L，糖化血红蛋白 6.4%。

凝血功能：纤维蛋白原 5.83g/L，D-Dimer 0.58mg/L。

心梗三项：肌钙蛋白 T（TnT）0.052μg/L，肌红蛋白（Myo）197.9ng/ml，CK-MB 1.17mg/ml；pro-BNP 13 493pg/ml。

免疫指标：C3 1.03g/L，C4 0.252g/L；IgG 8.62g/L，IgM 3.27g/L↑，IgA 3.24g/L；抗核抗体 1：100 阳性（致密颗粒型），抗 Sm 抗体 弱阳性，抗 u1RNP 抗体 阳性，抗 PCNA 抗体 弱阳性，ANCA、抗 GBM 抗体阴性。

免疫固定电泳：IgM-κ 阳性；血清游离轻链 κ / λ 1.83↑。

尿异常 RBC 检查：红细胞大小不一，可见少许破碎红细胞，约占 0.6%；蔗糖溶血试验 阴性；Ham's 试验 阴性。

腹部超声：双侧肾脏弥漫性病变，左肾 100mm×54mm，右肾 97mm×44mm，右肾囊肿；胸腹水超声示左侧胸腔积液 62mm，腹腔积液 58mm。

胸部 CT：（温医一附院，2020 年 12 月）右肺恶性肿瘤术后改变；两肺散在炎症，左肺及右下肺散在肺气囊；心影增大，心包少许积液，右侧胸腔少许包裹性积液、胸膜增厚。

全身骨显像：（温医一附院，2020 年 12 月）C$_7$ 左椎弓、T$_{12}$ 右横突成骨性骨质破坏；T$_3$ 左横突皮质密度增高，肿瘤骨转移首先考虑；全身骨骼异常改变，肿瘤骨转移首先考虑。

肾穿刺活检：

光镜：共 8 个肾小球，1 个肾小球球性硬化，其余 7 个肾小球有 6 个可见以细胞为主的新月体形成（5 个大新月体，1 个小新月体），新月体中未见多核巨细胞。8 个肾小球丝球体部分节段受到挤压并致开放不佳，尚相对开放节段可见轻微系膜细胞增生或系膜区基质稍增多，毛细血管壁增厚分层不明显，极偶见基底膜断裂，纤维素样渗出不明显。未见明显微血栓形成（病例 5 图 1A、B）。少数肾小管上皮细胞空泡变性，可见少量脱落，肾小管萎缩不明显，少数肾小管中可见红细胞管型（病例 5 图 1C），间质轻度水肿，较多炎细胞浸润，以单个核为主（病例 5 图 1D）。小动脉内膜偶见轻微增厚，未见明显纤维素样坏死或动脉内膜炎，亦未见明显黏液样肿或微血栓形成。刚果红染色阴性。

免疫荧光：弥漫球性肾小球系膜区团块状，IgA 3～4+，IgG 2+，C3c 3+，κ 轻链 3+，λ 轻链 3+；管型，IgA 3+，κ 轻链 3～4+，λ 轻链 3～4+；球囊壁及新月体，

Fib 2+。

电镜（病例5图2）：可见1个肾小球，毛细血管内皮细胞明显空泡变性，个别管腔内可见红细胞聚集，无明显内皮细胞增生，部分毛细血管襻受压，管腔狭窄。肾小囊壁层无明显增厚，壁层细胞空泡变性，无明显增生。基底膜：节段性均质增厚，厚度250～600nm，节段性皱缩，节段性系膜插入，节段性内皮下间隙轻度增宽。脏层上皮细胞：上皮细胞肿胀，空泡变性。足突弥漫融合。系膜区：系膜细胞和基质增生，系膜区可见高密度电子致密物沉积。上皮下偶见电子致密物沉积。肾小管－间质：肾小管上皮细胞空泡变性，少数肾小管基底膜增厚，上皮细胞脱落。肾间质少量炎症细胞浸润。肾间质血管：个别毛细血管管腔内见红细胞聚集。

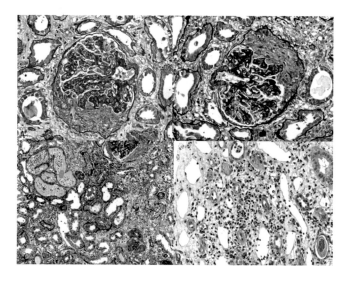

病例5图1　肾脏病理光镜

注：A.PAS染色高倍：以细胞为主的新月体；B.PASM染色高倍：细胞性新月体，毛细血管壁增厚不明显，极偶见基底膜断裂；C.PASM染色低倍：少数肾小管上皮细胞空泡变性，少数见红细胞管型；D.HE染色低倍：间质轻度水肿，较多炎细胞浸润，以单个核为主。

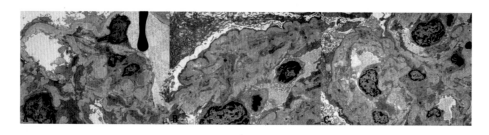

病例5图2　肾脏病理电镜

注：A.5000×：基底膜增厚，足突广泛融合；B.6000×：毛细血管襻受压；C.4000×：系膜区电子致密物。

二、多学科诊疗建议

1. 多学科会诊建议

（1）血液科诊疗建议：患者免疫球蛋白升高，血肌酐升高，需排除单克隆免疫球蛋白病、多发性骨髓瘤等疾病，建议完善骨髓穿刺活检。

（2）呼吸科诊疗建议：患者肺恶性肿瘤病史，EGFR突变，吉非替尼治疗中，需评估患者的全身情况。

2. 根据会诊建议补充的检查

骨髓穿刺（温医一附院）：骨髓涂片：骨髓增生活跃至减低，粒红比增加，浆细胞不多见，偶见幼浆样细胞。巨核细胞、骨髓小粒少见，未见明显异常细胞；流式细胞学：流式细胞术检测结果显示淋巴细胞占有核细胞总数的19.02%，其中B淋巴细胞占2.51%，免疫表型为HA-DR+、CDLLC-、CD19+、CD5-、CD23-、CD10-、66CD34-、CD21+、CD20、CD58+、CD123-、CD22+、CD200+、C7-cD25-、CD103-sg、Kappa+、Lambda+、Kappa : Lambda = 4.56，多克隆非限制性表达；T淋巴细胞免疫表型未见明显异常，余未见明显异，请结合其他检查及临床考虑。染色体检查：骨髓G显带未见明显异常。

胸部CT（温医一附院）：右肺恶性肿瘤术后改变；两肺散在炎症，左肺及右下肺散在肺气囊；心影增大，心包少许积液、右侧胸腔少许包裹性积液、胸膜增厚；全身骨显像（温医一附院）示C_7左椎弓、T_{12}右横突成骨性骨质破坏；T_3左横突皮质密度增高，肿瘤骨转移首先考虑；全身骨骼异常改变，肿瘤骨转移首先考虑。

三、诊断分析

（一）诊断及诊断依据

1. 诊断　IgA肾病（新月体性肾小球肾炎）、巨球蛋白血症、2型糖尿病、糖尿病肾病、高血压3级（很高危）、肺恶性肿瘤术后。

2. 诊断依据

（1）IgA肾病（新月体性肾小球肾炎）：患者老年男性，2012年11月无明显诱因下出现双下肢水肿，为凹陷性，清晨明显，此后肌酐进行性升高，现插管血液透析中。辅助检查提示血肌酐772μmol/L，IgM升高，抗核抗体1 : 100阳性，抗Sm抗体强阳性，抗u1RNP抗体阳性，抗PCNA抗体弱阳性，免疫固定电泳IgM-κ阳性，血清游离轻链κ/λ升高。肾穿刺活检提示IgA肾病（新月体性肾小球肾炎）合并糖尿病肾病，患者既往有明确吉非替尼使用病史，之前无慢性肾病病史，故考虑靶向药物导致可能大。

（2）巨球蛋白血症：患者入院后辅助检查报告提示 IgM 3.27g/L↑，免疫固定电泳 IgM-κ 阳性，故诊断。

（3）2 型糖尿病，糖尿病肾病：糖尿病病史 1 年，长期口服二甲双胍、格列齐特降糖。此次肾穿刺活检报告提示 IgA 肾病（新月体性肾小球肾炎）合并糖尿病肾病，故诊断。

（4）高血压 3 级，很高危：既往高血压病史 20 余年，血压最高 180/96mmHg，现口服硝苯地平控释片（拜新同）＋可乐定降压，血压控制 150～160/80～90mmHg，故诊断。

（5）肺恶性肿瘤术后：肺癌病史 1 年余，2019 年 8 月于温医一附院行右上肺癌根治术，术后基因检测示 EGFR 突变，2020 年 3 月—2020 年 12 月每天口服吉非替尼 0.25g 靶向药治疗。

（二）鉴别诊断

1. 单克隆免疫球蛋白相关肾损害　单克隆免疫球蛋白病是由于浆细胞或 B 淋巴细胞克隆性增殖，导致单克隆免疫球蛋白（MIg）在血液或尿液中增多为表现的一类疾病。该类疾病的临床表现多样化，病因包括血液恶性肿瘤、非恶性浆细胞 /B 细胞增殖性疾病。临床表现多样化，可有急性肾衰、肾病综合征、慢性肾炎综合征、快速进展性肾小球肾炎表现。免疫荧光显微镜是检测 MIg 及其在组织中分布的主要手段。该患者尿蛋白电泳提示"M 条带"，血清免疫固定电泳提示"IgM、κ"单克隆条带，需要考虑该病可能，但是该患者骨穿提示"浆细胞不多见"，肾活检免疫荧光未见 IgM 阳性，见弥漫球性肾小球系膜区团块状，IgA（+++），IgG（++），κ（+++），λ（+++），依据不足，进一步随访观察即可。

2. 自身免疫性疾病相关肾损害　狼疮性肾炎、ANCA 相关性血管炎肾损害都能以新月体肾炎为首发表现，狼疮性肾炎患者补体会有降低，并有多系统症状。患者发病时在当地行自身免疫指标提示"抗核抗体弱阳性，抗 Sm 抗体弱阳性"，但患者其他自身免疫指标如抗双链 DNA、ANCA、抗 GBM 抗体均阴性。且无合并其他多系统如浆膜腔积液、血液系统三系降低等表现，C3 0.92g/L，C4 0.29g/L，无明显降低，故依据不足。

3. 感染继发新月体肾炎　如急性链球菌感染后肾小球肾炎、急性或亚急性感染性心内膜炎、内脏化脓性病灶引起的慢性败血症及肾小球肾炎。该患者在发病前并无严重感染发生，故不考虑。

4. 其他原发性肾小球肾炎继发新月体肾炎　如膜增生性肾小球肾炎、膜性肾小球肾炎、抗肾小球基底膜型肾小球肾炎等。患者在发病前长期肺癌门诊随访，未发现有尿常规、肾功能异常，故不考虑。

四、治疗经过及随访情况

患者入院后继续给予血液透析治疗，每周 1 次 HDF、2 次 HD，原发病方面，根据患者肾脏病理情况考虑药物继发性新月体肾炎，给予激素、免疫抑制剂治疗：使用甲强龙针剂 200mg 静脉推注 3 天，后使用泼尼松每日 45mg 口服，首月环磷酰胺 0.6g，0.4g 静脉滴注，后每月 0.8g 静脉滴注。给予哌拉西林他唑巴坦预防性抗感染，辅以护胃、补钙治疗，同时给予硝苯地平控释片、替米沙坦片、可乐定、盐酸阿罗洛尔降压，诺和灵 30R、瑞格列奈控制血糖。

稳定后出院门诊随访，继续血液透析治疗，1 个月后患者尿量有所恢复，300mL/天左右，肌酐仍然维持在 800μmol/L 左右，治疗 3 月后患者激素已给予逐渐减停，肾功能未得到完全延迟恢复，目前规律透析中，血压血糖稳定，病情稳定，肺部病变肺科医院进一步随访中。

五、讨论

1. 概述　肿瘤肾病学是一个新兴的医学领域，癌症患者可能因癌症本身和癌症相关治疗而患上肾脏疾病[1]，详细见病例 5 图 3。肿瘤患者在诊治过程中，急性肾损伤（acute kidney injury，AKI）或慢性肾脏病（chronic kidney disease，CKD）的发生十分常见，癌症患者 1 年和 5 年的 AKI 风险分别为 17.5% 和 27%[2]。危重癌症患者的风险更高，13% ~ 54% 的患者会发生 AKI，8% ~ 60% 的患者需要透析[3]。它会导致肿瘤治疗的中断，增加住院率、住院时间，甚至影响患者预后[4]。

2. 病因　造成肿瘤患者肾脏损伤的原因多样，包括肾前性因素如腹泻、恶心呕吐、营养不良等引起的低血容量，肿瘤相关高钙血症，利尿剂、非甾体抗炎药的使用等，肾实质受损如肾脏恶性肿瘤的浸润、副肿瘤性肾小球疾病、管型肾病、肿瘤溶解综合征以及化疗、放疗相关肾脏疾病等；另有肾后性因素如泌尿系梗阻[5~7]，详细分类可见病例 5 表 1。

除了常规化疗，还开发了创新疗法：针对生长因子及其受体的靶向药物、抗血管生成药物、免疫调节蛋白、细胞周期调节剂、酶抑制剂；还开发了其他免疫治疗方法，如疫苗、过继细胞疗法（CAR T 细胞）或开发抗体。所有这些治疗进展都将改善对抗癌症和血液病的结果，但它们并非没有继发性肾脏问题[8]。尽管如此，相关方面的大型流行病学调查及研究报告相对较少。

病例 5 表 1　癌症患者急性肾损伤的病因分析

A. 肾前性

细胞外液体消耗（食物摄入量差、呕吐、腹泻）、高钙血症、肝窦闭塞综合征和药物（钙调神经磷酸酶抑制剂、非甾体抗炎药物）

B. 肾性

B-1. 肾小球

膜性肾病、微小病变、局灶性节段性肾小球肾炎、膜性增生性肾小球肾炎和淀粉样变性

B-2. 肾小管间质

急性肾小管坏死、肾淋巴瘤浸润、铸型肾病（多发性骨髓瘤）和尿酸肾病（肿瘤裂解综合征）

B-3. 血管

血栓性微血管病变

C. 肾后性

肾外梗阻（原发性疾病、腹膜后淋巴结病、腹膜后纤维化）

　　肾脏是许多抗肿瘤药物的代谢途径，常用抗肿瘤药物的肾毒性是抗癌治疗的一个重大问题，这不仅影响患者的治疗效果也影响到肿瘤患者的生存率。一般认为患者的年龄、血管内容量以及潜在 AKI 或 CKD 的风险会影响抗癌药物肾毒性的发生[9]。传统的细胞毒性药物可通过不同的机制引起肾毒性，涉及肾脏的不同解剖部位，包括肾小球、小管、间质和肾微血管，表现为急性间质性肾炎、局灶性节段性肾小球硬化、各种电解质紊乱、毛细血管渗漏综合征和血栓性微血管病（thrombotic microangiopathy，TMA）、高血压[10]，详见病例 5 表 2[8]。大多数抗癌药物引起的肾损伤是可逆的，但也有些患者转为 CKD 甚至发展至终末期肾病（end-stage renal disease）（病例 5 图 3）。

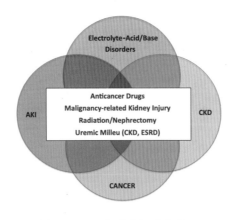

病例 5 图 3　肾脏病与肿瘤关系图

病例 5 表 2　与急性肾损伤相关的常用抗肿瘤药物

药物	肾组织病理学特点	肾毒性临床表现	预防	治疗
化疗药物				
顺铂	急性肾小管损伤和急性肾小管坏死	急性肾损伤，近端肾小管病，范可尼综合征，肾性尿崩，钠和镁消耗	剂量调整；用毒性较小的卡铂替代顺铂；在血清肌酐＜1.5mg/天之前不应重复使用顺铂	停用顺铂；可能需要用大剂量硫酸镁治疗低镁血症
异环磷酰胺	急性肾小管损伤和急性肾小管坏死	急性肾损伤，近端肾小管病，范可尼综合征，肾性尿崩	静脉输液；剂量调整；减少异环磷酰胺的累积剂量	不可用
培美曲塞	急性肾小管损伤和急性肾小管坏死	急性肾损伤，近端肾小管病，范可尼综合征，肾性尿崩	静脉输液；培美曲塞给药后几天至1周应进行 CT 增强扫描	不可用
甲氨蝶呤	晶体性肾病和急性肾小管损伤	急性肾损伤	剂量减少；静脉输液；尿液碱化；高剂量亚叶酸和葡糖苷酶；暂停干扰甲氨蝶呤清除的药物	碱化静脉输液并加入乙酰唑胺以保持尿液 pH＞7；在因肾功能受损而导致甲氨蝶呤清除延迟的患者中使用葡糖苷酶
吉西他滨、丝裂霉素 C 或顺铂（罕见）	血栓性微血管病	急性肾损伤；高血压（新的或恶化的）；血尿；蛋白尿	肾功能不全患者应慎用吉西他滨	停药和支持治疗；如果药物性血栓性微血管病没有改善，应考虑使用依库珠单抗（C5 抑制剂）
靶向药物				
抗 VEGF	血栓性微血管病	急性肾损伤，蛋白尿，高血压	不可用	停药和支持治疗治疗血栓性微血管病
酪氨酸激酶或多激酶抑制剂（舒尼替尼、索拉非尼、帕唑帕尼）	血栓性微血管病，局灶节段性肾小球硬化、小管间质肾炎	急性肾损伤，蛋白尿，高血压		停药和支持治疗治疗血栓性微血管病

药物	肾组织病理学特点	肾毒性临床表现	预防	治疗
EGFR 抑制剂（西妥昔单抗、帕尼单抗、吉非替尼或厄洛替尼）	无相关病理描述	低镁血症；其他电解质紊乱	不可用	不可用
BRAF 抑制剂（维莫非尼、达拉非尼）	急性肾小管损伤，小管间质肾炎	急性肾损伤，电解质紊乱	不可用	不可用
VLK 抑制剂（克唑替尼）	急性肾小管损伤，小管间质肾炎	急性肾损伤，电解质紊乱	不可用	不可用
免疫疗法药物				
干扰素	血栓性微血管病，肾小球肾炎（如局灶节段性硬化、微小病变、膜性肾病等）	急性肾损伤，蛋白尿	不可用	停药和支持治疗治疗血栓性微血管病
CTLA-4 抑制剂	小管间质性肾炎，狼疮样肾炎	急性肾损伤，蛋白尿	考虑低剂量类固醇药物再暴露	急性间质性肾炎可能对皮质类固醇治疗有反应；停药和支持治疗治疗血栓性微血管病
PD-1 抑制剂	小管间质性肾炎	急性肾损伤	考虑低剂量类固醇药物再暴露	通过停药和支持治疗来治疗免疫相关的肾毒性；使用全身性类固醇（取决于症状的严重程度）
CAR T 细胞	无相关病理描述	毛细血管渗漏综合征，肾前性急性肾损伤	在 CAR T 细胞治疗之前通过化疗和类固醇预防来减少肿瘤负担；细胞因子释放综合征严重时的 IL-6 受体拮抗作用	不可用

注：VEGF：血管内皮生长因子；BRAF：B-raf激酶；VLK：间变淋巴瘤激酶；CTLA-4：细胞毒性T淋巴细胞抗原；PD-1：程序性细胞死亡因子-1；EGFR：表皮生长因子受体；CAR：嵌合抗原受体。

化疗药物中顺铂是目前研究最深入的肿瘤化疗药物之一，顺铂诱导的肾毒性是由于线粒体损伤，这是线粒体活性氧增加的结果。顺铂用作多种不同癌症化疗方案的一部分，可在 20% ~ 30% 的病例中引起急性肾损伤[11]。异环磷酰胺的代谢物，氯乙醛和异磷酰胺芥可能导致近端肾小管病变，伴有急性肾小管坏死和急性肾损伤，而另一种代谢物丙烯醛被认为会导致出血性膀胱炎[12]。另一种可引起肾毒性的常规细胞毒性化疗药物是甲氨蝶呤。甲氨蝶呤用于骨肉瘤患者（肾毒性发生率为 1.8%）和血液系统恶性肿瘤[13]。吉西他滨治疗（用于胰腺癌、肺癌和乳腺癌）与血栓性微血管病有关，通常预后不良[14]。

靶向药物中，VEGF 对于正常和肿瘤衍生的血管生成和血管生成都是必不可少的。抗 VEGF 治疗中，对七项随机对照试验的荟萃分析发现，贝伐单抗治疗后蛋白尿的发生率为 21% ~ 62%，其中与高剂量治疗相关的风险最大[14]。BRAF 是一种叫做 B-Raf 的人类蛋白质的编码基因，维非罗尼是 BRAF 抑制剂的一种，有罕见报道与 AKI 有关[15]。

该患者是原发性肺癌术后多处转移患者，使用靶向药物吉非替尼（易瑞沙）达 8 个月，病理表现为 IgA 肾病，新月体肾炎，血栓性微血管病，临床上以急性肾损伤为临床表现。吉非替尼属于表皮生长因子受体（EGFR）抑制剂，EGFR 的激活导致受体酪氨酸激酶的磷酸化，触发调节细胞分化、增殖和存活的信号通路。这种受体是治疗非小细胞肺癌等一些癌症的关键靶点，可通过给予 EGFR- 酪氨酸激酶抑制剂（EGFR-TKI）或抗 EGFR 单克隆抗体来实现[16]。有罕见报道肾病综合征微小病变、膜性肾病与 EGFR-TKI，吉非替尼有关[17, 18]。另有报道，上皮细胞生长因子受体（EGFR）抑制剂可导致严重低镁血症发生率可达 10% ~ 15%[19]。这种药物还与其他非常罕见的并发症有关，例如急性肾损伤、肾病综合征和增殖性肾小球肾炎[20]。

另有一大类药物是新兴的免疫疗法药物，该类药物抑制免疫靶点，这种单克隆抗体针对 B 细胞，肿瘤细胞，T 细胞以及其他免疫细胞的特异性受体，包括程序性死亡因子 -1（programmed cell death 1，PD-1）受体以及细胞毒 T 淋巴细胞相关抗原 4（cytotoxic T-lymphocyte-associated antigen 4，CTLA-4）。AKI 是免疫治疗的罕见并发症，最常见的病理类型是急性小管间质性肾炎，也有免疫复合物相关肾炎以及 TMA 的报道[21]。

3. 诊断　在诊治方面，肾内科医师与肿瘤科医师应多学科合作，对于实体肿瘤患者，诊断的关键是肾脏检查，评估肾功能、合并症、酸碱平衡、电解质及尿液分析。肾超声对于发生 AKI 的癌症患者是有用的，除非肾脏已经通过其他放射学成像进行了充分的评估。在肿瘤治疗期间，无论有无 AKI 患者，肾脏检查都将包括基于癌症类型和治疗方法的常规随访检查。在癌症治疗后的随访中，如果患者表现出肾功能改变或蛋白尿增加，则应进行肾病咨询[8]。在早期诊断方面，eGFR 同时仍是公认最精确的估算公式，但不同公式下 eGFR 给出的对应剂量不同，与真实 GFR 仍有差距，需要个体化评估[22]。在肿瘤患者中，目前最大规模的研究，是 Janowitz 等人对 2400 多名不同类型的肿瘤患者进行肌酐测定并根据不同公式计算 eGFR，建立自己的 eGFR 公式模型，利用 ^{51}Cr-EDTA 进行肾小球滤过率测定作为标准，发现比 eGFR-EPI 公式更精确[23]。

4. 治疗　在治疗方面，为尽可能避免抗肿瘤药物造成的肾损伤，了解与这些疗法相关的可能不良事件非常重要，以便对这些影响进行早期诊断，避免治疗引起的进一步问题。要强调的是，对于因抗癌药物而受到肾毒性影响的患者，除了前面提到的每种药物的具体形式外，还包括密切监测电解质、酸碱平衡指标、血清肌酐、尿蛋白、肾小管损伤标记物等、适当的水化和减少剂量，必要时暂停使用药物[24]。目前已知药物肾损害的防治详见病例 5 表 2[25]。

在明确肾损害时条件允许下的肾穿刺十分重要，由于肿瘤，专科医师对患者的肾活检常常犹豫，但活检对各种药物引起的病理类型能够得以认识，并给予针对性治疗。通过临床观察其他治疗相关的肾毒性作用以及减少与此类治疗相关的短期和长期并发症也很重要。

六、专家点评

肿瘤学和肾脏学之间的重叠是一个越来越重要的领域，肿瘤肾脏病学甚至成为了肾脏病学一个亚学科。一个主要原因是几年前不到一半的癌症患者是长期生存者，而现在超过 2/3 的人将活 5 年或更长时间。肿瘤治疗期间抗癌药物的肾毒性影响患者疗效，也增加了患者死亡率。

本例患者是位老年患者，合并肺癌，长期使用靶向药物－吉非替尼治疗，虽然我们对抗癌药物的肾毒性已经有了一些认识，但是层出不穷的新疗法方案也带来了新的认识挑战，这名患者在治疗初期无进一步的处理，在肾穿刺后提示新月体肾炎后使用激素加免疫抑制剂也难以逆转，可见肿瘤患者 eGFR 的监测，肾损害的早期鉴别的重要性。此外，抗癌药物的肾损害临床表现多样，病理特点各不相同，这个领域我们仍然需要不断探索，加深认识，多学科合作，在药物剂量摸索、病理类型归纳上加强研究。

（同济大学附属东方医院　马晓燕　刘　娜）

参考文献

[1]Capasso A，Benigni A，Capitanio U，et al.Summary of the International Conference on Onco-Nephrology : an emerging field in medicine[J]. Kidney Int，2019，96（3）：555-567.

[2]Christiansen CF，Johansen MB，Langeberg WJ，et al.Incidence of acute kidney injury in cancer patients : a Danish population-based cohort study[J]. Eur J Intern Med，2011，22（4）：399-406.

[3]Libório AB，Abreu KL，Silva GB，et al.Predicting hospital mortality in critically ill cancer patients according to acute kidney injury severity[J]. Oncology，2011，80（3-4）：160-166.

[4]Lam AQ，and BD.Humphreys，Onco-nephrology : AKI in the cancer patient[J]. Clin J Am Soc Nephrol，2012，7（10）：1692-700.

[5]Kitai Y，Matsubara T，Yanagita M.Onco-nephrology : current concepts and future perspectives[J]. Jpn J Clin Oncol，2015，45（7）：617-628.

[6]Cohen EP，Krzesinski JM，Launay-Vacher V，et al.Onco-nephrology : Core Curriculum 2015[J]. Am J Kidney Dis，2015，66（5）：869-883.

[7]de Francisco ALM，Macía M，Alonso F，et al.Onco-Nephrology : Cancer，chemotherapy and kidney[J]. Nefrologia（Engl Ed），2019，39（5）：473-781.

[8]Porta C，Bamias A，Danesh FR，et al.KDIGO Controversies Conference on onco-nephrology : understanding kidney impairment and solid-organ malignancies，and managing kidney cancer[J]. Kidney Int，2020，98（5）：1108-1119.

[9]Perazella MA.Onco-nephrology : renal toxicities of chemotherapeutic agents[J]. Clin J Am Soc Nephrol，2012，7（10）：1713-1721.

[10]Na SY，Sung JY，Chang JH，et al.Chronic kidney disease in cancer patients : an independent predictor of cancer-specific mortality[J]. Am J Nephrol，2011，33（2）：121-130.

[11]Brooks C，Wei Q，Cho SG，et al.Regulation of mitochondrial dynamics in acute kidney injury in cell culture and rodent models[J]. J Clin Invest，2009，119（5）：1275-1285.

[12]Nissim I, Horyn O, Daikhin Y, et al.Ifosfamide-induced nephrotoxicity: mechanism and prevention[J]. Cancer Res, 2006, 66 (15): 7824-7831.

[13]May J, Carson KR, Butler S, et al.High incidence of methotrexate associated renal toxicity in patients with lymphoma: a retrospective analysis[J]. Leuk Lymphoma, 2014, 55 (6): 1345-1349.

[14]Daviet F, Rouby F, Poullin P, et al.Thrombotic microangiopathy associated with gemcitabine use: Presentation and outcome in a national French retrospective cohort[J]. Br J Clin Pharmacol, 2019, 85 (2): 403-412.

[15]Hurabielle C, Pillebout E, Stehlé T, et al.Mechanisms Underpinning Increased Plasma Creatinine Levels in Patients Receiving Vemurafenib for Advanced Melanoma[J]. PLoS One, 2016, 11 (3): e0149873.

[16]Gelatti ACZ, Drilon A, Santini FC.Optimizing the sequencing of tyrosine kinase inhibitors (TKIs) in epidermal growth factor receptor (EGFR) mutation-positive non-small cell lung cancer (NSCLC) [J]. Lung Cancer, 2019, (137): 113-122.

[17]Kaneko T, Shimizu A, Aoki M, et al.A case of gefitinib-associated membranous nephropathy in treatment for pulmonary adenocarcinoma[J]. CEN Case Rep, 2015, 4 (1): 31-37.

[18]Maruyama K, Chinda J, Kuroshima T, et al.Minimal change nephrotic syndrome associated with gefitinib and a successful switch to erlotinib[J]. Intern Med, 2015, 54 (7): 823-826.

[19]Izzedine H, Bahleda R, Khayat D, et al.Electrolyte disorders related to EGFR-targeting drμgs[J]. rit Rev Oncol Hematol, 2010, 73 (3): 213-219.

[20]Jhaveri KD, Sakhiya V, Wanchoo R, et al.Renal effects of novel anticancer targeted therapies: a review of the Food and Drμg Administration Adverse Event Reporting System[J]. Kidney Int, 2016, 90 (3): 706-707.

[21]Shirali AC, Perazella MA, Gettinger S.Association of Acute Interstitial Nephritis With Programmed Cell Death 1 Inhibitor Therapy in Lung Cancer Patients[J]. Am J Kidney Dis, 2016, 68 (2): 287-291.

[22]Casal MA, Nolin TD, Beumer JH.Estimation of Kidney Function in Oncology: Implications for Anticancer Drμg Selection and Dosing[J]. Clin J Am Soc Nephrol, 2019, 14 (4): 587-595.

[23]Janowitz T，Williams EH，Marshall A，et al.New Model for Estimating Glomerular Filtration Rate in Patients With Cancer[J]. J Clin Oncol，2017，35（24）：2798-2805.

[24]Santos MLC，de Brito BB，da Silva FAF，et al.Nephrotoxicity in cancer treatment：An overview[J]. World J Clin Oncol，2020，11（4）：190-204.

[25]Malyszko J，Tesarova P，Capasso G.et al.The link between kidney disease and cancer：complications and treatment[J]. Lancet，2020，396（10246）：277-287.

病例 6

多发性骨髓瘤合并淀粉样变肾损害 AL 型

一、临床资料

现病史：患者男性，65 岁，2020 年 11 月 5 日因"发现蛋白尿 3 年余，间断性双下肢水肿 1 年余"入院。

患者 3 年余前单位体检发现尿蛋白 1+，未予重视，间断体检尿蛋白均为阳性，未治疗，间断性双下肢水肿 1 年余，两侧下肢水肿程度一致，伴乏力，有泡沫尿，无尿频尿急尿痛，24 小时尿量为 1500 ~ 2000ml，就诊于徐州市第一人民医院，检查尿常规提示尿蛋白阳性，24 小时尿蛋白定量不详，血肌酐正常，血白蛋白 33g/L，当地医院行肾活检，病理诊断为：肾淀粉样变性，当地给予醋酸泼尼松每天 40mg 口服，左旋苯丙氨酸氮芥（马法兰）0.15mg/（kg·天）（7 天 1 个疗程，每 6 周重复 1 次），阿托伐他汀降血脂、诺和龙控制血糖、拜阿司匹林抗血小板，患者 2 个月余后自行停药，近 1 个月双下肢水肿加重，合并双侧髋关节活动后疼痛，于 10 月 13 日就诊于上海中医药大学附属岳阳中西医结合医院，24 小时尿蛋白定量 12.24g，血白蛋白 14.2g/L，口服中药汤剂，静脉推注利尿剂后未好转，遂来我院，门诊拟"淀粉样变肾损害"收住入院。起病以来，患者胃纳可，睡眠可，大便如常，小便量逐渐减少，现 24 小时尿量约为 1000ml，体重未见明显改变。

既往史：既往诊断糖尿病 3 年余，现口服二甲双胍 2 粒每日，诺和龙 1 粒每日，空腹血糖控制在 5 ~ 6mmol/L。否认高血压病史，目前未服用降压药物；否认家族性遗传性疾病病史。吸烟史 40 年，每日约 20 根，饮酒史 40 余年，现偶有饮酒。

体格检查：BP 104/63mmHg。神清，气平，无贫血貌，无颜面部水肿。双肺呼吸音清，未及干湿啰音，心率 83 次 / 分，律齐，无杂音，腹软，无压痛，肝脾肋下未及，双肾区无叩痛，移动性浊音阴性，双下肢对称凹陷性水肿。

辅助检查：

血常规：白细胞 9.64×10^9/L ↑，血小板 206×10^9/L，血红蛋白 112g/L ↓。

尿常规：尿蛋白 4+，尿红细胞 21.70/μl，24h 尿蛋白定量 9.79g/24h ↑。

　　血生化＋电解质：总蛋白 34.2g/L ↓，白蛋白 15.8g/L ↓，白球比 0.9 ↓，肌酐 74μmol/L，钙 1.82mmol/L ↓。

　　凝血常规：抗凝血酶Ⅲ活性 51% ↓，纤维蛋白原 6.27g/L ↑，D-二聚体测定 0.64mg/LFEU ↑。

　　心功能：pro-BNP 2445ng/L ↑。

　　甲状腺功能：促甲状腺激素 8.50μIU/ml ↑，游离甲状腺素 0.55ng/dL ↓，甲状腺素 3.87μg/dL ↓。

　　自身抗体谱：（包括抗 ds-DNA、抗 SSA、ANCA 等）均未见异常，抗 GBM 抗体（-）。

　　免疫球蛋白业类：血清 IgG 3.72g/L ↓，血清 IgA 0.491g/L ↓，血清 IgM ＜ 0.188g/L ↓，血清 IgE 107g/L ↑，Kappa 轻链 0.676g/L ↓，Lambda 轻链 0.533g/L ↓，血清 IgG4 0.403g/L ↓。

　　免疫固定电泳：免疫球蛋白轻链 Lambda 型阳性（+）；

　　血清游离轻链：κ 9.74mg/L，λ 637.5mg/L，比值 0.0153 ↓。

　　胸部 CT：左肺上叶及下叶小结节；右侧少量胸腔积液。主动脉及部分冠状动脉硬化。

　　心脏超声：左房增大，室间隔（18 ～ 21mm）及左室壁增厚见颗粒状沉积物，考虑心脏淀粉样变可能，二尖瓣少中量反流，主动脉瓣少量反流，左室收缩功能正常，左室舒张功能减低。

　　肾穿刺病理：

　　光镜（病例 6 图 1A、B）：可见 4 个肾小球，未见肾小球球性硬化及节段性硬化。肾小球系膜区少量粉染的均质无结构物质沉积，使部分肾小球系膜区增宽，肾小球基底膜出现节段性睫毛样变化，毛细血管襻受压，壁层上皮细胞无明显增生，未见新月体形成，个别肾小球球囊周纤维化。肾小管上皮细胞空泡及颗粒变性，部分肾小管基底膜增厚，管腔轻度缩小，个别肾小管萎缩，肾间质散在炎症细胞浸润伴纤维化，小动脉管壁增厚，管腔狭窄，肾间质可见粉染的蛋白样物沉积。特殊染色：刚果红 +，氧化刚果红 +（病例 6 图 1C）。

　　免疫荧光（病例 6 图 1D）：κ 阴性，λ +，AA 阴性。

　　电镜（病例 6 图 2A、B、C）：镜下检测到 1 个肾小球。毛细血管内皮细胞明显空泡变性，个别管腔内可见红细胞，无明显内皮细胞增生，毛细血管襻部分受压。肾小囊壁层增厚、分层，壁层细胞空泡变性，无明显增生。基底膜：节段性增厚，厚度 250 ～ 600nm。脏层上皮细胞：上皮细胞肿胀，空泡变性。足突节段性融合。系膜区：系膜细胞和基质增生。未见电子致密物沉积。系膜区和基底膜内可见大量纤维样物质沉积，直径 8 ~ 12nm，僵硬无分支，排列紊乱。肾小管 – 间质：肾小管上皮细胞空泡变性，少数肾小管萎缩。肾间质少量炎症细胞浸润。肾间质血管：个别毛细血管管腔内见红细胞聚集。小动脉管壁增厚。

　　病理诊断：淀粉样变性肾病，AL 型。

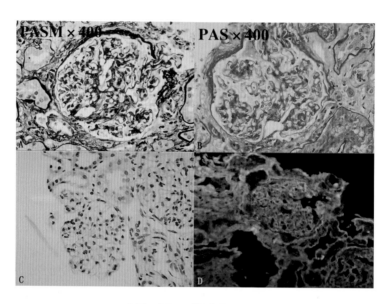

病例 6 图 1　肾脏病理光镜

注：A.PASM 染色高倍：肾小球基底膜出现节段性睫毛样变化；B.PAS 染色高倍：毛细血管襻受压；C. 刚果红染色低倍：阳性；D. 免疫荧光：λ +。

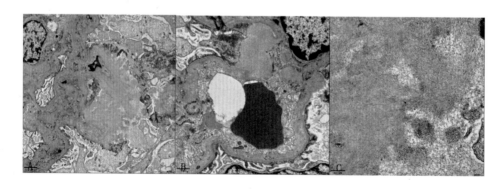

病例 6 图 2　肾脏病理电镜

注：A.6000×：毛细血管襻部分受压；B.13 000×：基底膜节段增厚，足突部分融合，上皮细胞空泡变性；C.26 000×：大量纤维样物质沉积，直径 8 ~ 12nm。

二、多学科诊疗建议

　　1. 多学科会诊建议　患者因临床情况复杂，合并肾脏，内分泌、血液等多脏器功能受累，邀请多学科协助诊治。

（1）内分泌科诊疗建议：该患者目前诊断亚临床甲减明确，给予优甲乐每天 25μg 口服治疗，建议完善甲状腺超声检查，1 个月后复查甲状腺功能，内分泌科随访。

（2）血液科诊疗建议：建议完善骨髓细胞学检查、骨髓活检检查，观察外周血象变化，待检查结果作进一步诊治。

（3）心内科诊疗建议：患者目前有肾淀粉样变，心彩超提示室间隔明显增厚，左心室肥厚，考虑心脏淀粉样变，关注血压，射血分数情况。

2. 根据会诊建议补充的检查

（1）甲状腺超声：甲状腺回声增粗，建议临床进一步检查及复查。

（2）骨髓活检：骨髓增生活跃（不均一），异常浆细胞占 15%，提示浆细胞肿瘤可能。流式细胞结果提示送检样本可见 1% 单克隆浆细胞，且伴免疫表型异常，其免疫表型为 CD38++，CD138++，CD56-，CD19-，CD20-，伴胞内免疫球蛋白 λ 限制性表达，提示单克隆浆细胞。

（3）全身骨显像：未见明显异常。全身骨骼显像清晰，放射性分布均匀对称，未见明显放射性分布异常浓聚或稀疏缺损区。

三、诊断分析

（一）诊断及诊断依据

1. 诊断

（1）多发性骨髓瘤、淀粉样变肾损害 AL 型、肾病综合征、CKD1 期、心脏淀粉样变。

（2）2 型糖尿病。

（3）亚临床甲减。

2. 诊断依据

（1）多发性骨髓瘤、淀粉样变肾损害 AL 型、肾病综合征、CKD1 期：患者老年男性，3 年前发现蛋白尿，肾穿刺病理诊断为肾淀粉样变性。故诊断为淀粉样变肾损害 AL 型。本次入院查 24h 尿蛋白定量 9.79g/24h ↑，白蛋白 15.8g/L ↓，肌酐 74μmol/L，故诊断为肾病综合征、CKD1 期。入院查免疫固定电泳：免疫球蛋白轻链 Lambda 型阳性（+），血清 IgG 3.72g/L ↓，血清 IgA 0.491g/L ↓，血清 IgM < 0.188g/L ↓，血清 IgE 107g/L ↑，Kappa 轻链 0.676g/L ↓，Lambda 轻链 0.533g/L ↓。骨髓活检提示：骨髓增生活跃（不均一），异常浆细胞占 15%，提示浆细胞肿瘤可能。流式细胞结果提示送检样本可见 1% 单克隆浆细胞，且伴免疫表型异常。故诊断为多发性骨髓瘤。

（2）2 型糖尿病：既往诊断糖尿病 3 年余，现口服二甲双胍每日 2 粒，诺和龙每日 1 粒，空腹血糖控制在 5 ~ 6mmol/L，故诊断。

（3）亚临床甲减：患者入院查甲状腺功能提示促甲状腺激素 8.50μIU/ml ↑，游离甲状腺素 0.55ng/dL ↓，甲状腺素 3.87μg/dL ↓，故诊断。

（二）鉴别诊断

1. 继发性肾淀粉样变　该类疾病多继发于类风湿性关节炎、慢性感染性疾病如结核、支气管炎或肿瘤等，肝脾大为主要表现，甚至可有肝脏失代偿表现如门静脉高压、腹水。患者无相关病史及表现，与之不符合。

2. 非淀粉样变免疫球蛋白沉积病　如轻链沉积病、重链沉积病、轻链 - 重链沉积病、华氏巨球蛋白血症等，临床表现相似，但患者病理看见淀粉样纤维丝，骨穿提示多发性骨髓瘤，故与之不符合。

3. 纤维性肾小球病　肾小球内存在类似淀粉样纤维丝样物质或类似中空的微管样结构的纤维样物质，但淀粉样蛋白质特殊染色阴性，一般不伴系统性疾病的一类肾小球疾病，电镜下超微结构的特殊微管或微丝样结构明确诊断，纤维样肾小球病的纤维丝直径为 15 ~ 25mn，呈无规则排列。患者与之不符合。

4. 免疫触须样肾病　该病发病率低，电镜表现具有诊断价值，放大 5000 ~ 10 000 倍可见肾小球系膜区或基底膜内中空微管状结构沉积，沉积物直径多数 > 30nm，微管状物排列有序，无分支、无周期性。患者与之不符合。

5. 冷球蛋白血症肾损害　该病 γ 球蛋白增高，免疫球蛋白（尤其是 IgG、IgM）增高，类风湿因子阳性，C3 降低及血沉增快。免疫荧光可有 IgM 团块状沉积，与循环中冷球蛋白相似；肾脏病理电镜可见毛细血管壁的大块沉积物和晶状结构的电子密度沉积物。患者病理与之不符合。

四、治疗经过及预后

患者完善检查后，由于患者一般情况较差，水肿严重，球蛋白低下，给予补充静脉注射用丙种球蛋白，并给予 BCD 方案治疗，d1，d8，硼替佐米 1.6mg/m² 皮下注射＋地塞米松 20mg 静脉滴注＋环磷酰胺 0.4g 静脉滴注，并给予卡格列净控制血糖、保护肾脏，阿昔洛韦预防性抗病毒，给予氟康唑抗真菌，氯吡格雷抗血小板，低分子肝素 4250U 皮下注射每天抗凝治疗，碳酸钙 D₃ 片（Ⅱ）（朗迪）＋骨化三醇防止骨质破坏，间歇使用地舒单抗，由于患者血压偏低 70 ~ 90/30 ~ 50mmHg，给予米多君口服升压。期间患者在疗程间出现 2 次肺部感染，伴胸腔积液，给予哌拉西林他唑巴坦抗感染等对症后好转。用药期间无明显周围神经炎表现，偶有胃肠道症状，无明显腹泻不适。3个疗程后，患者血游离轻链 κ 39.06mg/L，λ 235.67mg/L，比值0.1657，较前明显好转，血压不用药物维持在90/60mmHg左右，5个疗程时出现反复胸水，周围淋巴结肿大，给予行淋巴结活检，见大量浆细胞呈克隆性增生，结合病史及免疫组化结果，考虑多发性骨髓瘤累积。免疫组化结果：CD79a（＋），CD38（＋），CD138（＋），EMA（－），CD56（＋），KI-67（＋，67%）。6个疗程后血游离轻链 κ 26.69mg/L，λ 115.63mg/L，比值0.2308。复查心彩超提示室间隔厚度13～20mm，EF66%，较前略好转，血压100/65mmHg；血液学达到部分缓解，但脏器缓解不明显，患者至外院进一步行伊沙佐米＋地塞米松＋来那度胺化疗，3个月后血液学达到完全缓解，期间肾功能在正常范围，24小时尿蛋白定量10g左右，血浆白蛋白23g/L待造血干细胞移植中。

五、讨论

1. 概述　淀粉样变是由于错误折叠的蛋白质如淀粉样纤维般非生理性的在组织间质聚集，从而破坏正常组织结构和功能的一组疾病。根据累及器官不同可分为系统性和局限性。肾脏是最常累及的器官。根据免疫荧光与免疫组化分型，可根据淀粉样蛋白分为：① AL型（light chain amyloidosis），欧美发达国家大部分淀粉样变以AL为主，而我国的肾活检数据，约占继发性肾脏病的4%[1]；② AA型（amyloid A）；③遗传样淀粉样变；④ ALECT2（amyloidogenic leukocyte chemotactic factor 2）淀粉样白细胞趋化因子2，也被认为是常见的淀粉样变类型[2]。肾脏淀粉样变的临床表现多样化，可有肾炎范畴蛋白尿，有肾病综合征表现，可发展至终末期肾脏病（ESRD），可合并肾外表现如胸闷、血压降低、胃肠功能紊乱等[3]。组织中证实有明确的淀粉样物质并分型对于诊断来说至关重要，最原始的方法是活检标本的组织学检查，刚果红染色后在偏振光下显示典型的苹果绿双折射。刚果红可以以80%～90%的灵敏度和100%的特异性进行检测。电镜可以见到特征性的淀粉样纤维（直径8～14nm）杂乱无序排列，确定淀粉样变后可使用免疫组化抗体进行分型（病例6图3）[4]。既往肾脏淀粉样变属于罕见病的一种，随着医学认识不断提高，淀粉样变的诊治也有了很多进展。本例患者临床表现为肾病综合征，完善肾穿刺活检后电镜提示淀粉样纤维物质，加做刚果红染色提示阳性，免疫荧光加做 κ、λ、AA提示"λ 阳性"，最终病理诊断：肾脏淀粉样变（AL型）。

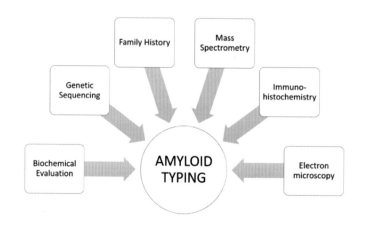

病例 6 图 3　淀粉样变分型诊断关键

注：Amyloid typing：淀粉样变分型；Biochemical Evaluation：生化检测；Elctron microscopy：电镜；Family History：家族史；Genetic Sequencing：基因测序；Immunohistochemistry：免疫组化；Mass Spectrometry：质谱分析。

2. 系统性轻链（AL）型淀粉样变性　　该病变是由单克隆轻链作为前体物质形成的淀粉样蛋白沉积，包括大多数原发性淀粉样变，多发性骨髓瘤淀粉样变等。在欧美国家，AL 是发病率最高的淀粉样变分型，每年每百万人群中有 10 人发病[5]，最常受影响的器官是肾脏（74%）、心脏（60%）、胃肠道（10%～20%）、肝脏（27%）和自主神经系统（18%）。在诊断时，69% 的患者有不止一个受累器官[6]。

2021 年 6 月，中国系统性轻链型淀粉样变性协作组、国家肾脏疾病临床医学研究中心、国家血液系统疾病临床医学研究中心对该病的诊疗指南进行了更新，指南对该病的临床表现、器官受累的判断标准（病例 6 表 1）、分型、危险分层以及预后判断进行了概括，为这项罕见病的诊治提供了参考[7]。

病例 6 表 1　指南对该病的临床表现、器官受累的判断标准

受累器官	诊断标准
肾脏	尿蛋白定量＞ 0.5g/ 天，以白蛋白为主
心脏	心脏超声平均心室壁厚度＞ 12mm，排除其他心脏疾病；或在没有肾功能不全及房颤时 NT-proBNP ＞ 332ng/L
肝脏	无心衰时肝总界（肝叩诊时锁骨中线上测量肝上界到肝下界的距离）＞ 15cm，或碱性磷酸酶大于正常值上限的 1.5 倍
神经系统	外周神经：临床出现对称性的双下肢感觉运动神经病变；自主神经：胃排空障碍，假性肠梗阻，非器官浸润导致的排泄功能紊乱
胃肠道	直接活检证实并有相关症状

受累器官	诊断标准
肺	直接活检证实并有相关症状；影像学检查提示肺间质病变
软组织	舌增大、关节病变、跛行、皮肤病变、肌病（活检证实或假性肥大）、淋巴结肿大、腕管综合征

　　在诊断 AL 时，需综合临床表现、组织学和影像学检查，以及血液、尿液中单克隆或游离轻链的证据或骨髓中 B 细胞 / 浆细胞克隆证据。所有的患者都应检测血清免疫固定电泳，因为其敏感性高且能提供单克隆亚型[8]。目前有认为在临床症状合并轻链异常的情况下，可以行脂肪抽吸活检，明确诊断，相较于其他组织活检（如心肌、肾脏、肠道创伤小、更经济），联合骨髓活检，诊断阳性率可达85%[9]。AL 分型主要为 κ 型与 λ 型，其中 λ 型占比例可高达85%。鉴别诊断方面需与其他类型淀粉样变性如前文所说，以及 M 蛋白相关其他疾病鉴别，在 M 蛋白相关疾病的鉴别中需明确是否继发于血液系统肿瘤如多发性骨髓瘤，华氏巨球蛋白血症等。在确诊淀粉样变性后尚需明确受累器官或组织的范围及程度，具体见病例6表2。

　　心脏受累程度、肾脏受累程度，对治疗的反应等有关[10]。详见病例6表3。本例患者在确定肾脏淀粉样变后转入我院，行游离轻链（FLC）测试及比值、骨髓活检、心彩超、尿蛋白、NT-proBNP 测定等明确患者为多发性骨髓瘤，（AL 型）肾淀粉样变、心脏淀粉样变，根据预后相关因素评估，预后较差。

病例 6 表 2　确定淀粉样变性后所需的诊断评估

- 病理证实淀粉样沉积物是免疫球蛋白来源
- 免疫球蛋白游离轻链 κ 和 λ 测试
- 骨髓活检
- 血清和尿液免疫固定
- 超声心动图
- 24 小时尿蛋白测定
- 测量全血细胞计数、肌酐水平、碱性磷酸酶水平
- 测量肌钙蛋白、脑钠肽或 N 端脑钠肽水平
- 定量免疫球蛋白测量
- 心脏放射性核素成像

病例 6 表 3　AL 预后相关因素

指标类型	预后相关指标	临床意义
浆细胞肿瘤负荷和生物学特性	浆细胞比例＞10%	OS 和 PFS 更差
	iFLC＞125mg/L	OS 更差
	dFLC＞50mg/L	心脏受累比例更高更严重，OS 更差
	任何染色体异常	心脏受累更常见，OS 更差
	t（11；14）	硼替佐米治疗 OS 和 EFS 更差，自体造血干细胞移植治疗 OS 更好
	1q21 扩增	OS 和 EFS 更差
	17p 缺失	OS 更差
	三倍体	OS 更差
与心脏受累严重程度相关的生物标志物	NT-proBNP＞1800ng/L	OS 更差
	NT-proBNP＞8500ng/L	定义为高危组患者
	BNP＞81ng/L	OS 更差
	cTNT＞0.035μg/L	OS 更差
	cTNI＞100ng/L	OS 更差
	左室射血分数＜45%	OS 更差
	心肌整体纵向应变＜-11.8%	OS 更差
	NYHA 分级＞2 级	OS 更差
	室间隔厚度＞15mm	OS 更差
	心律失常	OS 更差
与肾脏受累严重程度相关的生物标志物	eGFR＜50ml/（min·1.73m^2）	肾脏存活时间更差
	尿蛋白定量＞5g/24h	OS 更差
	白蛋白＜30g/L	OS 更差，肾脏存活时间更差
	血尿酸＞480μmol/L	OS 更差
	尿白蛋白/肌酐＞220mg/mmol	EFS 更差

　　注：iFLC 为受累游离轻链；dFLC 为血清游离轻链差值；t（11；14）为 11 号染色体短臂与 14 号染色体长臂易位；NT-proBNP 为氨基末端脑钠肽前体；BNP 为脑钠肽；cTnT 为血清肌钙蛋白 T；cTnI 为血清肌钙蛋白 I；NYHA 为纽约心脏病学会；eGFR 为估算的肾小球滤过率；OS 为总生存时间；PFS 为无进展生存时间；EFS 为无事件生存时间。

　　3. 多发性骨髓瘤肾损害　多发性骨髓瘤（multiple myeloma，MM）是一种肿瘤性浆细胞疾病，其特征是骨髓中恶性浆细胞增殖、血液或尿液中出现单克隆球蛋白、出现相关器官功能障碍[11]。它是血液系统第二常见的肿瘤，约占所有血液系统肿瘤的10%[12]。据报道，全球最高发三大区域北美、西欧、澳大利亚发病率可达每百万人年3 ~ 6例[13]。在我国，据2012—2016年医保数据统计，标准化患病率与发病率分别为5.68（5.64 ~ 5.72）和1.15（1.11 ~ 1.19），男性多于女性，患病高峰为55 ~ 74岁[14]。既往数据显示MM的中位生存期约6年[15]。

2020年中国多发性骨髓瘤诊治指南给出了MM的诊断标准，见病例6表4[16]。目前分期标准包括Durie-Salmon分期[17]，国际分期系统（ISS）[18]和修订版国际分期系统（R-ISS）[19]见病例6表5。分期系统为患者预后带来参考。

病例6表4 多发性骨髓瘤诊断标准

A. 无症状（冒烟型）骨髓瘤诊断标准（需满足第3条＋第1条/第2条）
1. 血清单克隆M蛋白≥30g/L，24h尿轻链≥0.5g
2. 骨髓单克隆浆细胞比例10% ~ 59%
3. 无相关器官及组织的损害（无SLiM-CRAB等终末器官损害表现）

B. 有症状（活动性）多发性骨髓瘤诊断标准（需满足第1条及第2条，加上第3条中任何1项）
1. 骨髓单克隆浆细胞比例≥10%和（或）组织活检证明有浆细胞瘤
2. 血清和（或）尿出现单克隆M蛋白
3. 骨髓瘤引起的相关表现 （1）靶器官损害表现（CRAB） ·[C] 校正血清钙 c ＞2.75mmol/L ·[R] 肾功能损害（肌酐清除率＜40ml/min或肌酐＞177μmol/L） ·[A] 贫血（血红蛋白低于正常下限20g/L或＜100g/L） ·[B] 溶骨性破坏，通过影像学检查（X线片、CT或PET-CT）显示1处或多处溶骨性病变 （2）无靶器官损害表现，但出现以下1项或多项指标异常（SLiM） ·[S] 骨髓单克隆浆细胞比例≥60% ·[Li] 受累/非受累血清游离轻链比≥100 ·[M]MRI检查出现＞1处5mm以上局灶性骨质破坏

病例6表5 修订版国际分期系统（R-ISS）

分期
1期： 以下所有内容： 血清白蛋白≥3.5g/dL 血清β-2微球蛋白＜3.5mg/L 无高危细胞遗传学 正常血清乳酸脱氢酶水平

续表

分期
2 期：
不适合 1 期或 3 期
3 期：
以下两者：
▪ 血清 β-2 微球蛋白＞ 5.5mg/L
▪ 高风险细胞遗传学或血清乳酸脱氢酶水平升高

MM 的常见器官功能损伤表现即 "CRAB"：血钙增高（calcium evaluation）、肾功能损害（renal insufficiency）、贫血（anemia）、骨病（bone disease）。最常见的肾功能损害是管型肾病，常常会导致急性肾损伤（acute kidney injury），是由于过量的轻链在远端肾单位形成管型造成小管堵塞和间质炎症导致[20]。单克隆免疫球蛋白沉积病（MIDD）、淀粉样变性以及罕见的骨髓瘤细胞浸润肾脏或获得性成人范可尼综合征是 MM 患者的其他肾脏病变，在对 190 份 MM 患者肾活检的回顾中，MIDD 和淀粉样变性分别占总病理的 22% 和 21%[21]。在肾损害诊断方面，国际骨髓瘤工作组给出了相关建议，见病例 6 图 4[21]。临床表现为典型管型肾病者，无须常规肾活检，但出现：①肾小球损害为主，伴白蛋白尿＞ 1g/24h；②血液学缓解的患者出现 AKI；③评估肾损伤，预测肾衰竭是否可逆等情况应考虑肾活检[22]。MM 肾损伤的病理分类见病例 6 表 6。

病例 6 表 6　MM 肾损伤的病理分类

病理部位	肾损伤分类
肾小球	轻链型淀粉样变
	单克隆免疫球蛋白沉积病
	轻链沉积病
	重链沉积病
	轻链 - 重链沉积病
	其他（冷球蛋白血症、增生性肾小球肾炎
肾小管	管型肾病
	肾小管坏死
肾间质	浆细胞浸润
	间质性肾炎
	高血钙、高尿酸、药物引起肾损伤
肾血管	

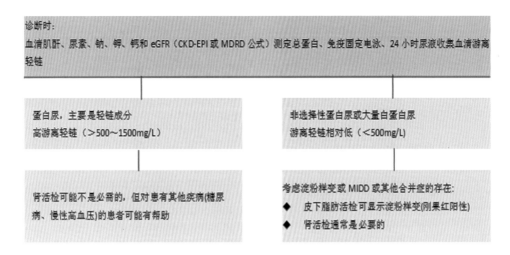

诊断时：

血清肌酐、尿素、钠、钾、钙和 eGFR（CKD-EPI 或 MDRD 公式）测定总蛋白、免疫固定电泳、24 小时尿液收集血清游离轻链

蛋白尿，主要是轻链成分
高游离轻链（>500~1500mg/L）

非选择性蛋白尿或大量白蛋白尿
游离轻链相对低（<500mg/L）

肾活检可能不是必需的，但对患有其他疾病(糖尿病、慢性高血压)的患者可能有帮助

考虑淀粉样变或 MIDD 或其他合并症的存在：
◆ 皮下脂肪活检可显示淀粉样变(刚果红阳性)
◆ 肾活检通常是必要的

病例 6 图 4　多发性骨髓瘤建议肾损害诊断步骤

　　本例患者骨髓单克隆浆细胞比例 > 10%，骨扫描未见明显骨质破坏，合并大量蛋白尿，血游离轻链 λ > 600mg/L，肾活检提示肾脏淀粉样变轻链型，故考虑有症状多发性骨髓瘤。

　　4. 多发性骨髓瘤的治疗　　MM 的长期有效缓解是治疗 MM 肾损伤的基础，近年来硼替佐米，外周血自体干细胞移植的应用，生物制剂达雷妥尤单抗的使用为 MM 治疗疗效明显提高，预后得以改善。如患者年龄 ≤ 65 岁，体能状况良好，或年龄 > 65 岁，但全身状况评分良好，应优先考虑诱导治疗后进行自体外周血干细胞移植（ASCT）。而 MM 诱导治疗的相关药物以及相关方案有以下几种（病例 6 图 5）[23]。

　　（1）蛋白酶体抑制剂：硼替佐米是代表药物，且不经肾脏代谢，即便肾衰竭也不用调整剂量，目前常规使用剂量为 1.3mg/m^2 静脉注射，或 1.6mg/m^2 皮下注射，一般认为皮下注射周围神经炎等副反应较小，但疗效相当[24]。常联合地塞米松（Vd 方案）进行诱导，但目前认为三药联合优于二药[25]。考虑移植可联用环磷酰胺（VCd）、沙利度胺（VTd）或来那度胺（VRd）、阿霉素，不考虑移植者可使用美法仑。在一项包括 133 名患有 RI 的 NDMM 患者的回顾性大型分析中，在接受基于硼替佐米的方案治疗的患者中，77% 的患者观察到肾功能显著改善（≥肾部分缓解），而接受沙利度胺、来那度胺治疗的患者分别为 55% 和 43%。卡非佐米是第二代蛋白酶体抑制剂，也可用于肾功能受损的 MM 患者，伊沙佐米是第一个口服蛋白酶体抑制剂，可用于难治性 MM 的治疗。

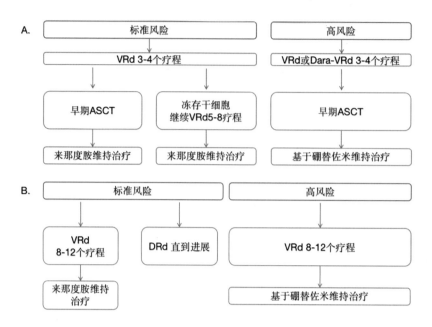

病例 6 图 5　初诊 MM 的治疗方法

注：A. 适合移植；B. 不适合移植；缩写：VRd：硼替佐米、来那度胺、地塞米松；ASCT：自体干细胞移植；Dara-VRd：达雷妥尤单抗、硼替佐米、来那度胺、地塞米松；DRd、达雷妥尤单抗、来那度胺、地塞米松。

（2）免疫调节剂：沙利度胺和来那度胺属于此类药物，沙利度胺不经肾脏排泄，肾功能不全无须调整剂量，在 MM 肾损害患者中，基于沙利度胺的方案（通常与大剂量皮质类固醇联合使用）的预期肾脏恢复范围为 55% ～ 75%[26, 27]。来那度胺经肾脏代谢，在肾功能不全时需要调整剂量，在评估来那度胺和大剂量地塞米松联合治疗复发 / 难治性的Ⅲ期试验中，2% 的肾功能不全患者的肾功能至少改善了一个水平（从重度到中度或从中度到轻度或无肾损）[28]。

（3）生物制剂：达雷妥尤单抗是一种与 CD38 结合的全人单克隆抗体，在多项Ⅲ期试验证明，当与地塞米松和来那度胺或硼替佐米联合给药时，达雷妥尤单抗组中复发 / 难治性 MM 患者的预后显著改善[29]。在初期联合硼替佐米进行诱导可能增加疗效，但尚未获批为初诊 MM 一线用药。

（4）自体干细胞移植（ASCT）：ASCT 仍是目前符合条件的初发 MM 患者的治疗选择，有条件接受 ASCT 的患者无进展生存期可达 4 年[30]，即使已经透析也是可行的治疗方案[31]。诱导后主张序贯 ASCT，对中高危患者更为重要。在一项回顾性研究中，在 41 名 MM 肾衰竭患者中，9 名（22%）和 22 名（53%）在自体造血干细胞移植后出现完全（CR）和部分反应（PR），总体反应率为 75%。15 名患者（32%）观察到肾功能显著改善[32]。不能进行 ASCT 的患者建议使用有效方案至最大疗效后进入维持治疗。

近年来骨髓瘤的治疗出现了很多新的药物与疗法，抗 B 细胞成熟抗原（BCMA）嵌合抗原受体、CART 细胞疗法已被证明对复发或难治性多发性骨髓瘤患者具有活性[33]。基于免疫治疗的方案给骨髓瘤患者带来新的福音，改善预后，延长生存时间与生活质量。

5. 肾脏相关治疗

（1）支持治疗：充分水化，大量液体的摄入，3L/天，相当于每天 $2L/m^2$，这对于高钙血症导致体液不足的患者尤为重要；碱化尿液，有利于管型肾病，但谨慎用于高血钙、高尿钙患者；慎用肾毒性药物等。对于肾病综合征或者使用免疫调节剂为基础的患者应评估静脉血栓风险，给予预防性抗凝[16]。

（2）血液透析治疗：严重 AKI 或终末期肾脏病的 MM 患者需要行血液透析治疗，但建议使用高截流量或高通量透析帮助清除游离轻链。透析过程可补充碳酸氢钠。一项 67 例继发于 MM 的透析依赖性肾衰竭患者研究结果表明，使用高截流量透析和化疗，使 67% 的患者在第 12 天时持续减少血游离轻链[34]。高黏滞血症者可行血浆置换。美国一项回顾性分析表明骨髓瘤患者中血浆置换的应用量逐年上升，所带来的费用也显著上升，与此同时死亡率住院死亡率从 1993—1997 年的 17.5% 下降到 2007—2013 年的 8.7%[35]。

6. 治疗随访 诱导治疗患者每 2 ~ 3 个月进行疗效评估，稳定治疗或维持治疗者每 3 个月进行一次评估，每 6 个月进行骨髓评估，可使用游离轻链进行疗效评估。

该患者中老年男性，以肾病综合征为临床表现，多系统淀粉样变为病理基础，治疗上使用硼替佐米＋环磷酰胺＋地塞米松为诱导方案，6 个疗程后达到血液学部分缓解，后使用伊沙佐米＋来那度胺＋地塞米松治疗，血液学达到完全缓解，等待 ASCT。

六、专家点评

多发性骨髓瘤是第二大血液系统肿瘤，好发于中老年男性，既往发病率高预后差。MM 肾损害是最常见的累及器官，可表现为肾衰竭、蛋白尿、甚至肾病综合征表现，应引起重视。肾穿刺活检是评估病理风险以及肾病进展程度的必要手段，在治疗上，近年来免疫治疗相关药物的应用，包括硼替佐米、来那度胺，甚至达雷妥尤单抗的出现，以及自体外周血干细胞移植技术的成熟，使 MM 预后明显改善。本例患者以肾淀粉样变为表现，在以硼替佐米为主的诱导治疗后得以血液学部分缓解，更换伊沙佐米后血液学完全缓解，但蛋白尿改善尚不明显，一般认为血液学缓解后 3 个月脏器缓解得以体现，而自体外周血干细胞移植预后更佳，未来可进一步随访。

（同济大学附属东方医院　马晓燕　刘　娜）

参考文献

[1]Hou JH，Zhu HX，Zhou ML，et al.Changes in the Spectrum of Kidney Diseases：An Analysis of 40，759 Biopsy-Proven Cases from 2003 to 2014 in China[J]. Kidney Dis（Basel），2018，4（1）：10-19.

[2]Larsen CP，Ismail W，Kurtin PJ，et al.Leukocyte chemotactic factor 2 amyloidosis（ALECT2）is a common form of renal amyloidosis among Egyptians[J]. Mod Pathol，2016，29（4）：416-420.

[3] 徐静，陈楠 . 肾淀粉样变的病理特点及临床鉴别 [J]. 临床肾脏病杂志，2011，11（3）：103-104.

[4]Gupta N，Kaur H，Wajid S.Renal amyloidosis：an update on diagnosis and pathogenesis[J]. Protoplasma，2020，257（5）：1259-1276.

[5]Kyle RA，Linos A，Beard CM，et al.Incidence and natural history of primary systemic amyloidosis in Olmsted County[J]. Minnesota，1950 thro μ gh 1989. Blood，1992，79（7）：1817-1822.

[6]Obici L，Perfetti V，Palladini G，et al.Clinical aspects of systemic amyloid diseases[J]. BiochimBiophys Acta，2005，1753（1）：11-22.

[7] 中国系统性轻链型淀粉样变性协作组，国家肾脏疾病临床医学研究中心，国家血液系统疾病临床医学研究中心，等 . 系统性轻链型淀粉样变性诊断和治疗指南（2021年修订）[J]. 中华医学杂志，2021，101（22）：1646-1656.

[8]Yadav P，Leung N，Sanders PW，et al.The use of immunoglobulin light chain assays in the diagnosis of paraprotein-related kidney disease[J]. Kidney Int，2015，87（4）：692-697.

[9]Gertz MA.Immunoglobulin light chain amyloidosis：2020 update on diagnosis，prognosis，and treatment[J]. Am J Hematol，2020，95（7）：848-860.

[10]Dittrich T，Kimmich C，Hegenbart U，et al.Prognosis and Staging of AL Amyloidosis[J]. Acta Haematol，2020，143（4）：388-400.

[11]Palumbo A，Anderson K.Multiple myeloma[J]. N Engl J Med，2011，364（11）：1046-1060.

[12]Rajkumar SV.Multiple myeloma：Every year a new standard？[J]. Hematol Oncol，2019，37 Suppl 1（Suppl 1）：62-65.

[13]Cowan AJ，Allen C，Barac A，et al.Global Burden of Multiple Myeloma：A Systematic Analysis for the Global Burden of Disease Study 2016[J]. JAMA Oncol,2018,4(9)：1221-1227.

[14]Wang S，Xu L，Feng J，et al.Prevalence and Incidence of Multiple Myeloma in Urban Area in China：A National Population-Based Analysis[J]. Front Oncol，2019，9：1513.

[15]Durie BGM，Hoering A，Abidi MH，et al.Bortezomib with lenalidomide and dexamethasone versus lenalidomide and dexamethasone alone in patients with newly diagnosed myeloma without intent for immediate autologous stem-cell transplant（SWOG S0777）：a randomised，open-label，phase 3 trial [J]. Lancet，2017，389（10068）：519-527.

[16] 中国医师协会血液科医师分会，中华医学会血液学分会，中国医师协会多发性骨髓瘤专业委员会.中国多发性骨髓瘤诊治指南（2020 年修订）[J]. 中华内科杂志，2020，59（5）：341-346.

[17]Durie BG，Salmon SE.A clinical staging system for multiple myeloma.Correlation of measured myeloma cell mass with presenting clinical features，response to treatment，and survival[J]. Cancer，1975，36（3）：842-854.

[18]Greipp PR，San Miguel J，Durie BG，et al.International staging system for multiple myeloma[J]. J Clin Oncol，2005，23（15）：3412-3420.

[19]Palumbo A，Avet-Loiseau H，Oliva S，et al.Revised International Staging System for Multiple Myeloma：A Report From International Myeloma Working Group[J]. J Clin Oncol，2015，33（26）：2863-2869.

[20]Nasr SH，Valeri AM，Sethi S，et al.Clinicopathologic correlations in multiple myeloma：a case series of 190 patients with kidney biopsies[J]. Am J Kidney Dis，2012，59（6）：786-794.

[21]Dimopoulos MA，Sonneveld P，Leung N，et al.International Myeloma Working Group Recommendations for the Diagnosis and Management of Myeloma-Related Renal Impairment[J]. Expert Opin Pharmacother，2016，17（16）：2165-2177.

[22] 多发性骨髓瘤肾损伤诊治专家共识协作组.多发性骨髓瘤肾损伤诊治专家共识[J].中华内科杂志，2017，56（11）：871-875.

[23]Rajkumar SV.Multiple myeloma：2020 update on diagnosis，risk-stratification and management[J]. Am J Hematol，2020，95（5）：548-567.

[24]Merz M，Salwender H，Haenel M，et al.Subcutaneous versus intravenous bortezomib in two different induction therapies for newly diagnosed multiple myeloma：an interim analysis from the prospective GMMG-MM5 trial[J]. Haematologica，2015，100（7）：964-969.

[25]Dimopoulos MA，Roussou M，Gavriatopoulou M，et al.Bortezomib-based triplets are associated with a high probability of dialysis independence and rapid renal recovery in newly diagnosed myeloma patients with severe renal failure or those requiring dialysis[J]. Am J Hematol，2016，91（5）：499-502.

[26]Tosi P，Zamagni E，Tacchetti P，et al.Thalidomide-dexamethasone as induction therapy before autologous stem cell transplantation in patients with newly diagnosed multiple myeloma and renal insufficiency[J]. Biol Blood Marrow Transplant，2010，16（8）：1115-1121.

[27]Fakhouri F，Guerraoui H，Presne C，et al.Thalidomide in patients with multiple myeloma and renal failure[J]. Br J Haematol，2004，125（1）：96-97.

[28]Dimopoulos M，Alegre A，Stadtmauer EA，et al.The efficacy and safety of lenalidomide plus dexamethasone in relapsed and/or refractory multiple myeloma patients with impaired renal function[J]. Cancer，2010，116（16）：3807-3814.

[29]Dimopoulos MA，Oriol A，Nahi H，et al.Daratumumab，Lenalidomide，and Dexamethasone for Multiple Myeloma[J]. N Engl J Med，2016，375（14）：1319-1331.

[30]Attal M，Lauwers-Cances V，Hulin C，et al.Lenalidomide，Bortezomib，and Dexamethasone with Transplantation for Myeloma[J]. N Engl J Med，2017，376（14）：1311-1320.

[31]San Miguel JF，Lahuerta JJ，García-Sanz R，et al.Are myeloma patients with renal failure candidates for autologous stem cell transplantation？[J]. Hematol J，2000，1(1)：28-36.

[32]Parikh GC，Amjad AI，Saliba RM，et al.Autologous hematopoietic stem cell transplantation may reverse renal failure in patients with multiple myeloma[J]. Biol Blood

Marrow Transplant，2009，15（7）：812-816.

[33]Yan Z，Cao J，Cheng H，et al.A combination of humanised anti-CD19 and anti-BCMA CAR T cells in patients with relapsed or refractory multiple myeloma：a single-arm，phase 2 trial[J]. Lancet Haematol，2019，6（10）：e521-e529.

[34]Hutchison CA，Heyne N，Airia P，et al.Immunoglobulin free light chain levels and recovery from myeloma kidney on treatment with chemotherapy and high cut-off haemodialysis[J]. Nephrol Dial Transplant，2012. 27（10）：3823-3828.

[35]Dhakal B，Miller S，Rein L，et al.Trends in the use of therapeutic plasma exchange in multiple myeloma[J]. J Clin Apher，2020，35（4）：307-315.

肾性贫血合并自身免疫性溶血性贫血

一、临床资料

现病史：患者男性，76岁，因"维持性血透7年，头晕乏力5个月"入院。患者1993年出现腰酸伴肉眼血尿，查腹部超声示多囊肾。1995年因胃出血，查血肌酐150μmol/L，给予复方-α酮酸、肾衰宁胶囊等保守治疗，期间血肌酐逐渐爬升，2008年1月查血肌酐916μmol/L，血红蛋白（Hb）48g/L，诊断"尿毒症、肾性贫血"，开始行血液透析治疗（3次/周），同时每周3次注射重组人红细胞生成素（rhEPO）3000U（体重55.5kg）纠正贫血，监测血红蛋白稳定在88g/L左右。2015年4月于中山医院诊断"膀胱癌"，行膀胱镜下膀胱癌切除术，术前血红蛋白不详，手术顺利，术后查血红蛋白130g/L。同年5月份出现头晕乏力，7月17日查血常规：白细胞7.68×10^9/L，红细胞1.52×10^{12}/L，血红蛋白51g/L，红细胞比容14.4%，将rhEPO调整为1WU皮下注射（2次/周），并于7月30日输注A型Rh＋红细胞悬液400ml，7月31日复查血常规：红细胞1.57×10^{12}/L，血红蛋白55g/L，血细胞比容16.6%。8～9月随访血红蛋白波动在55～59g/L，10月19日再次复查血常规：红细胞1.12×10^{12}/L，血红蛋白47g/L，血细胞比容14.6%，红细胞平均体积130.4fL。为进一步诊治于2015年10月21日入住我科。

既往史：既往有痛风病史和心房纤颤病史，长期服用非布司他片、琥珀酸美托洛尔缓释片、拜阿司匹林肠溶胶囊等对症治疗；1987年因左侧输尿管结石行手术治疗；1995年行因左侧腹股沟疝气行修补术；1997年因左侧视网膜剥离行手术治疗；2008年行左前臂动静脉内瘘术；2009年行左前臂动静脉内瘘重建术；2015年行膀胱镜下膀胱癌切除手术。

体格检查：T 36.3℃，R 18次/分，P 78次/分，BP 110/60mmHg。神清，慢性病面容，重度贫血貌，两肺呼吸音粗，两肺底未闻及干湿啰音，心率78次/分，心音强弱不等、心律绝对不齐，短绌脉，心界左下扩大，腹部平坦，脐下3cm有一长约6cm的手术瘢痕，下腹部正中线处见长约12cm的手术瘢痕，左侧腹股沟处见长约4cm的手术瘢痕，腹软、无压痛及反跳痛，肝脾肋下未及，肝区无叩击痛，肠鸣音正常，肾区无叩击痛，左前臂腕关节上方见长约4cm手术瘢痕，未闻及血管杂音，肘关节上方见长约4cm的手术瘢痕，可闻及血管杂音，双下肢无水肿。

辅助检查：

血常规：白细胞5.68×10^9/L、红细胞0.97×10^{12}/L↓、血红蛋白43g/L↓、红细胞比容12.6%↓、红细胞平均体积129.9fL↑、网织红细胞百分率16.2%↑。

贫血五项：叶酸＞20μg/L，维生素B_{12}＞2000ng/L，血清铁101.6μg/dl，未饱和铁99.2μg/dl，铁蛋白777.05ng/ml↑，转铁蛋白饱和度51%。

血生化＋电解质：谷丙转氨酶6U/L，谷草转氨酶17U/L，总胆红素22.8μmol/L↑，直接胆红素9.64μmol↑，肌酐304μmol/L↑，尿素氮14.35mmol/L↑，Ca 1.97mmol/L↓，P 1.22mmol/L。

血沉：60mm/h↑。

补体：补体C3 47.7mg/dl↑，补体C4 14.6mg/dl↑。

免疫球蛋白亚类：IgM 146mg/dl↑，IgA 175mg/dl↑，IgG 1630mg/dl↑。

Coombs试验：抗人球蛋白直接、间接试验阳性。

心电图：快速心房纤颤（阵发性），左心室肥厚伴轻度劳损。

心脏超声：左室肥厚，左室舒张功能减退，二尖瓣后瓣环钙化伴中度关闭不全，主动脉瓣钙化伴中度关闭不全及中度狭窄，肺动脉中度高压伴相对性三尖瓣中度关闭不全，心包腔内局限性少量积液，左室射血分数＝0.58（病例7图1）。

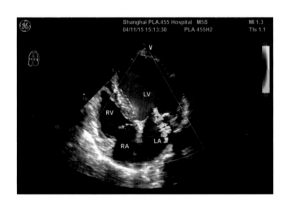

病例7图1　患者心脏超声

腹部超声：双肾形态正常，右肾164mm×69mm×72mm，左肾168mm×74mm×75mm，双肾布满大小不等的无回声区，有包膜，右肾最大一个31mm×26mm，左肾最大 39mm×36mm。印象：双肾多囊肾伴钙化点；肝内多发性囊肿；胆囊炎、脾、胰、双侧输尿管未见占位（病例 7 图 2）。

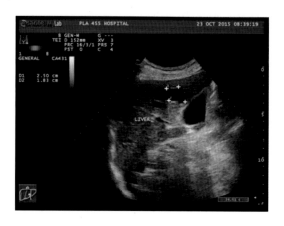

病例 7 图 2　患者腹部超声肝脏影像，可见肝内多发囊肿

胸片：两侧肺纹理增多，主动脉型心影，两侧胸膜增厚（病例 7 图 3）。

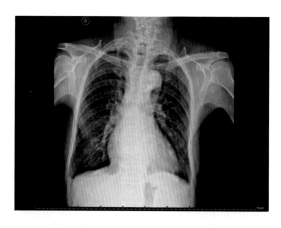

病例 7 图 3　患者胸部正位片

二、多学科诊疗建议

患者肾性贫血严重，经输血及药物治疗效果不佳，邀请相关科室会诊，血液科会诊意见：根据检查及化验考虑"自身免疫性溶血性贫血"。Coombs 试验 +，IgG 抗体阳性，临床符合"自身免疫性溶血性贫血"。建议：①激素治疗；②大剂量丙种球蛋白治疗：0.4mg/（kg·5 天）；③必要输血时输洗涤红细胞。

三、诊断分析

（一）诊断及诊断依据

1. 诊断　常染色体显性多囊肾病（ADPKD）、慢性肾脏病（CKD5 期）、维持性血透、肾性贫血合并自身免疫性溶血性贫血、心律失常（阵发性心房纤颤）。

2. 诊断依据

（1）常染色体显性多囊肾病：患者 1993 年因腰酸伴肉眼血尿，查腹部超声示多囊肾，本次入院查腹部 B 超示右肾 164mm×69mm×72mm，左肾 168mm×74mm×75mm，双肾布满大小不等的无回声区，有包膜，右肾最大一个 31mm×26mm，左肾最大 39mm×36mm，肝内多发性囊肿，故诊断。

（2）慢性肾脏病（CKD5 期），维持性血透：患者 1995 年查血肌酐 150μmol/L，给予复方 – α 酮酸、肾衰宁胶囊等保守治疗，后血肌酐逐渐爬升，2008 年 1 月查血肌酐 916μmol/L，开始行血液透析治疗至今，故诊断明确。

（3）肾性贫血合并自身免疫性溶血性贫血：患者肾性贫血，经 EPO 治疗后 Hb 稳定在 88g/L 左右，后突发贫血加重，Hb 波动在 50 ~ 60g/L，红细胞比容 14% ~ 16%，网织红细胞百分率 16.2%↑，经增加 EPO 剂量，间断输血均效果欠佳，行抗人球蛋白直接、间接试验 +（Coombs 试验），同时合并胆红素升高，故诊断。

（4）心律失常（阵发性心房纤颤）：患者既往有心房纤颤病史，长期服用琥珀酸美托洛尔缓释片、拜阿司匹林肠溶胶囊等对症治疗。入院查体：心率 78 次 / 分，心音强弱不等、心律绝对不齐，短绌脉。心电图：快速心房纤颤（阵发性），故诊断。

（二）鉴别诊断

该患者以尿毒症、重度贫血就诊，既往 EPO 治疗有效，此次加大 rhEPO 剂量及输血治疗无效，且不合并尿毒症的微炎症、铁缺乏、甲状旁腺功能亢进等加重肾性贫血的因素，结合患者的 Coombs 实验阳性、对激素治疗有效，考虑该患者此次重度贫血的主要原因为自身免疫性溶血性贫血，需与如下疾病鉴别。

1. 遗传性溶血性贫血　如红细胞膜蛋白异常（最常见为遗传性球形红细胞增多症）、红细胞酶基因缺陷（最常见为葡萄糖 –6– 磷酸脱氢酶缺乏症）以及珠蛋白合成异常（地中海贫血）所致的遗传性溶血性贫血，这类原因导致的贫血是由于相应基因缺乏和异常而导致外周血红细胞形态、结构及功能的异常，通常发生于婴幼儿或儿童时期，本例患者无相关遗传病史及表现，故诊断依据不足。

2. 获得性溶血性贫血　除了自身免疫性溶血性贫血外，还可见 ABO 血型不符的输血或麻疹病毒、EB 病毒、巨细胞病毒等感染存在或药物诱发的溶血性贫血，其中可能引起溶血性贫血的药物涉及抗生素、抗病毒、抗肿瘤、抗风湿、解热镇痛药物及胰岛素等多种药物，该患者无相关病史及药物的应用，诊断依据不足。

四、治疗经过及随访情况

患者入院后继续维持血透，明确自身免疫性溶血性贫血诊断后给予甲基泼尼松龙冲击以及大剂量丙种球蛋白静脉滴注治疗。具体方案为：11 月 2 日起甲基泼尼松龙 120mg 静脉滴注 5 天，后 80mg 静脉滴注 5 天，再后 60mg 静脉滴注 5 天；丙种球蛋白 0.4mg/（kg·5 天）；结合护胃、补钙等对症治疗。治疗效果明显，11 月 18 日复查血红蛋白 79g/L↓，红细胞 2.19×10^{12}/L↓，红细胞比容 23.3%↓，总胆红素 18.7μmol/L，直接胆红素 8.56μmol/L↑，改为泼尼松 40mg/ 天顿服，每周减 10mg，20mg/ 天和 10mg/ 天均服用了 2 周，减量前随访血常规、胆红素水平，结果显示患者血红蛋白、红细胞数量、红细胞比容进行性上升，胆红素水平进行性下降，激素减至 20mg/ 天顿服时患者的血红蛋白已达标（病例 7 图 4）。泼尼松累计口服 5 周，至 12 月 24 日完全停药，复查直接/间接抗人球蛋白试验均阴性。此后患者多次随访血红蛋白均达标，间断促红素皮下注射。

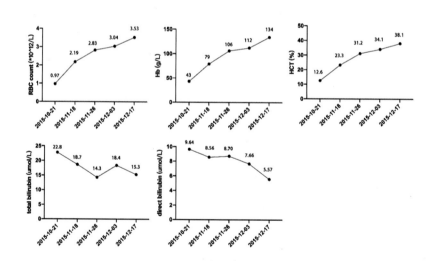

病例 7 图 4　激素＋丙种球蛋白治疗期间患者血常规、胆红素水平的动态变化

五、讨论

慢性肾脏病（CKD）已成为全球性公共卫生问题，预计到 2040 年，CKD 将成为导致患者死亡的前五大病因之一[1~2]。而贫血是 CKD 患者常见的并发症，特别是那些

终末期肾病（ESRD）患者[3]。有研究表明，CKD3 期贫血发生率为 51.1%，CKD5 期可高达 90.2%[4]，最近一项横断面研究显示 CKD5 期患者的贫血发生率甚至达到 100%[5]。贫血患者的血液氧分压降低，心脏负荷增加，呈现高输出状态，久之将导致左心室肥大、全心扩大甚至心力衰竭[4, 6]，从而增加病死率，降低患者生存质量，严重影响 CKD 患者预后。因此，在 CKD 早期就应重视贫血的诊断和治疗。

肾性贫血是指由各类肾脏疾病导致 EPO 绝对或相对生成不足，以及尿毒症毒素影响红细胞生成及其寿命而发生的贫血。诊断标准为居住于海平面水平地区的成年人，男性血红蛋白＜ 130g/L，非妊娠女性血红蛋白＜ 120g/L，妊娠女性＜ 110g/L。肾性贫血多呈正色素、正细胞、低增生性，贫血程度与血 EPO 水平不成正比[7]。肾脏疾病合并的炎症反应、继发性甲状旁腺功能亢进等均可加重肾性贫血的进展。除此以外，红细胞生成刺激剂（ESAs）治疗的低反应性也是肾性贫血难以纠正的重要原因。并且，CKD 患者还可合并失血性贫血、营养不良性贫血、溶血性贫血、骨髓造血功能低下性贫血等。因此，面对 CKD 患者的贫血，必须完善检查，明确病因后积极治疗。下面我们结合该患者对 CKD 贫血的原因进行深入分析讨论。

1. 肾性贫血　该患者 CKD 病史 20 余年，已进入 CKD5 期维持血液透析替代治疗 7 年，长期 rhEPO 皮下注射治疗，肾性贫血的诊断是明确的。

2. 炎症状态对肾性贫血的影响　CKD 患者体内白细胞介素 –6、C 反应蛋白等炎症因子水平增加，瘦素以及糖基化终末产物等多种因素都会导致 CKD 患者处于慢性炎症状态[8]。炎症因子可抑制骨髓红系造血、肾脏 EPO 生成以及肝脏合成低氧诱导因子，同时也影响了铁吸收动员、继发 EPO 缺乏引起的红系细胞减少和铁调素的代偿性升高，从而导致贫血。本例患者肾脏已进入终末期，充分透析，多次查 C 反应蛋白、降钙素原均正常，因炎症导致的严重贫血基本可排除。

3. 甲状旁腺功能亢进对肾性贫血的影响　继发性甲状旁腺功能亢进是终末期肾病患者的常见并发症，可引起 EPO 抵抗。重度甲状旁腺功能亢进的患者还可出现纤维性骨炎，导致骨髓大量纤维化组织生成，取代有活性的骨髓红系造血组织，从而减弱对 EPO 的反应。本例患者血清钙磷指标、甲状旁腺素水平均正常，不存在此因素导致的患者贫血加重。

4. ESAs 治疗的低反应性　又称 ESAs 抵抗，诊断标准为在铁储备充足的情况下，每周静脉使用 rhEPO ＞ 450U/kg 或皮下注射 rhEPO ＞ 300U/kg 治疗 4 ~ 6 个月后，仍不能使血红蛋白达标或维持目标值水平[9]。造成 ESAs 低反应的原因，除了前述的炎症状态、甲状旁腺功能亢进，还包括铁缺乏、营养不良、透析不充分、应用血管紧张素转化酶抑制剂和（或）血管紧张素 II 受体拮抗剂以及 EPO 抗体介导的纯红细胞再生障碍性贫血（PRCA）等情况。

本例患者每周 3 次透析，透析充分，营养状况良好，铁参数正常，虽长期服用 ACEI 但既往 rhEPO 治疗有效。至于 EPO 抗体介导的 PRCA，患者入院后未行骨髓穿刺和 EPO 抗体检测，虽不能排除此因素，但该患者的网织红细胞检测显示骨髓红细胞增生活跃，可能性较小。

5. 失血性贫血　包括急性和慢性失血，急性失血可能出现血流动力学改变，临床较易识别，慢性失血多见于慢性消化道出血，该患者多次查大便隐血阴性，临床依据不足。

6. 营养不良性贫血　主要为造血物质缺乏所致，叶酸和（或）维生素 B_{12} 缺乏可引起巨幼细胞贫血，铁缺乏可导致缺铁性贫血，该患者入院查维生素 B_{12} > 2000ng/L ↑、叶酸 > 20.0μg/L ↑均偏高，且血常规未呈现大细胞正色素贫血表象，暂时排除；患者的血清铁 101.6μg/dl、未饱和铁 99.2μg/dl ↓、铁饱和度 50%、铁蛋白 777.05ng/ml ↓，可排除缺铁性贫血。

7. 溶血性贫血　对于 CKD 贫血难以纠正的患者，如合并高胆红素血症，尿胆原、粪胆原阳性，需完善 Coombs 试验等检查以明确有无溶血。本例患者经血液科会诊确诊为自身免疫性溶血性贫血，经激素＋丙种球蛋白治疗后，患者的血红蛋白很快恢复，故诊断明确。

8. 骨髓造血功能低下性贫血　可见于干细胞缺陷（如再生障碍性贫血、纯红细胞再生障碍性贫血、骨髓增殖异常综合征），或骨髓造血组织被其他细胞挤占（如白血病、恶性淋巴瘤、多发性骨髓瘤、骨髓转移癌、骨髓纤维化、系统性肥大细胞增多症、大理石骨病等）。该患者入院查网织红细胞百分率 16.2%，提示骨髓造血功能旺盛，可排除。

在过去的 30 年间，治疗肾性贫血的主要药物是 ESAs 和铁剂。ESAs 治疗的目的是外源性补充 CKD 患者 EPO 的绝对或相对不足。如前所述，CKD 患者的贫血原因很多，只有在排除其他贫血原因诊断为肾性贫血后，才适用 ESAs 治疗。铁剂的治疗可以改善铁的绝对 / 相对缺乏，增加 ESAs 疗效。中国医师协会肾脏内科医师分会肾性贫血指南工作组最新编写的《中国肾性贫血诊治临床实践指南》提出 [10]：在纠正绝对铁缺乏后 Hb < 100g/L 的患者，给予 ESAs 治疗（1C）；不建议 Hb ≥ 100g/L 的非透析 CKD 患者开始 ESAs 治疗（2B）；尽量避免血液透析患者 Hb < 90g/L 时才开始适用 ESAs 治疗，为提高部分 Hb > 100g/L 患者的生活质量，可给予个体化 ESAs 治疗（2，未分级）。

然而，ESAs需要皮下或静脉注射，使得部分患者的执行力较差，并且感染、炎症状态、甲状旁腺功能亢进极易引起ESAs治疗低反应，而且大剂量ESAs治疗可增加心脑血管事件、血栓形成、血压升高、脑卒中及促进肿瘤生长等风险。大剂量的铁剂也可诱发严重过敏反应、氧化应激、心血管疾病及感染等不良事件。在治疗过程中需警惕这些现象或并发症的发生。

近年来，随着"氧感知通路"及抑制调控蛋白泛素化降解途径的发现，提高了对低氧诱导因子（hypoxia-inducible factor，HIF）反馈回路参与肾性贫血调控环节的认识[11]。HIF是体内适应氧变化的一个重要转录因子，脯氨酸羟化酶（prolylhydroxylase，PHD）是HIF降解反应的限速酶，可羟基化HIF的脯氨酸残基，后者与E_3泛素连接酶结合，继而被蛋白酶体降解，这就是HIF-PHD氧传感途径，亦称HIF-PHD轴（病例7图5）。机体缺氧时，HIF-PHD的活性受到抑制，HIF的含量增多，从而诱发相应的基因表达，使机体适应缺氧[12]。而HIF-PHI可在机体不缺氧的情况下，抑制HIF-PHD的活性，使HIF含量增多，产生相应的生理反应[13]：使EPO生成增多，EPO受体活性提高，铁调素水平降低，转铁蛋白含量增加和转铁蛋白受体活性提高，增加肠道对铁的吸收和铁在体内的利用等[14]。全球首个HIF-PHI口服类药物罗沙司他已在我国完成Ⅲ期临床试验，并于2018年底获批上市。陈楠教授领衔的多中心、开放标签RCT研究显示，与安慰剂相比，罗沙司他能显著提高CKD患者血红蛋白水平、降低铁调素、升高转铁蛋白水平、增加总铁结合力[15,16]。然而，在Ⅲ期临床实验入选的患者中未纳入心功能Ⅲ级、Ⅳ级患者，急性、亚急性心脑血管事件患者，风湿结缔组织疾病（系统性红斑狼疮、血管炎、类风湿关节炎）患者，明显感染、PRCA患者，肝功能超过正常值上限1.5倍的患者以及18岁以下未成年人均未纳入临床研究范围。因此，对于这些患者的有效性和安全性尚需临床进一步观察。此外，由于HIF调控的下游基因众多，且为新上市的药物，HIF-PHI长期应用可能存在的潜在风险，如血管生成、血栓形成、肿瘤生长，以及增加肺动脉高压、多囊肾的风险等，尽管目前尚无临床数据证实，需要未来更长时间的随访研究。值得指出的是，由于缺少更多的HIF-PHI相关的临床研究证据，尽管目前指南首次写入了HIF-PHI，提出HIF-PHI治疗肾性贫血的血红蛋白和铁代谢靶目标参照ESAs治疗执行。但是，HIF-PHI与ESAs药理作用不同，指南提出的监测指标、频率及治疗靶目标，还有待于今后的临床实践和临床研究。

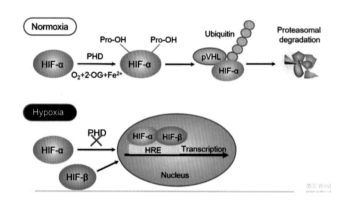

病例 7 图 5　低氧诱导因子 – 脯氨酸羟化酶（HIF–PHD）轴示意图

六、专家点评

导致 CKD 患者贫血的原因很多，除了 EPO 分泌不足，肾脏疾病合并的炎症反应、继发性甲状旁腺功能亢进等均可加重肾性贫血的进展，此外营养不良性贫血、溶血性贫血、出血性贫血、再生障碍性贫血以及血液系统肿瘤等导致的贫血也是 CKD 患者发生贫血的可能原因。一般而言，肾性贫血多见于 CKD3 ~ 5 期患者，贫血程度与患者肾功能损害程度呈正相关，CKD1、2 期患者营养不良性贫血更为常见，合并肾间质病变的 CKD 患者更易早期出现贫血且贫血程度较重。当患者出现与肾功能损害程度不平行的贫血，按肾性贫血积极治疗无效者，均需充分考虑是否合并其他原因的贫血。例如本病例，患者肾性贫血突发加重，经积极使用 ESAs 及输血治疗，贫血均未能纠正，故需寻找其他可能的原因。结合患者存在高胆红素血症，网织红细胞明显升高、Coombs 试验阳性，最后考虑自身免疫性溶血性贫血，经激素＋丙种球蛋白治疗后，患者的贫血很快得以纠正。

中国 CKD 贫血发病率高，但知晓率、治疗率与达标率均较低。ESAs 和铁剂仍是目前治疗肾性贫血的主要药物。未来需研发长效 ESAs 和持续性、高选择性 EPO 受体激动剂以及内源性 EPO 诱导剂，研发口服剂型，减少注射次数。HIF–PHI 是近年新上市的治疗肾性贫血的药物，能综合调控内源性 EPO 生成，降低铁调素水平，促进铁的吸收、转运和利用，将跻身为治疗肾性贫血的新一线药物。基于铁稳态系统的直接或间接抑制铁调素表达的药物（包括铁调素阻滞剂等）也有望成为治疗肾性贫血的新生力量。

（海军特色医学中心　刘楠梅　程　劲　都基莎）

参考文献

[1]Chou YH，Huang TM，Chu TS.Novel insights into acute kidney injury-chronic kidney disease continuum and the role of renin-angiotensin system[J].J Formos Med Assoc，2017，116（9）：652-659.

[2]Foreman KJ，Marquez N，Dolgert A，et al.Forecasting life expectancy，years of life lost，and all-cause and cause-specific mortality for 250 causes of death：reference and alternative scenarios for 2016-40 for 195 countries and territories[J].Lancet，2018，392（10159）：2052-2090.

[3]Astor BC，Muntner P，Levin A，et al.Association of kidney function with anemia：the Third National Health and Nutrition Examination Survey（1988-1994）[J].Arch Intern Med，2002，162（12）：1401-1408.

[4] 中华医学会肾脏病学分会肾性贫血诊断和治疗共识专家组 . 肾性贫血诊断与治疗中国专家共识（2018 修订版）[J]. 中华肾脏病杂志，2018，34（11）：860-866.

[5]Wang Y，Wei RB，Su TY，et al.Clinical and pathological factors of renal anaemia in patients with IgA nephropathy in Chinese adults：a cross-sectional study[J].BMJ Open，2019，9（1）：e023479.

[6]Li S，Foley RN，Collins AJ.Anemia and cardiovascular disease，hospitalization，end stage renal disease，and death in older patients with chronic kidney disease[J].Int Urol Nephrol，2005，37（2）：395-402.

[7]Mihai S，Codrici E，Popescu ID，et al.Inflammation-related mechanisms in chronic kidney disease prediction，progression，and outcome[J].J Immunol Res，2018，2018：2180373.

[8]Wang Y，Dang ZH，Gan LY，et al.The influence of altitude on erythropoietin resistance index in maintenance hemodialysis patients：data from tibetan plateau[J].Blood Purif，2021，50（3）：364-369.

[9] 中国医师协会肾脏内科医师分会肾性贫血指南工作组 . 中国肾性贫血诊治临床实践指南 [J]. 中华医学杂志，2021，101（20）：1463-1502.

[10]West JB.Physiological effects of chronic hypoxia[J].N Engl J Med，2017，376（20）：1965-1971.

[11]Lee DC，Sohn HA，Park ZY，et al.A lactate-induced response to hypoxia[J].Cell，2015，161（3）：595-609.

[12]Tanaka T，Nangaku M.Recent advances and clinical application of erythropoietin and erythropoiesis-stimulating agents[J].Exp Cell Res，2012，318（9）：1068-1073.

[13]Liu J，Zhang A，Hayden JC，et al.Roxadustat（FG-4592）treatment for anemia in dialysis-dependent（DD）and not dialysis-dependent（NDD）chronic kidney disease patients：A systematic review and meta-analysis[J].Pharmacol Res，2020，155：104747.

[14]Chen N，Hao C，Liu BC，et al.Roxadustat treatment for anemia in patients undergoing long-term dialysis[J].N Engl J Med，2019，381（11）：1011-1022.

[15]Chen N，Hao C，Peng X，et al.Roxadustat for Anemia in Patients with Kidney Disease Not Receiving Dialysis[J].N Engl J Med，2019，381（11）：1001-1010.

病例 8

PD-1 抑制剂相关性急性肾小管间质性肾炎

一、临床资料

现病史：患者男性，70 岁，退休。发现肺部占位 8 个月，蛋白尿、血肌酐升高 4 个月于 2021 年 10 月 14 日入住我科。患者 2021 年 2 月因"再生障碍性贫血"于血液科住院随访。尿常规：比重 1.012，酸碱度 7.0，蛋白阴性，红细胞镜检 10 ～ 15/hp，草酸钙结晶（+）。血肌酐 94.2μmol/L，尿素氮 8.3mmol/L，尿酸 342μmol/L。胸部 CT：与 2020 年 4 月 4 日 CT 比较，右肺下叶新见实性灶，建议抗炎后复查除外其他，余同前。两肺慢性支气管炎、肺气肿，两肺下叶间质增生，两肺散在炎症后遗灶；动脉硬化。予以注射用头孢哌酮钠舒巴坦钠（舒普深）抗感染治疗。2021 年 6 月 7 日随访胸部 CT：与 2021 年 2 月 3 日 CT 比较：右肺下叶斑块增大（42mm×64mm）伴局部胸壁及胸膜侵犯，考虑恶性肿瘤（转移？原发癌？）；右侧少量胸腔积液；食管下段壁增厚伴食管周围多发淋巴结（最大 28mm），恶性肿瘤待排。6 月 17 日因肺部占位入住胸外科，6 月 18 日尿常规：比重 1.017，酸碱度 7.0，蛋白质 ++++，白细胞镜检 2 ～ 4 个 /HP，红细胞镜检 50 ～ 60 个 /HP。肾功能：尿素 8.3mmol/L ↑，肌酐 125.5μmol/L ↑。6 月 17 日胸部增强 CT：右肺下叶斑块（52mm×70mm），脓肿形成可能，肿瘤待排，右肺胸腔及叶裂积液，建议结合临床并治疗后复查。两肺慢性支气管炎、肺气肿、两肺下叶间质增生、两肺散在炎症后遗灶。7 月 1 日肺穿刺结果：（右侧胸壁肿物穿刺活检）纤维及肺组织内见差分化癌浸润，结合免疫组化考虑肉瘤样癌。未检测到靶向治疗靶点。6 月 29 日予以顺铂 40mg ＋培美曲塞化疗 1 次，7 月 2 日复查血肌酐 145.5μmol/L，7 月 3 日予以 PD-1 抑制剂帕博利珠单抗（可瑞达）200mg，7 月 29 日复查血肌酐 143.7μmol/L，8 月 27 日帕博利珠单抗注射液（可瑞达）200mg，9 月 23 日复查血肌酐 163.8μmol/L，9 月 24 日可瑞达 200mg，9 月 29 日血肌酐 203μmol/L。尿常规：比重 1.015，酸碱度 6.5，蛋白 +++，红细胞镜检 满视野 /HP，白细胞镜检 50 ～ 60 个 /HP。9 月 29 日超声：右侧肾脏 104mm×53mm，左侧肾脏 102mm×52mm。考虑尿路感染，予以口服左氧氟沙星抗感染，10 月 8 日复查尿常规：比重 1.02，酸碱度 5.0，蛋白尿 +++，白细胞镜检 0/HP，红细胞镜检 100 个 /HP，10 月 14 日入住我科。

既往史：2020 年 4 月曾因前列腺受"经尿道前列腺激光切除术"。曾行双膝关节微创术。2016 年 2 ～ 3 月住院期间多次输血。高血压病史 10 年，最高 160/100mmHg，目前口服苯磺酸氯地平 5mg 每日 1 次＋替米沙坦 40mg 每日 1 次，比索洛尔 2.5mg 每日 1 次，未监测血压。患者既往有类风湿性关节炎病史 30 余年，2012 年起口服甲氨蝶呤 7.5mg 每周 1 次（周日），青霉胺＋尼美舒利＋叶酸治疗。2015 年 11 月因头晕、心悸就诊，查血常规三系明显下降。于 2016 年 1 月 15 日入住血液科，根据骨髓细胞形态学及骨髓病理报告确诊"急性重型再生障碍性贫血"，考虑长期口服青霉胺片致病，先后予吉粒芬、特尔津、特尔立、吉巨芬、安特尔、益比奥和维生素 K_1 等治疗，并用复方磺胺甲恶唑及氟康唑胶囊（大扶康）口服预防感染，阿西洛韦预防病毒感染，成分输血及丙球支持。2016 年 1 月 15 日血肌酐 77.6μmol/L，抗核抗体 312.5U/ml，类风湿因子 15.9U/ml。2016 年 2 月 14 日予以环孢素软胶囊（新山地明）治疗。后根据环孢素血药浓度逐步调整环孢素用量，2019 年中旬停药。2021 年 2 月 8 日自身免疫抗体：抗平滑肌抗体 21.72U ↑，抗核抗体 56.7U/ml ↑。抗中性粒细胞胞质抗体测定（ANCA）pANCA：弱阳性（±），MPO-ANCA：阳性（+），余阴性。

体格检查：T 36.8℃，P 90 次 / 分，R 16 次 / 分，BP 160/120mmHg，查体无殊。

辅助检查：

血常规：白细胞 4.3×10^9/L，中性粒细胞 % 64.9%，红细胞 2.96×10^{12}/L ↓，血红蛋白 89g/L ↓，红细胞比容 27.2% ↓，红细胞平均体积 92.1fL，平均血红蛋白量 30.2pg，平均血红蛋白浓度 328g/L，血小板 159×10^9/L，网织红细胞百分比 0.6%。

尿常规：比重 1.016，酸碱度 6.0，白细胞酯酶 +，亚硝酸盐阴性，蛋白质 ++++，尿糖 ++，隐血 ++++，白细胞镜检 4 ～ 6 个 /HP，红细胞镜检 70 ～ 80 个 /HP，红细胞信息：混合性红细胞？

血生化：总蛋白 71.7g/L，白蛋白 36.9g/L，白蛋白 / 球蛋白 1.1 ↓，尿素 13.2mmol/L ↑，肾小球滤过率 22mL/（min·1.73）↓，肌酐 247.8μmol/L ↑，尿酸 305μmol/L，低密度脂蛋白 2.60mmol/L，高密度脂蛋白 0.89mmol/L ↓，类风湿因子 17.2U/ml ↑，胱抑素 C 2.30mg/L ↑。

尿微量白蛋白：白蛋白 / 肌酐 172.57mg/mmoL ↑。

骨代谢：β-胶原降解产物 1054.0pg/ml ↑，甲状旁腺素 120.0pg/ml ↑，25 羟基维生素 D 8.4ng/ml ↓，骨钙素（N-MID）33.8ng/ml ↑，I 前胶原氨基端肽 72.2ng/ml ↑。

免疫：补体 C4 0.19g/L ↓，免疫球蛋白 E 47.6U/ml，免疫球蛋白 G 16.74g/L ↑，免疫球蛋白 M 1.40g/L，免疫球蛋白 A 6.38g/L ↑，补体 C3 1.06g/L，免疫球蛋白 G 亚型 4 0.544g/L。

肿瘤指标：糖类抗原 125 为 43.5U/mL ↑，细胞角蛋白 19 片段 6.38ng/ml ↑，SCC 2.3ng/ml ↑，余正常。

利钠肽：B 型钠尿肽 85pg/ml，脑钠肽前体 165.30pg/ml ↑。

尿红细胞位相：尿相差显微镜：红细胞计数 2 309 000/ml，正常形态红细胞 80%，异常形态红细胞 20%。

造血原料和铁代谢：不饱和铁 25.13μmol/L ↓，血清铁 12.62μmol/L，血清总铁结合力 37.8μmol/L ↓，铁蛋白 469.5ng/ml ↑，叶酸 11.70nmol/L，维生素 B_{12} > 1476.0pmol/L ↑。

24 小时尿蛋白定量：24 小时尿蛋白 3.26g/24h ↑，24 小时尿量 2200mL。

免疫：pANCA 阳性（+），PR3-ANCA 阴性（-），MPO-ANCA 阳性（+），cANCA 阴性（-），抗线粒体抗体阳性（+），抗核抗体 88.7U/ml ↑，抗双链 DNA 抗体 89.06U/ml，抗环瓜氨酸肽 35.50U/ml ↑，余均阴性。

抗磷脂酶 A2 受体（PLA2R）抗体：< 2RU/ml。抗心磷脂抗体：抗心磷脂抗体 IgM 23.62MPL/ml ↑，余阴性。

心脏超声：左房扩大，二尖瓣反流（轻度），主动脉瓣钙化，主动脉瓣反流（轻度），三尖瓣反流（轻度），左室舒张功能减退，未见节段性室壁运动异常（LVEF：60%），心包腔微量液体。

胸部 CT 平扫：与 2021 年 8 月 25 日 CT 比较右肺下叶基底段斑块明显缩小（52mm×14mm），相邻肋骨破坏。食管下段壁增厚及后纵隔多发淋巴结（最大 23mm×21mm），两肺新见弥漫磨玻璃粟粒影，炎症？

肾动脉（MRA）平扫：①双肾动脉硬化，双肾动脉多处管腔狭窄；②右侧副肾动脉（生长变异）；③附见：肝内多发囊灶；胆囊多发结石；双肾散在囊灶。

肾脏超声：两侧肾皮质回声略增高（右 100mm×54mm，左 105mm×58mm）；左侧肾动脉起始部显示不清；右侧肾动脉未见明显异常。

肾穿刺病理：荧光 IgA-，IgG-，IgM-，C3c+/-，C1q-，C4c-，FN-，KAPPA-，LAMBDA-。阳性者呈线状沉积于血管襻。光镜：17 个小球，2 个硬化，个别小球见节段性纤维素样坏死，见一个细胞性新月体，一个纤维性新月体，一个节段性硬化灶，少量小球部分节段系膜细胞轻度增生，系膜基质轻 - 中度增多，个别节段与球囊壁粘连;较多肾小管上皮细胞空泡变性,部分肾小管萎缩,部分有蛋白管型,部分小管再生,间质大量急慢性炎症细胞浸润,纤维组织增生(40%)。个别肾小动脉内膜增厚、纤维化。印象:请结合临床及其他检查,除外 FSGS、TMA 或 ANCA 相关性血管炎。小管间质炎,可能为 PD-1 抑制剂所致,请结合临床。免疫组化:PDL-1 肾小管上皮小区 +,炎症细胞少量 +;PD-1 炎症细胞个别弱 +。足细胞 WT-1+,CK 上皮 +,CD20 个别 +,MUM-1 少量 +,CD3 部分 +。刚果红 -。电镜:足突较广泛融合,未见电子致密物沉积(病例 8 图 1 ~ 2)。

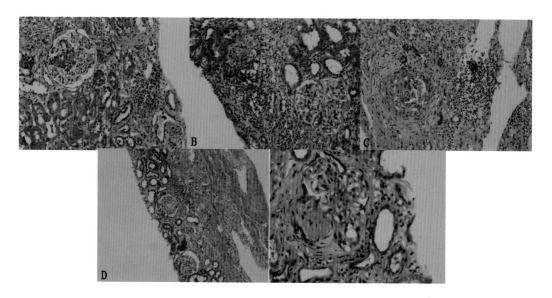

病例 8 图 1　肾脏穿刺病理

注:HE(200×)示肾小球内可及 TMA 样改变;少量小球部分节段系膜细胞轻度增生;系膜基质轻-中度增多,个别节段与球囊壁粘连;可及纤维性新月体;HE(100×)示间质大量急慢性炎症细胞浸润;HE(400×)可及细胞性新月体,节段性硬化灶。

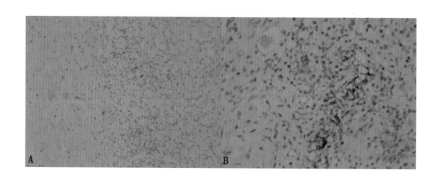

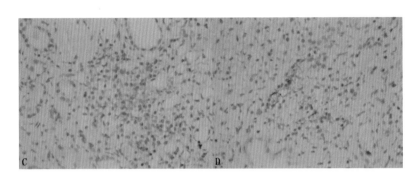

病例 8 图 2　免疫组化（PD-1）

注：示炎性细胞个别弱阳性，浸润的炎性细胞呈阳性。

电镜：一个肾小球，未见新月体形成，上皮足突较广泛融合（约 70%），伴多量微绒毛形成。部分毛细血管襻基底膜皱缩，节段内皮下疏松，系膜区、上皮下及内皮下未见电子致密物沉积，未见系膜细胞及基质增生，肾小管灶性萎缩，残留小管上皮细胞肿胀，间质灶性纤维化，灶性及散在炎症细胞浸润。细动脉未见明确病变（病例 8 图 3）。

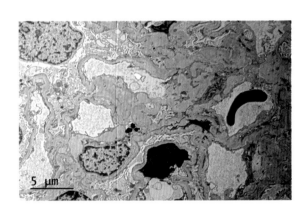

病例 8 图 3　电镜示足突较广泛融合，未见电子致密物沉积

二、多学科诊疗建议

1. 胸外科　考虑目前肿瘤负荷未明显增加，暂不应用 PD-1 抑制剂。

2. 呼吸科　患者出现新发间质性肺炎，考虑与 PD-1 抑制剂使用有关，暂停 PD-1 抑制剂应用。

三、诊断分析

1. 诊断及诊断依据

（1）PD-1 相关性急性间质性肾炎：诊断依据如下：①患者有肺癌病史，有确切的程序性细胞死亡受体 1（programmed cell death receptor1，PD-1）抑制剂使用史；②患者在应用 PD-1 抑制剂前血肌酐 145.5μmol/L（7月2日），应用 4 次 PD-1 抑制剂可瑞达之后血肌酐最高峰达 248μmol/L（10月26日）；③肾穿刺病理光镜见间质大量急慢性炎症细胞浸润，诊断为肾小管间质病变，血栓性微血管病（thrombotic microangiopathy，TMA）改变，免疫组化示 PDL1 阳性。

（2）继发性局灶节段肾小球硬化（focal segmental glomerulosclerosis，FSGS）：患者肾穿刺活检病理有 FSGS 表现，电镜有较广泛足突融合，也需考虑 FSGS。因有肾动脉狭窄、高血压，以及药物史，考虑继发因素引起 FSGS 可能。

（3）双侧肾动脉狭窄：①患者年龄 > 40 岁，有 1 个动脉粥样硬化的危险因素；②有两项动脉粥样硬化的影像学表现（下肢动脉有动脉斑块形成，肾动脉 MRA 平扫示双肾动脉狭窄），应用多种降压药血压控制不理想，需考虑该病。

2. 鉴别诊断

（1）肿瘤相关性肾病：患者应用顺铂和 PD-1 抑制剂前即出现蛋白尿，肺癌前无蛋白尿，考虑蛋白尿与肿瘤相关。患者 PLA2R 抗体阴性，蛋白尿较多，以白蛋白为主，考虑累及肾小球的病变。电镜示足突较广泛融合，也需考虑微小病变可能。肿瘤相关免疫介导肾脏病病理类型以膜性肾病和微小病变居多，因此也需考虑此种可能。但患者免疫荧光阴性，肾穿刺活检未发现肿瘤抗原，肿瘤负荷减轻后蛋白尿仍多，不支持此种可能。

（2）TMA：患者肾穿刺有 TMA 改变，但临床无明显血小板减少，PD-1 相关急性间质性肾炎也可有 TMA 改变，不考虑为独立的 TMA 可能。

（3）显微镜下多血管炎：患者 MPO、P-ANCA 多次阳性，病理发现节段性纤维素样坏死，见一个细胞性新月体，一个纤维性新月体，也需考虑 ANCA 相关的显微镜下多血管炎可能，但患者未出现蛋白尿和肾功能不全时亦有 MPO 和 PANCA 阳性，不考虑此种可能。

（4）类风湿性关节炎肾病：患者有类风湿性关节炎多年，也需考虑类风湿性关节炎引起肾脏病可能，但患者目前无关节活动性疼痛，考虑类风湿性关节炎未活动，不考虑类风湿性关节炎引起肾病可能。

四、治疗经过及随访情况

1. 该病例患者的治疗及随访情况（病例 8 表 1）

病例 8 表 1　患者 PD-1 抑制剂使用情况及肾功能情况

时间	应用化疗和 PD-1 抑制剂	血肌酐（μmol/L）	蛋白尿
2021 年 2 月 5 日		94.2	蛋白 –
2021 年 6 月 18 日		125.5	蛋白 4+
2021 年 6 月 29 日	顺铂 40mg	145.5（2021 年 7 月 2 日）	
2021 年 7 月 3 日	帕博利珠单抗注射液（可瑞达）200mg		
2021 年 7 月 30 日	可瑞达 200mg	143.7（2021 年 7 月 29 日）	
2021 年 8 月 27 日	可瑞达 200mg	138.9（2021 年 8 月 27 日）	
2021 年 9 月 24 日	可瑞达 200mg	163.8（2021 年 9 月 23 日）	
2021 年 9 月 29 日		203	蛋白 3+
2021 年 10 月 15 日		247.8	3.26g/ 天
2021 年 10 月 29 日		248（2021 年 10 月 26 日）	1.94g/ 天
2021 年 11 月 5 日		213.4	1.21g/ 天，蛋白 3+ ACR 149.2mg/mmol
2021 年 11 月 24 日		215	蛋白 4+ ACR 229.82mg/mmol

　　患者入院后查血 PLA2R 抗体（ – ），于 2021 年 10 月 20 日行肾穿刺术，病理示肾小管间质炎（可能与 PD-1 抑制剂相关），因患者肺部肿瘤仍在治疗中，血肌酐增高较基线增高未超过 2 倍，考虑为 G1，建议暂停 PD-1 抑制剂，暂不应用激素。随访血肌酐未再增高，蛋白尿有所下降，嘱继续观察。患者上腹部 CT 提示肝占位，建议普外科继续随访。住院期间予马来酸左旋氨氯地平片（玄宁）2.5mg ＋替米沙坦 40mg ＋比索洛尔 2.5mg/ 天降压，患者血压控制不佳，故行肾动脉 MRA（平扫）检查，示双肾动脉狭窄，停用替米沙坦，玄宁剂量增至 2.5mg，每日 2 次，加用甲磺酸多沙唑嗪（可多华）4mg/ 晚，呋塞米 20mg/ 天联合降压治疗，血压控制平稳。因血红蛋白低，加用叶酸补充造血原料，复查血红蛋白较前升高。

　　2. 治疗后反应、病情变化和临床转归

　　（1）肾脏情况：停药后肾功能有所好转，但血肌酐和蛋白尿仍维持在较高水平，考虑可能与患者基础肾脏病有关，预后不良。

（2）肿瘤负荷：肺部占位较前好转，密切随访中。

（3）新出现的间质性肺炎，可能与 PD-1 抑制剂使用有关，需密切监测肺部情况。

五、讨论

患者为老年男性，因肺癌使用 PD-1 抑制剂后，出现血肌酐增高，肾穿刺病理提示 PD-1 抑制剂相关性急性间质性肾炎，暂停 PD-1 抑制剂，随访肾功能有所好转，但未降至基线。免疫检查点抑制剂（immune checkpoint inhibitor，ICPi）明显改善了晚期恶性肿瘤患者的预后，其主要靶点包括：①PD-1 和程序性细胞死亡配体 1：多种针对PD-1 和程序性细胞死亡配体 1（programmed cell death ligand 1，PD-L1）的抗体已在临床使用，对多种恶性肿瘤的治疗具有巨大应用前景。针对 PD-1 的药物纳武利尤单抗和帕博利珠单抗，以及针对 PD-L1 的药物阿替利珠单抗、阿维单抗和度伐利尤单抗，均已获批用于多种适应证；②细胞毒性 T 淋巴细胞相关抗原 4- 伊匹木单抗，是一种抗细胞毒性 T 淋巴细胞相关抗原 4（cytotoxic T-lymphocyte-associated antigen 4，CTLA-4）抗体，由于能显著改善晚期黑素瘤患者的总体生存情况，已获批用于此适应证。检查点抑制剂可引起一系列不良反应，称为免疫相关不良事件（immune-related adverse event，irAE），包括皮肤、胃肠、肝脏、内分泌事件和其他不常见的炎性事件。现认为 irAE 是免疫增强所致，用糖皮质激素、TNF-α 拮抗剂、吗替麦考酚酯或其他药物进行暂时免疫抑制通常有效。免疫检查点抑制剂偶可导致暴发性甚至致命的毒性反应 [1]，因此早期识别和及时处理非常重要。现有 irAE 治疗方法是基于临床经验，尚缺乏前瞻性研究的依据。

美国临床肿瘤学会组织多学科小组通过复习文献，针对 irAE 的处理提出了一般指南和关于各器官系统的推荐意见（病例 8 表 2）[2]。一般而言，治疗中度或重度irAE 需要中断检查点抑制剂治疗，并使用糖皮质激素治疗。应在免疫检查点抑制剂治疗期间仔细观察是否出现 1 级不良事件的初始证据。治疗取决于毒性严重程度：出现 2 级（中度）免疫介导毒性的患者，应暂停检查点抑制剂治疗，症状或毒性减轻到 1 级或以下后可重新使用。如果症状未在 1 周内消退，应开始使用糖皮质激素，如0.5mg/（kg·天）泼尼松或等效剂量的其他糖皮质激素。出现 3 级或 4 级（重度或危及生命）免疫介导毒性的患者，应永久停用检查点抑制剂治疗，并应予大剂量糖皮质激素，如 1～2mg/（kg·天）泼尼松或等效剂量的其他糖皮质激素。症状消退到 1 级或以下后，可在至少 1 个月期间逐渐减少糖皮质激素剂量。对于需要糖皮质激素或其他免疫抑制剂的患者，免疫检查点抑制剂的疗效未受影响。目前正在研究将免疫学生物标志物用于预测 irAE 风险，以及作为早期识别此类并发症的辅助手段。这些生物标志物包括 IL-17[3]、嗜酸性粒细胞增多[4]以及基于免疫预测性细胞因子基因表达谱的综合毒性评分[5]，但最佳预测性生物标志物还不明确。

急性肾损伤是检查点抑制剂免疫治疗的罕见并发症。发生重度肾损伤的患者需停止检查点抑制剂免疫治疗并使用糖皮质激素。最常见的是急性肾小管间质性肾炎，但也有免疫复合物性肾小球肾炎和血栓性微血管病的报道[6~8]。一项 meta 分析纳入了 48 项随机试验和非随机试验，共纳入 11 000 多例患者。使用 PD-1 抑制剂的患者与使用对照治疗的患者相比，急性肾损伤的总体汇总相对危险度为 1.86（95%CI 0.95 ~ 3.60），而对照治疗不具肾毒性时这种相对危险度为 4.2（95%CI 1.6 ~ 11.2）[9]。PD-1 抑制剂治疗与低钙血症也有关联（RR 10.9，95%CI 1.4 ~ 84.2）。另一项通过回顾多个大型临床试验，纳入 7 家医疗中心共 13 例行肾活检患者的病例系列研究 meta 分析显示[6]：急性肾损伤的估计发生率在接受单药（伊匹木单抗、纳武利尤单抗和帕博利珠单抗）治疗的患者中为 1% ~ 2%，而在接受纳武利尤单抗＋伊匹木单抗的患者中约为 5%。3 级或 4 级急性肾损伤的发生率，在接受单药治疗的患者中 < 1%，而在接受纳武利尤单抗＋伊匹木单抗治疗的患者中为 1.7%。肾毒性的中位诊断时间是开始治疗后 91 天（21 ~ 245 日）。血清肌酐峰值的中位数为 4.5mg/dL；2 例患者仅需要暂时性血液透析，另有 2 例患者在文章发表时仍在接受血液透析。肾活检病理显示，12 例患者为急性肾小管间质性肾炎，1 例为血栓性微血管病。所有 13 例患者都停止检查点抑制剂免疫治疗。11 例患者使用了糖皮质激素，其中 9 例好转，发生血栓性微血管病的患者尽管接受了糖皮质激素治疗，病情仍无改善，另有 1 例患者最初好转，但随后病情恶化，另外 2 例患者没有接受免疫抑制，肾功能也没有恢复。新近一项纳入 10 个国家 30 个中心的资料，429 例 ICPi 出现 AKI 和 429 未出现 AKI 的患者进行比较，ICPi-AKI 发生在 ICPi 开始后的中位数为 16 周（IQR 8-32）。较低的基线估计肾小球滤过率、质子泵抑制剂（PPI）的使用和肾外免疫相关不良事件（IRAE）均与 ICPi-AKI 的较高风险相关，急性肾小管间质肾炎是肾活检最常见的病变［125/151 活检患者（82.7%）］，ICPi-AKI 后 276 名患者（64.3%）在中位 7 周（IQR 3 ~ 10）肾脏恢复，ICPi-AKI 诊断后 14 天内使用皮质类固醇治疗与肾脏恢复的较高概率相关（校正 OR 2.64；95%CI 1.58 ~ 4.41），在接受皮质类固醇治疗的患者中，早期开始使用皮质类固醇（ICPi-AKI 后 3 天内）与晚期开始使用（ICPi-AKI 后 3 天以上）相比，肾脏恢复的概率更高（调整后的 OR 值为 2.09；95% 可信区间为 1.16 ~ 3.79）。使用 ICPi 的 121 名患者中，20 名（16.5%）出现复发性 ICPi-AKI，ICPi-AKI 后再次使用的患者与未再次使用的患

者的生存率没有差异，发生 ICPi-AKI 的患者在基线检查时更有可能出现肾功能受损、使用 PPI 和肾外 irAEs，2/3 的患者在 ICPi AKI 后肾脏恢复。皮质类固醇治疗与改善肾脏恢复有关[10]。

肾脏病理免疫组化染色在区分 PD-1 治疗相关的急性间质性肾炎（acute interstitial nephritis，AIN）与急性肾小管坏死（acute tubular necrosis，ATN），以及和其他 AIN 上发挥重要作用。一项研究对 15 例接受抗 PD-1 治疗并出现需肾活检的急性肾损伤患者的肾活检标本进行 PD-1 和 PD-L1 抗体免疫组化染色，在这些患者中，9 例有 AIN，6 例没有 AIN 但显示急性肾小管坏死（ATN）。对所有这些活检标本和 9 个随机选择的 AIN 活检标本（来自未接受抗 PD-1 药物治疗者）以及 9 名狼疮性肾炎和活动性间质炎症患者）进行 PD-1 和 PD-L1 抗体免疫组织化学检测，所有 AIN 和狼疮患者 T 细胞 PD-1 均呈弱染色。然而，PD-L1 的肾小管上皮细胞膜染色仅见于抗 PD-1 治疗相关的 AIN 患者，而未见于抗 PD-1 治疗相关的 ATN 患者，也未见于继发于其他药物的 AIN 患者或狼疮性肾炎患者。因此，PD-L1 免疫组化染色可作为区分与抗 PD-1 治疗相关的 AIN 与其他 AIN 的有用工具[11]。

2021 年 ASCO 指南也对 ICPI 相关肾损伤的处理建议进行了更新[2]，提出检查点抑制剂治疗在非免疫基础的基线肾损害患者（如既往肾切除术、老年和高血压）中可能是安全的，但肾移植患者存在移植肾排斥和需透析的高风险[2]。

病例 8 表 2　irAE 的分级治疗

分级	处理
G1：SCr > 0.3mg/dL（26.5μmol/L）或基线的 1.5 ~ 2.0 倍	· 可考虑暂缓 ICPI 或其他可能致病的联合治疗 · 寻找有无近期接触造影剂、其他肾毒性药物、容量不足、尿路感染等情况 · 考虑基线肾功能情况，需要注意：血肌酐小于正常上限的 1.5 倍也是有意义的
G2：SCr 为基线的 2 ~ 3 倍	· 暂缓 ICPI 治疗 · 肾脏科会诊 · 评估相关因素（近期使用静脉造影剂、药物、容量等） · 在排除其他病因后可给予泼尼松 0.5 ~ 1mg/（kg·天） ➢若 1 周后未改善或有恶化则加量至 1 ~ 2mg/（kg·天）且不再考虑 ICPI 治疗 ➢若改善至 G1 或更轻，则在至少 4 周逐渐减少激素剂量 ➢若无肾功能不全再发，可在对患者进行权衡利弊后在激素减少至 ≤ 10mg/天或停用时恢复 ICPI 的治疗

续表

分级	处理
G3：SCr > 基线的 3 倍 或 > 4.0mg/dl（353.6μmol/L）或 需要住院治疗	·永久停用 ICPI 的治疗 ·肾脏科会诊 ·评估相关因素（近期使用静脉造影剂、药物、容量等） ·给予泼尼松或其等效物治疗：初始剂量为 1 ~ 2mg/（kg·天）
G4：出现威胁生命的情况 或需要透析；SCr > 基线的 6 倍	

注意事项：每周监测肌酐；在尝试糖皮质激素治疗前，不推荐肾活检。

六、专家点评

免疫检查点抑制剂可改善肿瘤患者的预后，但治疗时也会带来一些不良反应，肾损伤也时有发生。本例患者有明确的 PD-1 抑制剂使用史，肾脏活检结果：光镜为小管间质病变，结合免疫组化，考虑为 PD-1 相关性间质性肾炎。但患者存在应用 PD-1抑制剂前即出现血肌酐、尿蛋白升高；肾穿电镜显示有较广泛足突融合，有细胞性新月体和纤维性新月体；既往有类风湿性关节炎，肾动脉狭窄，高血压，ANCA 阳性等病史；停用 PD-1 抑制剂后血肌酐恢复不理想等情况。因此，本例患者的肾脏损伤可能不能单纯用 PD-1 抑制剂来解释。

治疗方面，有文献报道应用激素治疗能取得一定疗效。但根据 2021 年 ASCO 指南分级来看，患者处于 G1，激素的使用尚缺乏循证医学的支持，按照指南所推荐的策略并未能较好改善患者的肾功能，故需寻找更有效的治疗手段。另外，对于本例患者而言，需要寻找更为特异性的指标来权衡区分 PD-1 抑制剂引起肾损伤与其他因素所致肾损伤，制订更为个体化的诊疗方案。

（华东医院 肖 婧 叶志斌）

参考文献

[1]Wang DY，Salem JE，Cohen JV，et al.Fatal Toxic Effects Associated With Immune Checkpoint Inhibitors：A Systematic Review and Meta-analysis[J].JAMA Oncol，2018，4（12）：1721-1728.

[2]Schneider BJ, Naidoo J, Santomasso BD, et al.Management of Immune-Related Adverse Events in Patients Treated With Immune Checkpoint Inhibitor Therapy：ASCO Guideline Update[J].J Clin Oncol，2021：JCO2101440.

[3]Tarhini AA, Zahoor H, Lin Y, et al.Baseline circulating IL-17 predicts toxicity while TGF-beta1 and IL-10 are prognostic of relapse in ipilimumab neoadjuvant therapy of melanoma[J].J Immunother Cancer，2015，3：39.

[4]Nakamura Y, Tanaka R, Maruyama H, et al.Correlation between blood cell count and outcome of melanoma patients treated with anti-PD-1 antibodies[J].Jpn J Clin Oncol，2019，49（5）：431-437.

[5]Lim SY, Lee JH, Gide TN, et al.Circulating Cytokines Predict Immune-Related Toxicity in Melanoma Patients Receiving Anti-PD-1-Based Immunotherapy[J].Clin Cancer Res，2019，25（5）：1557-1563.

[6]Cortazar FB, Marrone KA, Troxell ML, et al.Clinicopathological features of acute kidney injury associated with immune checkpoint inhibitors[J].Kidney Int，2016，90（3）：638-647.

[7]Wanchoo R, Karam S, Uppal NN, et al.Adverse Renal Effects of Immune Checkpoint Inhibitors：A Narrative Review[J].Am J Nephrol，2017，45（2）：160-169.

[8]Mamlouk O, Selamet U, Machado S, et al.Nephrotoxicity of immune checkpoint inhibitors beyond tubulointerstitial nephritis：single-center experience[J].J Immunother Cancer，2019，7（1）：2.

[9]Manohar S, Kompotiatis P, Thongprayoon C, et al.Programmed cell death protein 1 inhibitor treatment is associated with acute kidney injury and hypocalcemia：meta-analysis[J].Nephrol Dial Transplant，2019，34（1）：108-117.

[10]Gupta S, Short SAP, Sise ME, et al.Acute kidney injury in patients treated with immune checkpoint inhibitors[J].J Immunother Cancer，2021，9（10）：e003467.

[11]Cassol C, Satoskar A, Lozanski G, et al.Anti-PD-1 Immunotherapy May Induce Interstitial Nephritis With Increased Tubular Epithelial Expression of PD-L1[J].Kidney Int Rep，2019，4（8）：1152-1160.

病例 9

肾动脉狭窄

一、临床资料

现病史：患者男性，66岁，退休，因"血压增高7年，间断性血压波动1年，发现血肌酐增高1个月余"入院。患者7年前发现血压增高，最高160/90mmHg左右。1年前无明显诱因下出现间断性血压波动，最高达220/180mmHg。予替米沙坦氢氯噻嗪40mg/12.5mg每日1次，血压控制在140/80mmHg左右。2020年7月21日患者体检发现血肌酐145μmol/L、尿酸629μmol/L、低密度脂蛋白胆固醇3.33mmol/L、HbA1c 5.9%、空腹血糖6.0mmol/L。尿常规：比重1.018、酸碱度5.0，余阴性。尿白蛋白肌酐比（ACR）5.3mg/mmol。平时日常活动15分钟左右即感到气急，其余无不适。2020年8月24日因血压控制不佳（160/80mmHg左右）、血肌酐上升，至肾内科门诊就诊，B超示右肾囊肿，左肾未见异常。心脏超声未见异常。血肌酐156μmol/L，尿酸563.3μmol/L，Bun 11.16mmol/L，钾4.34mmol/L。行肾动脉MRA平扫示右肾动脉近段重度狭窄，伴狭窄后扩张，远段显示不清。双肾动脉硬化。左肾动脉远段显示欠清。右肾萎缩；右肾上极囊性灶。予停用替米沙坦氢氯噻嗪，改为马来酸左旋氨氯地平片（玄宁）2.5mg每日1次，加用阿托伐他汀20mg每晚1次，拟"肾动脉狭窄"收住入血管外科，进一步治疗。

既往史：2020年5月21日心电图示Ⅰ度AVB。余无殊。

体格检查：T 36.8℃，P 80次/分，R 74次/分，BP 140/80mmHg。查体无殊。

辅助检查：

尿常规：比重1.010，酸碱度5.0，均阴性。

血生化：TC 3.48mmol/L，TG 1.29mmol/L，GLU 6.3mmol/L↑，尿素8.0mol/L，肾小球滤过率估算43ml/（min·1.73m^2）↓，Cr 145.7μmol/L↑，尿酸506μmol/L↑，LDL 2.31mmol/L，HDL 0.79mmol/L↓，胱抑素C 1.60mg/L↑。

血常规：白细胞8.2×10^9/L，中性粒细胞百分比78.3%↑，红细胞3.60×10^{12}/L↓，血红蛋白105g/L↓，红细胞比容31.7%↓，红细胞平均体积88.1fL，平均血红蛋白量

29.1pg，平均血红蛋白浓度 330g/L，血小板 164×10^9/L；

心电图：①窦性心律；②Ⅰ度房室传导阻滞。

二、多学科诊疗建议

1. 多学科诊疗建议　血管外科：建议肾动脉造影，评估病变以及皮质和肾内血流模式图，必要时植入支架开通狭窄血管，重塑肾动脉，旨在增加肾脏远端血流灌注，有利于稳定血压与改善肾功能。

2. 补充检查结果　CT 增强造影检查显示，两侧髂动脉粥样硬化伴轻度狭窄。左侧髂内动脉起始部长段血栓形成伴闭塞。两侧股动脉粥样硬化，右侧股总动脉附壁血栓伴透壁溃疡。两侧肾动脉起始部软斑块，右侧者重度狭窄伴右肾缩小，左侧肾动脉起始部轻度狭窄。附见腹主动脉粥样硬化，多发附壁血栓伴表面溃疡。（病例 9 图 1）

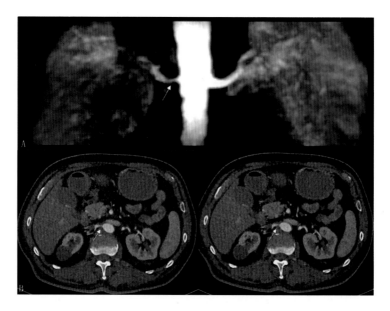

病例 9 图 1　肾动脉造影检查

注：A. 肾动脉 MRA 平扫示右肾动脉近端重度狭窄；B. 肾动脉 CTA：右侧肾动脉近端狭窄。

三、诊断分析

1. 诊断依据及思路

（1）右肾动脉狭窄：肾动脉 CT 造影示右肾动脉重度狭窄伴右肾缩小，诊断成立。

（2）肾血管性高血压：患者近期血压控制不佳，右侧肾动脉重度狭窄，若患者右侧肾动脉成形术后血压改善明显，则考虑近期血压控制不佳与肾动脉狭窄有关，但不能据此认为患者高血压就是由肾动脉狭窄所致。若右肾动脉成形术以后血压无改善，则不能诊断肾血管性高血压。

（3）缺血性肾病：患者有右侧肾动脉重度狭窄，术前血肌酐增高，予以右侧肾动脉支架植入改善右肾灌注后，术后血肌酐明显改善。患者无明显蛋白尿血尿，考虑血肌酐增高为肾脏缺血所致，考虑缺血性肾病。

2. 鉴别诊断

（1）高血压肾病：患者有慢性高血压病史，近一年发现血压波动，需考虑原发性高血压和高血压所致肾脏病，但患者尿 ACR 基本正常，无其他高血压靶器官损害，考虑此种可能性较小。

（2）糖尿病肾病：患者多次空腹血糖超过 6.0mmol/L，也需考虑存在糖尿病导致肾脏病可能，但患者糖化血红蛋白正常，暂未达到糖尿病诊断标准，必要时完善糖耐量试验评估患者糖耐量情况，评估是否有糖尿病可能。

四、治疗经过及随访情况

1. 手术经过　患者住院后，于 2020 年 9 月 2 日静脉麻醉下行肾动脉支架置入术、肾动脉球囊血管成形术（病例 9 图 2）。

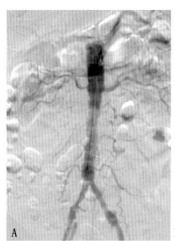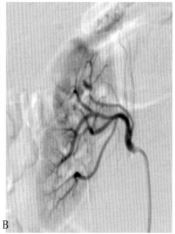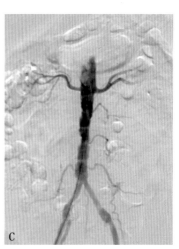

病例 9 图 2　肾动脉支架置入术、肾动脉球囊血管成形术

注：A. 术前 CT 造影影像片：右侧肾动脉开口段重度狭窄；B. 肾动脉造影显示肾动脉主干至分支全场显影图；C. 右肾动脉支架植入后造影示肾动脉扩张满意，支架内血流通畅，远端血流改善。

（1）静脉麻醉起效，DSA 手术床上平卧位，常规消毒铺巾。

（2）于右侧自腹股沟韧带下方触及股动脉处，用 2% 利多卡因成功局部麻醉后，取长约 0.5 cm 的小切口，行右股动脉穿刺，超滑泥鳅导丝插入并用 5F 动脉鞘顺之插入固定。

（3）动脉鞘中推注 30mg 肝素钠行肝素化。

（4）在 DSA 透视下将 5F Cobra-2 导管插入右侧髂外、髂总动脉至腹主动脉肾动脉以上 L_1 水平，交换 PIGtail 导管，行 DSA 造影，右侧肾动脉起始部见狭窄，狭窄 60%，左侧肾动脉显影可，附见右髂动脉溃疡。

（5）继而交换 7F 动脉鞘，顺之插入 Cordis 7F RDC 至右肾动脉开口，造影定位，沿 Guilding 插入 Command 0.014 导丝至右肾动脉，速顺导丝推入 Abbott 4mm×15mm 球囊扩张支架系统，定位准确于右肾动脉开口，用压力泵注压 14atm 后，复行腹主动脉 DSA 造影，右肾动脉狭窄扩张满意，支架定位准确，显影良好。

（6）退出所有导丝、导管及动脉鞘，穿刺点压迫后用动脉压迫器加压包扎伤口。

（7）术顺，术后患者右足背动脉搏动"+"，左足背动脉搏动"+"，患肢皮温如前，安返病房。

2. 治疗后反应、病情变化和临床转归　患者血肌酐下降，血压稳定，详见病例 9 表 1。

病例 9 表 1　患者右肾动脉支架植入术前后血压和肾功能改变

时间	血肌酐（μmol/L）	血压（mmHg）	处理
2020 年 8 月 24 日	156	140/80	停替米沙坦氢氯噻嗪，改为玄宁 2.5mg/d
2020 年 9 月 1 日	145.7	140/80	9 月 2 日右肾动脉支架植入
2020 年 9 月 3 日	144	130/70	玄宁 2.5mg/d
2020 年 10 月 16 日	134.6	120/80	玄宁减为 1.25mg/d
2020 年 11 月 12 日	120.8	120/80	
2021 年 2 月 25 日	131.3	150/70	加用氯沙坦钾 50mg/d
2021 年 4 月 15 日	118.6	160/80	氯沙坦钾 50mg/d，玄宁加至 2.5mg，每日 2 次
2021 年 11 月 18 日	120.6	120/80	氯沙坦钾 50mg/d，玄宁 2.5mg/d

五、讨论

1. 概述　患者为老年男性，因发现血压增高 7 年，血压波动 1 年，血肌酐增高就诊，未发现其他可解释血肌酐增高和血压增高的因素。肾动脉磁共振平扫发现右肾动脉重度狭窄，随后肾动脉 CTA 予以确认，进一步造影显示右肾动脉狭窄 60%，故右肾动狭窄诊断明确。皮质和肾内血流模式图仍可见较多分支血流，提示患者可能可从支架植入术后获益，遂予以右肾支架植入术，术后血肌酐逐渐下降，血压也趋于稳定，提示至少在随访的时间内，右肾动脉支架植入对该患者血压和肾功能是有益的。

肾动脉狭窄（renal artery stenosis，RAS）定义为一侧或双侧肾动脉主干及（或）其分支直径减少 ≥ 50%，狭窄两端收缩压差 ≥ 20mmHg 或平均压差 ≥ 10mmHg。本病起病较隐匿，进展较快，当 RAS 严重时可引起肾血管性高血压（renal vascular hypertension，RVH）和（或）缺血性肾病（ischemic nephropathy，IN），如不及时治疗，可进展至终末期肾病。

2. 分类　据病因不同，RAS 分为两类：动脉粥样硬化性 RAS（atherosclerotic RAS，ARAS）和非动脉粥样硬化性 RAS。RAS 占高血压患者的 1% ~ 3%，占慢性肾脏病患者的 5.5%，占继发性高血压人群病因的 20%。肾动脉狭窄 90% 为 ARAS，好发于有多种心血管危险因素的老年人，其中 20% ~ 40% 为双侧 ARAS[1]。ARAS 进展的独立危险因素包括基线 RAS > 60%、收缩性高血压和糖尿病[2]。

3. ARAS 临床表现　包括偶然发现的 RAS、多种高血压综合征、肾功能异常和心脏异常。偶然发现、无症状 RAS 的患病率尚不清楚，但大多数患者可能属于这一类。患者因非肾脏的原因进行主动脉和下肢动脉影像学检查中发现。高血压和肾衰竭分别仅出现在 65.5% 和 27.5% 的患者中。一旦确定后，应定期对这些患者进行随访，观察其是否有其他临床表现，以及通过非侵入性检查（如超声）随访双肾动脉狭窄程度改变。

高血压与肾动脉狭窄共存时，并不能断定高血压或其加重就一定是由肾动脉狭窄所致，肾血管性高血压的诊断是回顾性的，即在进行血管重建术以后，血压得到显著改善者，才认为血压升高在一定程度上是由肾动脉狭窄所致。与难治性高血压相关的 ARAS 可能是肾素依赖性高血压叠加在原发性高血压背景上共同所致，对于严重双侧 ARAS 患者尤其如此。在这些患者中，肾血运重建往往可改善血压控制和（或）减少对降压药物的需求，但血管成形术以后高血压得到"治愈"（血压正常，无药物治疗）并不常见，也有不少患者在血管重建术后高血压并无改善。ARAS 引起血压急剧、严重升高时，可引起高血压急症，表现为急性肺动脉高压肺水肿、急性主动脉综合征、急性中风或短暂脑缺血、颅内出血、急性脑病或乳头水肿等。临床上对有上述症状的患者，应评估高血压的继发原因，对于确认有严重 RAS 的患者，肾血运重建可能获益。

4. 诊断　与此类似，肾功能异常与肾动脉狭窄共存时，也不能断定肾功能减退部分或完全是由肾动脉狭窄所致，需根据解除动脉狭窄后的肾功能改善情况等进行综合判断[2]。与 ARAS 相关的肾功能异常有两种类型：①血肌酐急性升高：可能是

ARAS 本身所致，也可能是在 ARAS 基础上，由于应用 ACEI、ARB 或利尿剂所致。对于血肌酐急剧升高，但尿沉渣不明显、无蛋白尿，且无急性肾小管损伤或间质性肾炎危险依据者，则应考虑 ARAS；②因其他原因进行影像学检查，发现有动脉粥样硬化或肾脏大小不对称表现的老年患者，血清肌酐出现无法解释的慢性升高，也应该考虑 ARAS 的诊断[2]。

一些 RAS 患者出现反复发作的突发性肺水肿，部分原因是后负荷突然增加所致，许多患者有高血压急症、醛固酮过量引起高血容量以及心室舒张功能障碍的超声心动图证据。但后负荷增加并非 RAS 患者发生急性肺水肿的唯一原因，因为部分患者出现突发肺水肿时，其血压并未严重升高。与无肾血管疾病的慢性心衰患者相比，RAS 患者的死亡率和住院率均有所增加。病例系列和回顾性研究表明，在 ARAS 患者的高危亚组中，肾血运重建可促进液体容量管理，减少住院，改善肾功能和心功能。然而，在两项大型前瞻性试验中，比较了药物治疗和肾动脉支架植入治疗 ARAS 的疗效，血管内治疗并未对心血管终点（包括慢性心衰住院）产生保护作用。有人认为，继发于 RAS 的肾素血管紧张素系统的慢性刺激可导致左室重构。RAS 和左心室肥厚患者可能出现胸痛综合征，而冠状动脉无明显病变（尽管可能存在微血管疾病）[2]。本病例平时活动 10 分钟左右即感到气急，提示其心脏可能受累。除了以上可能发病因素之外，也应考虑患者合并冠状动脉严重狭窄，据我们和其他学者研究，有一支冠状动脉严重狭窄的患者中，15% ~ 20% 存在严重肾动脉狭窄。

无创性影像学检查对 RAS 的诊断和严重程度评估有一定帮助，但不足以确定血管重建的必要性。肾脏多普勒超声（RDU）由实时灰阶超声和彩色脉冲波多普勒组成。RDU 可提供 RAS 的部位（近端对中端对远端）和严重程度（通过收缩期峰值速度[PSV]）的信息、肾阻力指数和肾脏大小，但在识别副肾动脉狭窄方面不如血管造影敏感。RAS > 60% 的多普勒标准包括肾动脉 PSV > 200cm/s 和肾 / 主动脉比率（RAR）> 3.5（定义为主动脉 PSV 与主动脉 PSV 的比率）。超声的可靠性取决于操作者的技能和经验以及患者的身体情况。腹主动脉计算机断层血管造影（CTA）提供了更高的空间分辨率，缺点是有辐射和需要用碘化造影剂。CTA 和磁共振血管造影（MRA）诊断肾动脉狭窄的敏感性和特异性都很高，都能很好地评估腹主动脉、识别副肾动脉，并确定肾动脉从主动脉分出的方向，这有助于指导肾血运重建的方法。具有增强钆的三维 MRA 提供了更好的动脉可视化和肾脏功能信息，局限性包括观察者之间的差异、高估管腔狭窄的倾向、运动和呼吸伪影的干扰，以及对中远端血管病变和小血管的敏感性有限。晚期 CKD 患者暴露于钆类药物后可能发生肾源性系统纤维化，故建议肾功能不全患者慎用钆类药物。一些中心已经报道成功使用改良的无对比度稳态自由进动 MRA 脉冲序列显示 RAS[3]。选择性血管造影仍然是确定动脉粥样硬化性 RAS 狭窄程度或其他动脉炎的金标准，是鉴别远端和分支或小血管疾病最可靠的方法，而其他筛查方法可能会遗漏这些疾病。动脉造影过程中测量狭窄处压力梯度，有助于确定病变的血流动力学，对指导治疗有较大价值。在对比剂诱发 AKI 风险很高的情况下，可以使用二氧化碳代替非离子碘化对比剂。进行有创选择性肾血管造影时，对皮质和肾实质内血流模式进行评估，也可为指导治疗提高有用信息[2]。

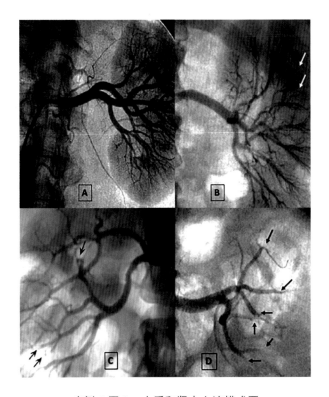

病例9图3　皮质和肾内血流模式图

注：A. 正常肾小动脉形态和肾图。在 ARAS 患者中，这种模式表明不存在肾病；B. 稍晚期的高血压肾病，伴有小动脉狭窄和远端小动脉消失（白色箭头），部分限制了流向皮质的血流。在 ARAS 患者中，这种模式表明虽存在一定程度的肾病，可能可从肾血运重建中获益；C. 严重高血压肾病，皮质血流量差，血管严重消失（黑色箭头）。在 ARAS 患者中，晚期肾病可能导致肾功能异常，肾血运重建后可能不会改善；D. 终末期高血压肾病的特征是缺乏皮质血流量和多个叶间动脉消失（黑色箭头）。这类 ARAS 患者不太可能从肾血运重建术中获益[2]。

4. 治疗

（1）经皮血运重建适应证（病例9图3）：根据指南，导致急性肺水肿的 ARAS 和恶性高血压患者是肾支架置入术的唯一 I 级适应证。ARAS 和不稳定型心绞痛、进行性肾功能不全、进展性或药物治疗效果差的高血压患者均具有肾支架置入术的Ⅱ级适应证。无症状单侧或双侧 ARAS 或单侧 ARAS 伴 CKD 的患者有ⅡB 级肾支架置入指征。对于 ARAS，单独使用 PTA 的效果不理想。2021 年 KDIGO 共识中也列出了 ARAS 是否血运重建指征[3]。

关于血运再通的效果，有随机临床试验比较了单用药物 VS 血管再通的疗效。一共有 8 项试验，3 项为 PTA 试验，1 项为 PTA 或支架，3 项为支架。所有单个试验和 3 篇荟萃分析结论均提示肾支架置入加药物治疗与单纯药物治疗之间的主要终点没有差异。尽管 4 项支架植入试验被认为是"里程碑式"研究，但它们都有严重的局限性，重要的不足之处是样本量、选择偏差（排除可能受益于血运重建的患者：与心脏不稳定相关的耐药或恶性高血压）；包括不可能受益于血运重建的患者（单侧 ARAS 伴显著肾病、中度 RAS 严重程度、ARAS 和严重蛋白尿）以及主要方法缺陷（未评估狭窄的生理意义、未评估肾脏灌注或实质性疾病、使用不可靠的肾脏终点），其中 RADAR[4] 招募缓慢而提前终止研究，STAR[5] 将不太可能获益的患者包括在内（非梗阻性 ARAS，晚期肾功能不全），ASTRAL[6] 研究中仅 40% 的患者狭窄 50% ~ 70%，将被认为受益于肾血运重建的患者被排除在外，以及不太可能获益的患者包括在内（非梗阻性 ARAS、晚期肾功能不全），CORAL[7] 研究排除了难治性高血压和心脏不稳定的患者，包括单侧 ARAS 和晚期肾功能不全患者，且 CORAL 研究没有报告狭窄 < 70% 的患者数量。

（2）血管重建后对肾功能结局的判断：本例患者右肾动脉狭窄仅 60%，并未达到共识中推荐的重度（> 75%）RAS，但仍从造影的皮质和肾内血流模式图中推测可能肾功能获益，提示该血流模式图可能更具有特异性。也呼应了预后研究中，RAS > 60% 狭窄即为 ARAS 进展的独立危险因素。血管重建后对血压结局的判断，在八项肾血运重建（PTA 或支架）加药物治疗与单纯药物治疗 ARAS 患者的随机临床试验中，7 项在血运重建术后血压没有改善。CORAL 患者的收缩压（2.3mmHg，$P = 0.03$）在统计学上有显著改善，有利于支架组。一些观察研究表明，临床标志物可能有助于识别在支架置入后可使高血压组得到改善的 ARAS 患者。该例患者术后仍需要服用降压药物，偶有血压波动，也提示可能导致其高血压的因素不单纯源于肾动脉狭窄。

六、专家点评

肾动脉狭窄是一种肾血管疾病，大多数是由动脉粥样硬化所致，是引起严重高血压和（或）肾功能不全的重要原因之一。本例患者为老年男性，因血压波动、血肌酐增高就诊，结合检查、病史，并通过肾动脉 MRA 及 CTA 发现右肾动脉重度狭窄，再行 DSA 见右侧肾动脉起始部狭窄 60%，右肾动脉狭窄诊断明确。肾动脉超声、MRA 及 CTA 对于诊断肾动脉狭窄的敏感性和特异性较高，可作为有效检查手段。血管造影是本病诊断的金标准，进行有创选择性肾血管造影时，对皮质和肾实质内血流模式进行评估，能为治疗提供指导。本例患者通过皮质和肾内血流模式图推测肾脏受损伤程度可能可逆，进而在只有 60% 狭窄的情况下，给患者进行了肾动脉血运再通。整个诊疗过程中肾内科与血管外科通力协作，术后随访发现患者在降低血压和改善肾功能方面有一定程度的获益。若在造影术前行同位素测定分肾功能，造影时测量狭窄处压力梯度等，可利于更全面评估肾脏血流情况。此外，介入治疗虽可快速解除肾动脉狭窄，但尚需积极预防再狭窄，远期疗效也尚待观察。

（华东医院　肖　婧　叶志斌）

参考文献

[1]Baumgartner I，Lerman LO.Renovascular hypertension：screening and modern management[J].Eur Heart J，2011，32（13）：1590-1598.

[2]Safian RD.Renal artery stenosis[J].Prog Cardiovasc Dis，2021，65：60-70.

[3]Hicks CW，Clark TWI，Cooper CJ，et al.Atherosclerotic Renovascular Disease：A KDIGO（Kidney Disease：Improving Global Outcomes）Controversies Conference[J].Am J Kidney Dis，2021.

[4]Zeller T，Krankenberg H，Erglis A，et al.A randomized，multi-center，prospective study comparing best medical treatment versus best medical treatment plus renal artery stenting in patients with hemodynamically relevant atherosclerotic renal artery stenosis（RADAR）-one-year results of a pre-maturely terminated study[J].Trials，2017，18（1）：380.

[5]Bax L，Woittiez AJ，Kouwenberg HJ，et al.Stent placement in patients with atherosclerotic renal artery stenosis and impaired renal function：a randomized trial[J].Ann Intern Med，2009，150（12）：840-848，W150-841.

[6]Investigators A，Wheatley K，Ives N，et al.Revascularization versus medical therapy for renal-artery stenosis[J].N Engl J Med，2009，361（20）：1953-1962.

[7]Cooper CJ，Murphy TP，Cutlip DE，et al.Stenting and medical therapy for atherosclerotic renal-artery stenosis[J].N Engl J Med，2014，370（1）：13-22.

病例 10

糖原累积病肾损害

一、临床资料

现病史：患者女，31岁，因"发现蛋白尿10个月、血肌酐升高1个月余"入院。患者10个月前因"肝病"于外院随访时查尿常规显示：比重1.020，pH 6.0，蛋白（+++），WBC 0个/HP，RBC 0个/HP，未予重视。1个月余前验血发现血肌酐145μmol/L，余不详；尿常规：比重1.015，pH 5.0，蛋白（+++），WBC 0个/HP，RBC 0个/HP，诊断为慢性肾脏病3期，予α酮酸口服。3天前复查血肌酐为152μmol/L，血常规提示RBC 2.67×10^{12}/L，Hb 86.0g/L，余正常。空腹血甘油三酯5.76mmol/L，γ-GT 732U/L，空腹血清葡萄糖2.96mmol/L，高密度脂蛋白0.78mmol/L，其余不详。现患者为求进一步治疗而收治入院。

发病以来，患者胃纳、夜眠可，大便1~2天/次，尿量每日800~1000ml，可见较多泡沫，无尿色加深。近期体重无明显改变。

既往史：患者自幼肝、脾大，外院消化科诊断为"先天性肝功能不全"（具体诊疗资料未见），间断予双环醇口服。自幼至今，反复低血糖发作，进食后好转。有贫血史多年，长期口服铁剂、叶酸片和维生素B_{12}。有痛风、高尿酸血症和高脂血症史10年余，间断服用别嘌醇。

初潮20岁，5~7天/35天。否认相关疾病家族史。

体格检查：T 36.4℃，P 74次/分，R 18次/分，BP 145/90mmHg。发育不良，身材矮小，营养中等，轻度贫血貌，头发稀疏。腹膨隆，肝脏下缘在脐下2指水平，脾脏下缘在脐水平，肝、肾区无叩击痛，腹部移动性浊音阴性。双下肢无水肿。

辅助检查：

血常规：WBC 3.8×10^9/L，Hb 78.0g/L，MCV 102.5fl，MCH 32.4pg，MCHC 316g/L，血小板 104.0×10^9/L，网织红细胞3.4%，ESR 66.0mm/h，CRP 7.2mg/L。

尿常规：比重1.014，pH 6.0，蛋白质+++，WBC 0个/HP，RBC 0个/HP；白蛋白/肌酐比237.41mg/mmol，β2MG 14.08mg/L↑。24小时尿液蛋白2.4g，尿糖、尿电

解质正常。

血生化＋电解质：ALT 27U/L，AST 104U/L，γ-GT 637.1U/L，总胆红素 3.3μmol/L，直接胆红素 2.2μmol/L，总蛋白 64g/L，白蛋白 37g/L，碱性磷酸酶 148U/L，乳酸脱氢酶 148.8U/L，尿素 17.4mmol/L，肌酐 184μmol/L，eGFR（CKD-EPI 公式）31ml/（min·1.73m^2），尿酸 396μmol/L，空腹血糖 3.1mmol/L，酮体（－）。

免疫球蛋白、补体、轻链、凝血全套、心肌酶、BNP 正常。风湿全套、ANCA、抗 GBM 抗体、肝炎标志物、肿瘤标志物正常。

铁代谢：血清铁 11.7μmol/L，铁蛋白 102.2ng/ml，叶酸 14.00nmol/L，维生素 B$_{12}$ 1311.0pmol/L。

血气分析：pH 7.239，PCO$_2$ 4.48kPa，PO$_2$ 19.51kPa，HCO$_3$ 14.5mmol/L，TCO$_2$ 15.6mmol/L，BEb －11.2，SBC 15.6mmol/L，BEecf －13.1，SO2% 98.9%。

血骨代谢：iPTH 143.9pg/ml，25-羟基维生素 D 4.5ng/ml，Ⅰ型胶原羧端肽 1201.0pg/ml，骨钙素（N-MID）44.7ng/ml，Ⅰ前胶原氨基端肽 104.4ng/ml。

腹部超声：脂肪肝趋势，脾大。右侧肾脏：上下径 116mm，左右径 52mm，左侧肾脏：上下径 111mm，左右径 46mm，两侧肾脏大小形态正常，肾包膜光整，肾内结构欠清晰，皮髓分界欠清楚，皮质回声增强，肾内血流分布减弱，其余泌尿系未见异常。

骨密度：骨量低于同龄人水平。

二、多学科诊疗建议

1. 多学科诊疗建议　患者自幼有肝、脾大，外院诊断为"先天性肝功能不全"，且伴有反复发作的低血糖、高脂血症和高尿酸血症史，因此考虑可能存在糖原贮积病，该病亦可累及肾脏。住院期间，患者多次血压超过 140/90mmHg。住院期间邀请多学科协助诊治。

（1）消化科诊疗建议：同意疑诊为糖原贮积病Ⅰ型，可行血乳酸水平测定、腹部影像学检查、肝穿刺病理检查和基因检测。

（2）内分泌科诊疗建议：患者有反复空腹低血糖史和慢性肝病史，需考虑肝源性低血糖，但同时需要与其他可能导致低血糖的疾病鉴别。建议行 OGTT 试验，发生低血糖时同步测血清胰岛素水平，查皮质醇水平，并完善胰腺、肾上腺影像学检查。

2. 完善检查结果：

血糖、胰岛功能：血乳酸 10.1mmol/L ↑（正常 0.7 ~ 2.1mmol/L）；OGTT 及胰岛素水平：空腹：血糖 2.8mmol/L，血清 C 肽 5.5ng/ml ↑（正常 0.3 ~ 3.37ng/ml），胰

岛素 9.0mIU/L（正常 4.03 ~ 23.46mIU/L）；餐后 2 小时：血糖 8.1mmol/L，血清 C 肽 20.0ng/ml，120 分胰岛素 74.0mIU/L（正常在餐后 30 ~ 60 分钟达峰，为空腹时的 5 ~ 10 倍）；血浆氢化可的松 495.4nmol/L，促肾上腺皮质激素 15.50ng/L（均正常）；肾上腺素刺激试验阳性：分别为在空腹和餐后 2h 予肾上腺素 0.02mg/kg 皮下注射，给药 1h 后测血糖。结果：患者空腹血糖 3.7mmol/L，给药 1h 后为 4.1mmol/L；餐后 2h 血糖 10.4mmol/L，给药 1h 后血糖为 10.7mmol/L。

腹部 CT：弥漫性肝大、脾大，脾静脉增粗可能。胆囊、胰腺、肾上腺未见明显异常（病例 10 图 1 ）。

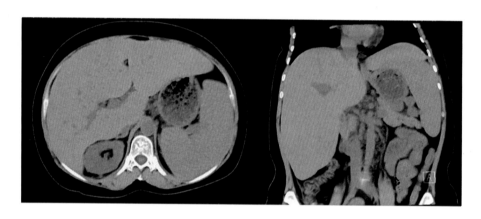

病例 10 图 1　腹部 CT 示弥漫性肝大、脾大

肝穿刺病理：肝小叶结构不完整，肝细胞广泛肿胀，胞质空泡透亮改变，少量肝细胞坏死，伴中等量炎症细胞灶性浸润分布，纤维组织中度增生，形成纤维间隔分隔肝小叶组织，包饶成多个肝细胞假小叶。PAS 染色显示肝细胞胞质强阳性（糖原沉积），符合肝糖原贮积病表现（病例 10 图 2 ）。

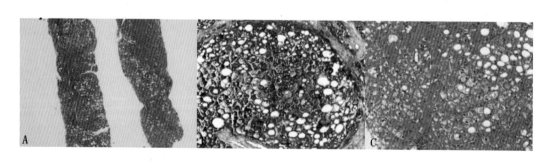

病例 10 图 2　肝穿刺病理

注：肝细胞胞质强阳性（糖原沉积），符合肝糖原贮积病。A.HE（ ×40 ），B.HE（ ×100 ），C.PAS（ ×100 ）。

　　肾穿刺病理：光镜：HE染色：8个小球，7个硬化，1个毛细血管塌陷，未见明显系膜细胞增生；肾小管部分萎缩，部分脱落坏死，部分见蛋白管型；间质灶性纤维化（约30%），少量炎症细胞散在浸润。血管未见明显病变。PAS染色：肾小管上皮细胞阳性（糖原沉积）。荧光：IgA-，IgG-，IgM+，C3-，C1q-，C4-，FN+/-，阳性者沿血管襻线状沉积。印象：早期硬化性肾病，符合糖原贮积病肾损害（病例10图3）。

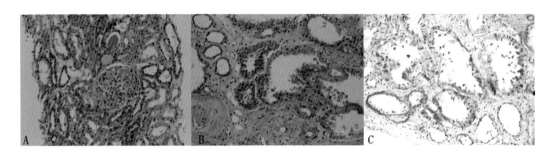

病例10图3　肾穿刺病理

　　注：肾小球大部分硬化，近曲小管上皮细胞胞质PAS阳性，符合糖原贮积病肾损害。A.HE（×100），B.HE（×100）C.PAS（×100）。

三、诊断分析

（一）诊断及诊断依据

1. 诊断　CKD G3bA2期，糖原贮积病肾病。

2. 诊断依据

（1）CKD G3bA2期：患者发现蛋白尿10个月，近1个月余多次查血肌酐升高，但变化幅度不大，B超提示双肾慢性肾病表现，故考虑患者存在慢性肾脏病。根据入院时eGFR 31ml/（min·1.73m²），尿ACR为237.41mg/mmol，患者目前属于CKD G3bA2期。

（2）糖原贮积病肾病：患者有幼年发病的肝脾大、反复低血糖，病程中有高脂血症、高尿酸血症、代谢性酸中毒。实验室检查证实有肝损，影像学检查提示明显肝脾大，肾脏偏大。病理检查见肝细胞和肾小管上皮细胞糖原沉积。这些都符合Ⅰ型糖原贮积病诊断。肾上腺素刺激试验阳性，证实患者为糖原贮积病中的肝-低血糖型，故考虑蛋白尿及肾功能不全由糖原贮积病肾病所致。

（3）其余诊断如肝功能不全、肝脾大、低血糖、高血压、高脂血症、高尿酸血症、痛风、乳酸酸中毒、贫血、白细胞减少、消化道出血、CKD-MBD等，诊断依据从略。

（二）鉴别诊断

1. 慢性肾小球肾炎 原发性慢性肾小球肾炎中微小病变肾病、局灶节段肾小球硬化、膜性肾病也可以表现为单纯性蛋白尿，后两者尤其是局灶节段肾小球硬化也可以有肾功能不全、高血压发生。患者为年轻女性，也是局灶节段肾小球硬化的好发人群。因此，患者也有同时罹患以上病理类型慢性肾小球肾炎的可能。但慢性肾小球肾炎不能解释患者肾小管上皮细胞糖原沉积，故从一元论考虑，患者原发病为糖原贮积病可能性大。

2. 自身免疫性疾病肾损害 如狼疮性肾炎等。患者为育龄女性，病程中不仅有肾脏损害，还伴有血细胞减少、肝损，需要与自身免疫性疾病，尤其是系统性红斑狼疮进行鉴别。但患者自身抗体均无异常发现，肾穿刺病理也不符合此类疾病表现，故该诊断不成立。

3. 高血压肾病、尿酸性肾病 患者既往有高尿酸血症、痛风病史，入院后发现高血压，这些也可能导致肾功能不全，但高血压肾病和尿酸性肾病不能解释患者中等量的蛋白尿，因此这两种疾病可能是本例 CKD 的促进因素之一，而非主要的病因。

4. 其他各种继发性、先天、遗传性肾小球疾病 目前暂无支持依据，因此不考虑诊断。

四、治疗经过及随访情况

给予患者优质低蛋白饮食加 α 酮酸，保持大便通畅。同时重点进行低血糖的防治，建议患者增加进食频率，保证碳水化合物的摄入量占能量供给的至少60%，尽可能减少半乳糖和果糖的比例，进食生玉米淀粉，密切监测血糖。加用氯沙坦钾降压降蛋白尿和保护肾脏，密切随访血压、肾功能、血电解质和尿蛋白水平。继续降脂、降尿酸、保肝、改善贫血、纠正代谢性酸中毒等治疗。

患者出院后遵照此方案治疗，病情稳定，低血糖发作减少。但是 1 个月后，患者出现纳差、进食后出现哽噎感、口腔溃疡、腹泻、发热，遂第二次入院。住院期间确诊消化道感染、粒细胞缺乏、CKD 合并急性肾损伤。给予抗感染、输血支持、粒细胞集落刺激因子等治疗后，患者全身病情缓解，血肌酐也由最高 323.10μmol/L 恢复至 161.3μmol/L。住院期间尿白蛋白／肌酐 49.33mg/mmol，24 小时尿蛋白 0.6g。继续原方案治疗，目前病情稳定。

五、讨论

（一）概述

糖原（glycogen）（C24H42O21）是一种由葡萄糖结合而成的支链多糖，是人体中葡萄糖的主要贮存形式。葡萄糖、乳酸、脂肪酸、甘油、某些氨基酸都可以通过适当的代谢途径转变为贮存的糖原。体内由葡萄糖合成糖原的过程称为糖原生成作用，由非糖物质生成葡萄糖或糖原的过程称为糖异生作用。糖原主要贮存在肝细胞及肌细胞胞质中，其他如心肌、肾脏、脑等，也含有少量糖原。

在人体需要的时候，糖原会迅速分解成葡萄糖并提供能量。比如在肌肉运动的前30分钟，糖原的快速分解是即刻且重要的能量来源。空腹条件下，肝糖原分解成葡萄糖并释放入血，这对维持空腹时的血糖水平至关重要。活细胞内糖原分解的过程是受激素及底物控制的多步骤的酶促反应。在多种酶的作用下，从糖原的非还原性末端开始，逐个切下葡萄糖基，生成 D- 葡萄糖 -1- 磷酸，再通过糖酵解等途径进一步分解产生能量和提供合成其他生物分子所需要的碳架。通过调节参加糖原合成及分解过程的酶的活性，机体的糖原代谢和血糖水准得以维持在正常水平。如果这些参与糖原合成和分解的酶缺乏或出现异常，糖原的代谢异常，就会产生糖原贮积病（glycogen storage disease，GSD）。

糖原贮积病是一种罕见的隐性遗传性疾病，其遗传方式大多数为常染色体隐性遗传，个别类型为伴 X 染色体遗传，发病率低于 1 ∶ 20 000。根据缺乏的酶的不同，糖原贮积病可以分为不同的类型。按照发现的顺序以罗马字母顺序命名，见病例 10 表 1。糖原贮积病也可根据累及脏器的不同分为肝脏糖原贮积病、肌肉糖原贮积病和其他类型。虽然糖原贮积的异常是其主要表现，但是患者还会表现出一系列与年龄相关的表型。其中肝 - 低血糖性糖原贮积病患者对胰高血糖素和肾上腺素的升血糖反应迟钝，胰高血糖素刺激试验或肾上腺素刺激试验可以帮助诊断。基因诊断可以明确各种类型。

病例 10 表 1　糖原贮积病的分型

类型	别名 / 亚型	受影响的酶或通路	基因	OMIM* 表型号
0	0a	肝糖原合成	GYS2	240600
	0b	肌肉糖原合成	GYS1	611556
I	Ia；von Gierke	葡萄糖 -6- 磷酸酶 α	G6PC	232200
	Ib；von Gierke	葡萄糖 -6- 磷酸转运酶	SLC37A4	232220
II	Pompe（庞贝病）	酸性 α 葡糖糖苷酶	GAA	232300

类型	别名 / 亚型	受影响的酶或通路	基因	OMIM* 表型号
Ⅲ	Cori/Forbes	糖原脱支酶	AGL	232400
Ⅳ	Andersen	糖原分支酶	GBE1	232500
Ⅴ	McArdle	肌糖原磷酸化酶	PYGM	232600
Ⅵ	Hers	肝糖原磷酸化酶	PYGL	232700
Ⅶ	Tarui	肌磷酸果糖激酶	PFKM	232800
Ⅸ	IXa	磷酸化酶激酶 α2 亚基	PHKA2	306000
	IXb	磷酸化酶激酶 β 亚基	PHKB	261750
	IXc	磷酸化酶激酶 γ 亚基	PHKG2	613027
	IXd	磷酸化酶激酶 α1 亚基	PHKA1	300559
Ⅹ		肌磷酸甘油酯变位酶	PGAM2	261670
Ⅺ #	Fanconi-Bickel	葡萄糖转移酶 2	SLC2A2	227810
Ⅻ	Aldolase A		ALDOA	611881
ⅩⅢ		β 烯醇酶	ENO3	612932
ⅩⅤ		Glycogenin-1	GYG1	603942
Danon 病		溶酶体相关膜蛋白 -2	LAMP2	300257
Lafora 病	2A	Laforin	EPM2A	254780
	2B	Malin	NHLRC1	254780

★ OMIM（Online Mendelian Inheritance in Man，人类孟德尔遗传在线）

其中，Ⅰ型糖原贮积病发病率最高，临床表现也最严重。Ⅱ型糖原贮积病临床表现与其相似，但病情相对较轻。

（二）Ⅰ型糖原贮积病（Ⅰ型 GSD）

1. 概述　1929 年由 Von Gierke 第一次描述本病，故又称 Von Gierke 病。Ⅰ型 GSD 的糖原代谢障碍是由组织内葡萄糖 -6- 磷酸酶（glucose-6-phosphatase，G6Pase）相关缺陷所致。G6Pase 的作用是将通过糖异生和糖原分解产生的 6- 磷酸葡萄糖（glucose-6-phosphate，G6P）分解为葡萄糖和无机磷，为饥饿状态下的机体提供葡萄糖并维持血糖正常。根据缺陷的具体部位不同，本病又可分为 4 型：Ⅰa 型（约占全部 GSD Ⅰ的 80%），为位于内质网内侧的催化亚基（基因位于 17 号染色体 q21）缺陷致 G6Pase 活性缺失；Ⅰb 型（约占全部 GSD Ⅰ的 80%），为 G6P 转运酶（G6PT，基因位于 11 号染色体 q23）缺陷所致，G6PT 的作用是将底物 G6P 转运入内质网。Ⅰc 型，为使磷酸盐通过内质网的转运蛋白（P-transporter）缺陷；Ⅰd 型，为使葡萄糖释出内质网的转运蛋白 GLUT7 缺陷。目前Ⅰc型、Ⅰd型仅有个例报道。

2. 临床表现

（1）反复发生的低血糖和生长发育迟缓：因糖原分解障碍、肝糖输出减少，患儿出生后即可出现低血糖，表现为苍白、震颤、呼吸暂停、啼哭、烦躁不安、多汗、惊厥甚至昏迷等。稍大儿童可表现为不易叫醒、倦怠、易饥，生长发育迟缓，佝偻病、骨质疏松和贫血；而胰高糖素治疗低血糖无效。肾上腺素刺激试验也不能使血糖升高。

（2）酮症、乳酸性酸中毒：前者因脂肪酸分解加速而引起，后者由于 G6P 不能转化为葡萄糖，以致糖酵解旺盛，乳酸生成过多。这是小儿患者死亡的主要原因。

（3）肝脏肿大：患儿出生时即有肝大或出生后肝脏快速增大，致腹部隆起。部分病人有单发或多发的肝脏腺瘤，可能转为恶性。

（4）高脂血症：长期低血糖促使脂肪分解增多，脂肪酸在肝脏中形成甘油三酯增多，形成高甘油三酯血症和高脂肪酸血症。高脂血症可能诱发胰腺炎和胆石病等。脂肪沉积于臀和四肢伸面形成黄色瘤。沉积在面部，形成"木偶脸"。

（5）高尿酸血症：G6P 通过戊糖磷酸通路致尿酸代偿性合成增多，同时乳酸生成和排泄增多，在肾小管竞争性抑制尿酸排泄，两者共同作用导致高尿酸血症，部分病人有痛风发作。

（6）贫血：Ⅰ型 GSD 患者常出现贫血，发病因素是多因素的，包括饮食控制、慢性乳酸性酸中毒、肾性贫血、出血、慢性病性贫血、控制不佳的代谢异常、肝腺瘤、肠道功能紊乱（Ⅰb型）等。因为铁调素在肝脏生成，有些患者存在铁调素异常表达，即铁调素水平在贫血时无法下调，导致铁吸收和利用障碍。

（7）Ⅰb型患者可伴有中性粒细胞减少、功能障碍，易反复发生感染；炎症性肠病风险增加，表现为发热、腹泻和溃疡等。

（8）肾脏表现：肾脏表现可以出现在儿童时期。随着年龄增加，肾脏糖原逐渐积聚，肾脏增大。早期表现为近端和远端肾小管功能损伤，后期表现为肾小球滤过率下降，甚至终末期肾病。

近端肾小管是肾脏能量代谢活跃部位，因此正常人此处葡萄糖 –6– 磷酸酶活性较高。Ⅰ型 GSD 患者因葡萄糖 –6– 磷酸酶缺陷，糖原在近端肾小管上皮细胞贮积，但不能转化为葡萄糖功能，使得近端肾小管功能受损，表现为碳酸氢根、磷酸盐、葡萄糖、氨基酸经肾丢失。控制糖代谢异常可以减轻肾小管功能损伤。

Ⅰ型 GSD 患者还常常存在低枸橼酸尿症和高钙尿症。其中高钙尿症可能的机制也是糖原贮积导致的近端肾小管功能受损，钠联钙重吸收减少。正常随机尿钙水平低于每天 4mg/kg 或 0.2mg/mg Cr，Ⅰ型 GSD 儿童普遍存在高钙尿症。

正常人原尿中 90% 的枸橼酸被重吸收，随着年龄增长，部分肾单位老化，枸橼酸最大重吸收能力下降，因此尿枸橼酸排泄量会相应增加。随机尿枸橼酸含量正常不低于每天 5mg/kg 或 300 ~ 400mg/gCr。但是在Ⅰ型 GSD 患者，尿枸橼酸排泄量不仅没有随着年龄增长而增加，反而出现下降，而且即使在病情控制、没有血液酸碱平衡紊乱的患者也存在。因此推断可能该病患者存在不完全远端肾小管酸中毒，参与了低枸橼酸尿症的形成。

尿中的枸橼酸是重要的钙离子螯合剂，尿枸橼酸排泄减少合并高钙尿症，使得尿钙易于沉积，形成肾结石、肾钙化甚至泌尿道钙化，增加泌尿道感染机会，促进肾实质损坏和肾功能减退。

高尿酸血症和痛风可能造成尿酸性肾结石、慢性间质性肾炎。

Ⅰ型 GSD 患者除了肾小管功能受损，也有肾小球受累的报道。病程早期肾小球处于高滤过状态，随后出现白蛋白尿，肾小球滤过率逐渐下降。

Ⅰ型 GSD 患者的肾穿刺病理表现多为局灶节段肾小球硬化，肾小球系膜区基质和细胞轻到中等度增多，毛细血管丛塌陷、玻璃样变。间质纤维化程度往往与肾功能不全程度符合，严重者出现肾小管萎缩。糖原贮积主要部位在近端肾小管上皮细胞，远端小管和集合管也可以有少量沉积。电镜可能见到肾小球基底膜增厚、分层，糖原沉积在异常基底膜处、系膜和肾小管上皮细胞胞质内，系膜细胞和内皮细胞增生，免疫荧光阴性。本例患者光镜表现符合糖原贮积病，可惜未行电镜检查。

3. 诊断　根据：①参考上述临床表现；②胰高血糖素或肾上腺素刺激后血糖无增高；③肝穿刺活检，病理学显示肝脏呈马赛克样苍白染色，细胞肿胀，脂肪变性，核内有大量糖原沉积；④基因诊断可以确诊：GSD Ⅰ a（G6PC，17q21），GSD Ⅰ b（G6PT，11q23）。如果有基因诊断，也可以不行肝脏穿刺。

附：肾上腺素刺激试验：分别在空腹或餐后 2h 予肾上腺素 0.02mg/kg 皮下注射，给药 1h 测血糖。如血糖较前升高 ≥ 2.5mmol/L 则为血糖明显升高，表示肝脏糖原可被分解为葡萄糖；如血糖升高 < 2.5mmol/L，则为血糖未明显升高，表示肝脏糖原不能被分解为葡萄糖。

本病例符合Ⅰ型糖原贮积病的大部分临床表现，肝肾穿刺提示肝细胞和肾小管上皮细胞糖原贮积，故考虑Ⅰ型糖原贮积病诊断成立，而且由于患者病程中曾出现粒缺伴消化道感染，需要注意是否为Ⅰ b 型。但是尚需基因诊断进一步帮助确诊和分型。

4. 治疗

（1）目的在于纠正和预防低血糖，预防惊厥，防止神经系统永久性后遗症，改善代谢紊乱。

（2）低血糖急性发作期的处理：立即快速静脉输入 25% 葡萄糖（0.5 ~ 1.0g/kg）。症状控制后改用 5% ~ 10% 葡萄糖液，并逐步减慢输入速度。此后根据血糖监测结果，调整给糖量，使血糖维持在 4 ~ 5mmol/L 为宜。

（3）长期维持治疗：为防治低血糖症，首要处理是多餐，每 2 ~ 3 小时进食一次，其中碳水化合物约占 60%。夜间可持续点滴高糖类营养液。尽可能少含半乳糖和果糖的食物，进食生玉米粉已成为重要的饮食疗法。

（4）其他对症治疗：因为易发生肾结石，因此建议应用抑制合成类降尿酸药物治疗高尿酸血症及痛风、碳酸氢盐或柠檬酸钾纠正代谢性酸中毒、调脂治疗、控制血压等。

（5）Ⅰb 患者需注意预防感染，可选用粒细胞集落刺激因子（granulocyte colony stimulating factor，G-CSF）治疗。

（6）肾脏并发症的治疗：有数据显示，控制Ⅰ型 GSD 患者的代谢异常（血糖、血脂、血尿酸、尿乳酸 / 肌酐比值等）可以减少患者尿蛋白排泄。但是单纯控制代谢异常是否可以延缓肾小球滤过率的下降仍不明确。因为本病早期存在肾小球高滤过，也有研究显示应用 ACEI/ARB 类药物，可延缓肾小球滤过率下降。因此，ACEI/ARB 获得指南推荐，用于Ⅰ型 GSD 患者降压、减少蛋白尿和延缓肾功能恶化。

Ⅰ型 GSD 患者应该定期随访尿检、肾功能、血及尿电解质和泌尿系彩超。除了根据蛋白尿和 eGFR 的水平评估患者肾脏损伤及功能状态，有血尿的患者需要特别注意是否存在高钙尿症、高尿酸尿症等，应用彩超了解是否有肾结石、泌尿系统钙化等。

高尿酸尿症患者需要水化、碱化尿液。高钙尿症患者也要适当水化，必要时应用噻嗪类利尿剂减少尿钙排泄，而襻利尿剂因为可能增加尿钙排泄，所以需要避免应用。

随着慢性肾功能不全的进展，患者会出现肾性贫血，同时慢性代谢性酸中毒、铁缺乏、出血也常常增加患者贫血的机会。儿童和青少年患者如出现严重贫血，可能影响其生长发育和认知能力。促红素、铁剂等药物应用同其余慢性肾脏病贫血患者。低氧诱导因子脯氨酰羟化酶抑制剂可以下调铁调素，可能对铁调素异常表达导致的贫血有效，但目前尚无该药应用于 GSD 的报道。

进入终末期肾病阶段的Ⅰ型 GSD 患者需要进行肾替代治疗，透析和肾移植均可考虑。拟移植患者，可以考虑肝肾联合移植。另外，基因治疗的方法也正在研究中。

本例通过相关治疗，减少了低血糖的发生，肾功能稳定，尿蛋白排泄减少，因此治疗有效。但病程中出现严重感染，导致急性肾损伤。因此在未来的肾保护方案中，除了必须包括饮食调节，控制高血压、高血脂、高尿酸血症，降蛋白尿，防止低血糖等延缓 CKD 进展的措施以外，还须防治各种各样的急性肾损伤，尤其是糖原贮积病患者易罹患的粒细胞减少、炎症性肠病等导致的急性肾损伤。

六、专家点评

糖原贮积病是由于糖原分解或合成代谢过程中酶缺陷的一类遗传性疾病。本例患者青年女性，因"发现蛋白尿 10 个月、血肌酐升高 1 个月余"就诊。患者自幼年起即存在肝脾大伴反复低血糖，病程中有发育迟缓、高脂血症、高尿酸血症、代谢性酸中毒等。结合病史、体征及包括肝、肾穿刺等多项检查结果，糖原贮积病肾损害诊断基本明确。若行基因检测则可替代穿刺活检，并可进行准确分型。本病的治疗目前以对症处理为主，尚不能从根本上纠正基因缺陷，但是只要坚持综合饮食治疗，早期发现、积极治疗并发症，预防、纠正代谢紊乱，可最大程度上提高患者的生活质量，延长生存时间。

（华东医院　傅辰生　叶志斌）

参考文献

[1]Ellingwood SS，Cheng A.Bioc hemical and Clinical Aspects of Glycogen Storage Diseases[J].J Endocrinol，2018，238（3）：R131-R141.

[2]Weinstein DA，Roy CN，Fleming MD，et al.Inappropriate expression of hepcidin is associated with iron refractory anemia：implications for the anemia of chronic disease[J].Blood，2002，100：3776-3781.

[3]Reitzma-Bierens WCC.Renal complications in glycogen storage disease type I[J].Eur J Pediatra，1993，152（suppl 1）：S60.

[4]Restaino I，Kaplan BS，Stanley C，et al.Nephrolithiasis，hypocitraturia，and a distal renal tubular acidification defect in type 1 glycogen storage disease[J].J Pediatr，1993，122：392-396.

[5] 王金泉，刘志红，王文荣，等 . Ⅰ型糖原贮积症肾损害临床表现和病理改变 [J].医学研究生报，2005，18（7）：618.

[6]Martens DH，Rake JP，Navis G，et al.Renal function in glycogen storage disease type Ⅰ，natural course，and renopreservative effects of ACE inhibition[J].Clin J Am Soc Nephrol，2009，4：1741-1746.

[7] 晋中恒，章友康．糖原贮积病Ⅰa型及其肾损害诊治进展 [J]．中国中西医结合肾病杂志，2019，20（11）：1019.

[8]Dambska M，Labrador EB，Kuo CL，et al.Prevention of complications in glycogen storage disease type Ⅰa with optimization of metabolic control[J].Pediatr Diabetes，2017，18（5）：327-331.

[9]Kishnani PS，Austin SL，Abdenur JE，et al.Diagnosis and management of glycogen storage disease type Ⅰ：a practice guideline of the American College of Medical Genetics and Genomics[J].Genet Med，2014，16（11）：e1.

[10]Bhattacharya K.Investigation and management of the hepatic glycogen storage diseases[J].Transl Pediatr，2015，4（3）：240-248.

[11]Jauze L，Monteillet L，Mithieux G，et al.Challenges of Gene Therapy for the Treatment of Glycogen Storage Diseases Type Ⅰ and Type Ⅲ [J].Hum Gene Ther，2019，30（10）：1263-1273.

病例 11

微小病变合并糖尿病性肾病

一、临床资料

现病史：患者女性，71岁，因"全身水肿2周"入院。患者2周前无明显诱因下出现颜面、双手及双下肢水肿，尿量如常，伴有腹胀腹痛、嗳气、恶心，无胸闷、心慌，无胸痛，无呼吸困难，无头晕，无尿量减少，无发热。曾至亭林医院住院治疗，查血白蛋白24g/L。给予控制血压、血糖、抗凝、营养神经、改善心肌供血、利尿、补充白蛋白等治疗后，患者症状未见好转，遂昨日至我院急诊就诊。2020年3月5日血常规：白细胞 $10.24 \times 10^9/L$ ↑，血小板 $352 \times 10^9/L$ ↑，中性粒细胞 $7.5 \times 10^9/L$ ↑，CRP < 0.80mg/L。血生化及电解质示：葡萄糖7.2mmol/L↑，尿素氮7.7mmol/L↑，钾2.9mmol/L↓，钠130.1mmol/L↓，肌酸激酶304.0U/L↑，CK同工酶76.3U/L↑，为求进一步诊治收住入院。

既往史：既往确诊有2型糖尿病史15年，现诺和锐及二甲双胍缓释片控制。既往确诊有高血压病史，平日服用奥美沙坦氢氯噻嗪、马来酸左旋氨氯地平片（玄宁）控制。既往确诊有冠心病史10余年，既往确诊慢性支气管炎病史数年。否认手术史。

体格检查：T 36.8℃，P 80次/分，R 20次/分，BP 110/80mmHg。无贫血貌，营养发育中等，精神一般，神志清晰，表情自然，体检合作，面色萎黄，体位步态无异常。皮肤黏膜无黄染，无瘀点、瘀斑，无出血点。头颅无畸形，眼睑水肿，巩膜无黄染，双下肢中度水肿，肌力正常。

辅助检查：

血常规：白细胞 $10.24 \times 10^9/L$ ↑，血小板 $352 \times 10^9/L$ ↑，中性粒细胞 $7.5 \times 10^9/L$ ↑，CRP < 0.80mg/L。

尿常规：蛋白质4+，尿葡萄糖4+，隐血3+，非鳞状上皮细胞1+，透明管型1+。24小时尿蛋白7.71g/24h↑。

血生化：总蛋白43.8g/L↓，白蛋白21.1g/L↓，白球比例0.9↓，葡萄糖11.37mmol/L↑，尿素氮7.1mmol/L↑，血肌酐124.0μmol/L↑，eGFR 42.46ml/（min·1.73m²）↓，钾3.35mmol/L↓，钠135mmol/L↓，钙1.93mmol/L↓。

血凝检验报告：凝血酶原时间测定 10.70 秒↓，纤维蛋白原 5.86g/L↑，D- 二聚体 0.96mg/L↑；

尿免疫检验：尿 α_1 微球蛋白 307.0mg/L↑，尿 β_2 微球蛋白 101.0mg/L↑，尿 IgG 53.70mg/L↑，尿转铁蛋白 6.05mg/L↑，尿白蛋白 19 100.00mg/L↑。

铁蛋白：288.3ng/ml↑。

糖化血红蛋白：8.80%↑。

血免疫检验：免疫球蛋白 IgG 3.91g/L↓，余基本正常。

胸部 CT 平扫检查：慢性支气管炎、肺气肿，两肺内散在慢性炎症。

上腹部 CT 检查：①腹腔少量积液；②附见双侧少量胸腔积液。胸腹部皮下软组织广泛水肿。心脏起搏器术后改变。

肾穿刺活检病理：考虑为微小病变肾病，但不排除局灶节段性肾小球硬化症，伴有早期糖尿病肾病。

二、多学科诊疗建议

1. 多学科诊疗建议　患者因临床情况复杂，合并肾脏、呼吸系统、内分泌系统等多脏器功能受累，于是邀请多学科协助诊治。

（1）内分泌科诊疗建议：患者符合糖尿病病史，患者糖化血红蛋白偏高，近期血糖控制欠佳，予加强血糖控制。患者合并肾脏受损出现大量蛋白尿，建议必要时予以胰岛素治疗，密切监测血糖控制控制情况。

（2）呼吸科诊疗建议：患者既往有慢性支气管病史，目前患者病情平稳，建议避免受寒、注意保暖等一般治疗，呼吸科随访诊治。

（3）心内科诊疗建议：患者既往有冠心病病史，目前病情尚平稳，继续予以目前治疗方案，必要时予以冠脉造影等检查，考虑患者合并大量蛋白尿等情况，密切随访诊治。

（4）营养科诊疗建议：患者蛋白质 – 热能营养不良，建议每日供能 1300 ～ 1500kcal/ 天，增加肠内营养支持，增加食物中优质蛋白质类食物，监测营养状况。

（5）我科科内讨论：患者以全身水肿就诊，临床上糖尿病肾病的全球发病率逐年增高，应当重视 DM 合并蛋白尿患者的诊断和筛查，肾活检病理是确诊 DKD 的金标准，也是 DKD 诊治方案的基础，临床暂考虑为糖尿病肾病可能，需要进一步肾穿刺活检进一步明确诊断。

2. 补充检查结果　肾穿刺活检病理：光镜：肾小球系膜细胞和基质轻微增生，

个别肾小球球囊周纤维化；肾小管上皮细胞颗粒变性，部分肾小管管腔扩张，刷毛缘消失，部分肾小管基底膜增厚，管腔轻度缩小；肾间质水肿，散在炎症细胞浸润；小动脉管壁增厚，管腔狭窄（病例 11 图 1）。免疫荧光：未见免疫复合物沉积（病例 11 图 2）。透射电镜：基底膜轻度均质增厚，足突弥漫融合，有微绒毛变（病例 11 图 3）。

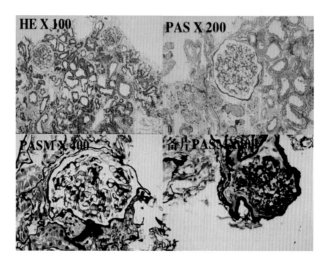

病例 11 图 1　肾穿刺活检光镜情况

肾小球系膜细胞和基质轻微增生，个别肾小球球囊周纤维化；肾小管上皮细胞颗粒变性，部分肾小管管腔扩张，刷毛缘消失，部分肾小管基底膜增厚，管腔轻度缩小；肾间质水肿，散在炎症细胞浸润；小动脉管壁增厚，管腔狭窄。

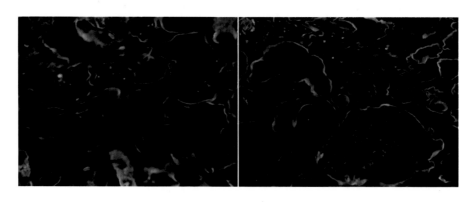

病例 11 图 2　肾穿刺活检免疫荧光检查
注：未见免疫复合物沉积（×400）。

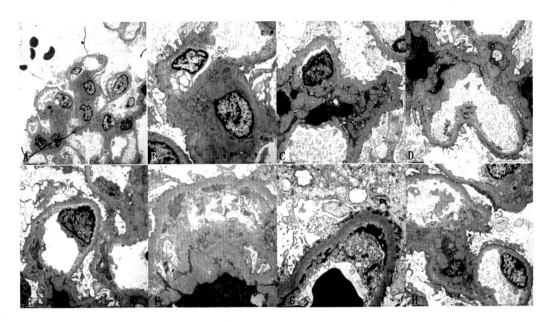

病例 11 图 3　肾穿刺活检透射电镜检查

注：基底膜轻度均质增厚；足突弥漫融合，有微绒毛变（×20 000）。

三、诊断分析

1. 诊断及诊断依据

（1）诊断：肾病综合征（微小病变）合并糖尿病性肾病。

（2）诊断依据：患者既往确诊有 2 型糖尿病史 15 年病史，本次无明显诱因下出现颜面、双手及双下肢水肿，尿量如常，可及大量泡沫尿，无肉眼血尿，辅助检查示血清白蛋白 21.1g/L，尿蛋白质 4+，我科行肾穿刺活检肾穿刺病理，考虑为微小病变肾病，但不排除局灶节段性肾小球硬化症，伴有早期糖尿病肾病，故诊断。

2. 鉴别诊断

（1）慢性肾炎综合征：慢性肾炎综合征指以血尿、蛋白尿、高血压、水肿为表现的一组综合征，而肾病综合征主要见大量蛋白尿、低蛋白血症、高血脂、水肿为主要临床表现，两者可根据实验室检查结果以及不同的临床表现进行鉴别。

（2）过敏性紫癜肾炎：好发于青少年，有典型的皮肤皮疹，可伴关节痛、腹痛及黑粪；多在皮疹出现后 1 ～ 4 周左右出现血尿和（或）蛋白尿，典型皮疹有助于鉴别诊断。

（3）肾淀粉样变性：好发于中老年，肾淀粉样变性是全身多器官受累的一部分。原发性淀粉样变性病因不清，主要累及心、肾、消化道（包括舌）、皮肤和神经；继发性淀粉样变性常继发于慢性化脓性感染、结核、恶性肿瘤等疾病，主要累及肾脏、肝和脾等器官。肾受累时体积增大，常呈肾病综合征。肾淀粉样变性常需肾活检确诊。

四、治疗经过及随访情况

患者 2020 年 2 月双下肢及颜面部水肿，3 月 11 日我科行肾穿刺活检肾穿刺病理，考虑为微小病变肾病，但不排除局灶节段性肾小球硬化症，伴有早期糖尿病肾病，予甲强龙静脉滴注，每天 40mg，共 8 天，改泼尼松每天 60mg 口服，后逐渐减量，并使用 ARB 阿利沙坦酯胶囊每天 240mg，蛋白尿转阴，水肿好转。

出院后患者门诊定期随访，全身水肿及大量蛋白尿好转。出院后 3 个月复查尿液分析检查示尿蛋白阴性，血清白蛋白 37g/L，24 小时尿蛋白定量 1.6g/24h。出院后 6 个月内泼尼松规律减量至 10mg/ 天，患者症状未反复，患者病情稳定。

五、讨论

肾病综合征（NS）是肾内科常见的疾病，根据其病因及病理类型的不同，治疗方案及预后亦不尽相同。糖尿病是导致继发性 NS 的常见病因。相关研究显示，糖尿病已成为我国慢性肾脏病（CKD）的首要病因 [1～2]，并非所有糖尿病肾病患者的肾功能不全单纯由糖尿病导致的。患有 CKD 和糖尿病（1 型或 2 型）的患者可以是真正的 DKD（即 CKD 是糖尿病直接结果），也可以是非糖尿病肾病（NDKD）与糖尿病同时存在，或 DKD 和 NDKD 共存。糖尿病合并 CKD 时，肾脏损害包括糖尿病肾脏病（DKD）、非糖尿病肾病（NDRD）、DKD 合并 NDRD。肾脏穿刺活检病理学检查作为明确诊断的唯一有效方式 [3]，因其存在的相关风险并非能被每位患者所接受，尤其是合并糖尿病的 CKD 患者，往往被接诊医生凭临床经验诊断为糖尿病肾病，从而出现误诊。误诊原因多为接诊医生诊断思维的局限性及片面性，未及时行肾脏活检病理学检查。临床医生如遇糖尿病患者合并肾脏损害，肾活检仍是明确诊断的有效方式。糖尿病患者肾活检术后并发症发生率并不高于其他 CKD 患者。年龄亦非肾活检术的禁忌，老年患者行肾穿刺活检有助于治疗且相对安全。建议在无禁忌证的情况下积极行肾穿刺活检术，避免误诊及漏诊的情况出现 [4]。从本例 2 型 DM 合并 MCD 患者的诊治情况来看，此类患者的临床和病理非常值得关注。患者就诊时的临床表现往往同典型的临床 DN 非常相似，常表现为严重的肾病综合征和（或）肾功能不全。此种情况易被部分医生错误地诊断为 DN 中晚期，放弃进一步行肾活检明确诊断，从而丧失了适当的治疗机会。

微小病变型肾病（minimal change disease，MCD），是最常见的肾病综合征的病理类型之一。病理特点如同其名称一样，肾小球几乎是正常的，仅仅有微小的病变，偶尔会有系膜区的系膜细胞或基质增生，光镜下见不到毛细血管内细胞增生或球囊粘连、节段性硬化等，诊断的标准是：电镜下见到足细胞的足突弥漫性融合，肾小管颗粒样或空泡变性，常伴有间质水肿。此外，微小病变常伴有特发性肾衰竭，病理上多表现为肾小管的损伤，出现肾小管扩张，重度空泡变性，甚至出现上皮细胞脱落，并伴随严重的间质水肿等[5]。微小病变型肾病综合征（MCNS）是儿童肾病综合征的最常见病因，只占成人 MCNS 的 15% ~ 20%。很少有随机对照的临床研究探讨成人 MCNS 的临床病程。本病例光镜示肾小球系膜细胞和基质轻微增生，个别肾小球球囊周纤维化；肾小管上皮细胞颗粒变性，部分肾小管管腔扩张，刷毛缘消失，部分肾小管基底膜增厚，管腔轻度缩小；肾间质水肿，散在炎症细胞浸润；小动脉管壁增厚，管腔狭窄；透射电镜情况示基底膜轻度均质增厚，足突弥漫融合，有微绒毛变。

原发性肾小球疾病，如微小病变性肾病（MCD）、局灶节段性肾小球硬化（FSGS）以及膜性肾病等，以及系统性疾病（如糖尿病、系统性红斑狼疮以及淀粉样变性）都可以表现为肾病综合征。虽然病因各不相同，但这部分患者在病理生理、临床表现、并发症、治疗等方面具有一些共同特点。对这些共性的研究一直是肾脏病学者关注的热点[6]。2002 年 NS 研究小组发行的"难治性肾病综合征指南（成人病例）"是日本第一个 NS 指南。2011 年，该研究小组和日本肾病协会（JSN）联合发行了日本第二个指南：肾病综合征指南。NS 研究小组以及 JSN 目标在 2014 年发行第三个 NS 指南。该新指南旨在通过循证医学为临床提供建议，并以描述一系列临床问题（CQs）的形式来展现。肾病综合征（NS）是以外周水肿、大量蛋白尿、低白蛋白血症和高胆固醇血症为主要表现的临床综合征。大多数成人 NS 病例归因于原发性肾小球疾病，包括局灶节段性肾小球硬化（FSGS）、膜性肾病（MN）微小病变肾病（MCD）。肾病综合征与一系列不良结局相关，包括全身感染、心血管和血栓栓塞事件以及急性肾损伤[7]。NDRD 在国内外接受肾活检的 2 型 DM 患者的肾脏病理资料中都相当常见，既可独立存在，也可以合并 DN 同时存在。由于各家对于 2 型 DM 患者合并肾损害时，进行肾活检的标准不尽相同，因此 NDRD 在 2 型 DM 患者中的发病率有较大差异，由 10% ~ 60%。来自亚洲地区的报道多提示，IgA 肾病是最常见的 NDRD，而来自欧美的报道则提示 MN 是比较常见 NDRD[8]。MCD 是 NDRD 中相对少见的一种类型，尤其成人 2 型 DM 合并 MCD 的情况更为少见，文献报道以个案为主，缺乏对 MCD 合并 2 型 DM 比较详尽的临床、病理及治疗情况的描述[9-11]。MCD 是引起儿童和成人肾病综合征的常见原因。一部分 MCD 可以并发 ARF，主要由于肾前性氮质血症或 MCD 特发性急性肾衰竭引起。MCD 并发 ARF 多见于成人，尤其是并发高血压良性肾小动脉硬化的老年人，病理上显示肾间质水肿明显伴或不伴肾小管坏死。

在成人中，微小病变型肾病综合征（MCNS）占所有肾病综合征的 10% ~ 25%[12]。目前对于成人微小病变型肾病综合征，糖皮质激素是经典的首要治疗方法。糖皮质激素是现阶段临床上最早应用于微小病变肾病（MCD）的治疗，取得十分显著的临床疗效。尽管这一疗法至今已数十年，但目前治疗 MCD 仍然首选糖皮质激素。糖皮质激素对于患者全身多处免疫反应环节均有明显的抑制作用，不仅能够抑制巨噬细胞吞噬、处理患者体内抗原，而且能够通过特异性抗炎、抑制细胞因子生成、抑制白细胞趋化以及稳定容酶抗体抑或是抗补体等机制而取得临床疗效。①口服激素常作为 MCNS 的初始治疗方案，反应率 ≥ 90%（证据等级 B/C1）；②联合运用激素及环孢素对降低尿蛋白更有效，并可缩短复发性 MCNS 患者完全缓解的时间，但环孢素是否可防止肾功能下降不明确（证据等级 C1）；③口服激素作为初始治疗方案对 FSGS 有效，缓解率为 20% ~ 50%，但其功效依赖于病理类型，对于激素抵抗的病例需联合运用免疫抑制剂（证据等级 C1）；④联合运用激素及环孢素对 FSGS 有效（证据等级 C1）；⑤对频繁复发的成人 NS，在激素的基础上加用环孢素或环磷酰胺可有效降低尿蛋白水平（证据等级 C1）；⑥对激素抵抗的 FSGS，加用环孢素可有效降低尿蛋白水平（证据等级 C1）。大多数患者（80% ~ 90%）对糖皮质激素治疗敏感，一般治疗 10 ~ 14 天后开始出现利尿效应，蛋白尿可在数周内转阴，人血白蛋白逐渐恢复正常，但易复发。此例患者如在正确诊断后给予糖皮质激素治疗，NS 往往迅速缓解。相反，如果仅强调使用 ACEI 和（或）ARB，则非但 NS 不易缓解，NS 并发的 ARF 反而可能进一步加重。不同的临床处理，结果相去甚远。因此，临床上仔细分析两者的差异就显得非常重要。

MCD 治疗流程图如下（病例 11 图 4）：

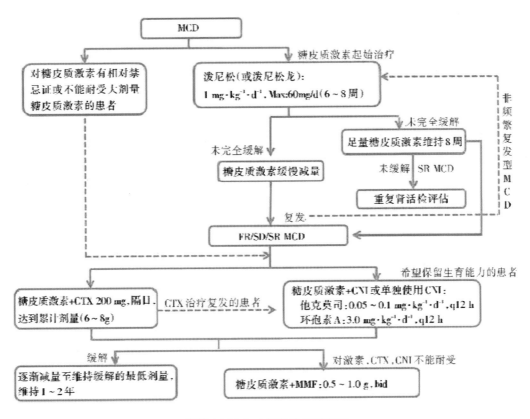

病例 11 图 4　MCD 治疗流程图

六、专家点评

随着肾活检技术的开展及普及，接受肾活检的 2 型 DM 患者的肾脏病理资料中合并非糖尿病性肾小球疾病（NDRD）都相当常见。该病例为 2 型 DM 合并 MCD，从患者的诊治情况来看，此类患者的临床和病理有以下几点值得关注：①患者就诊时的临床表现往往同典型的临床 DKD 非常相似，常表现为严重的肾病综合征和（或）肾功能不全。此种情况易被部分医生错误地诊断为 DKD 中晚期，放弃进一步行肾活检明确诊断，从而丧失了适当的治疗机会；②此类患者如在正确诊断后给予糖皮质激素治疗，NS 往往迅速缓解。相反，如果仅强调使用 ACEI 和（或）ARB，则非但 NS 不易缓解，NS 并发的 ARF 反而可能进一步加重。不同的临床处理，结果相去甚远。因此，临床上仔细分析两者的差异就显得非常重要，这些差异包括：① 2 型 DM 合并 MCD 的患者 NS 往往快速出现，而 DKD 出现 NS 需要时间较长；②眼底视网膜病变较轻，多以糖尿病视网膜 Ⅰ、Ⅱ 期改变为主，而表现为 NS 的 DKD 患者眼底改变多为 Ⅲ 期以上；③合并高血压的情况不明显，而 DKD 合并 NS 的患者绝大多数合并明显高血压；④除并发 ARF 外，患者肾功能基本正常，而 DKD 合并 NS 患者绝大多数已出现肾功能低下。当这些差异提示 2 型 DM 合并 MCD 的可能时，肾活检病理将提供进一步的病理学依据，包括相对轻微的肾小球病变和正常的肾小球基底膜厚度等。总之，对于 2 型 DM 合并 NS 的患者，不应草率地诊断为 DKD，对可疑的患者应作肾脏病理检查进行鉴别诊断。2 型 DM 合并 MCD 的患者对糖皮质激素治疗反应良好。

（金山中心医院 刘 琨）

参考文献

[1] 中华医学会糖尿病学分会微血管并发症学组 . 中国糖尿病肾脏疾病防治临床指南 [J]. 中华糖尿病杂志，2019，11（1）：15-28.

[2] 中华医学会糖尿病学分会 . 中国 2 型糖尿病防治指南（2020 年版）[J]. 中华糖尿病杂志，2021，13（4）：315-409.

[3]Anders HJ，Huber TB，Isermann B，et al.CKD in diabetes：diabetic kidney disease versus nondiabetic kidney disease[J].Nat Rev Nephrol，2018，14（6）：361-377.

[4] 徐静，胡晓帆，黄威，等 . 糖尿病肾病与伴糖尿病的非糖尿病肾脏疾病患者临床病理特征分析 [J]. 中华内科杂志，2017，56（12）：924-929.

[5]Alain M，Patrick N.Acute kidney injury complicating nephrotic syndrome of minimal change disease[J].Kidney Int，2018，94（5）：861-869.

[6]Canetta PAA，Jai R.The Evidence-Based Approach to Adult-Onset Idiopathic Nephrotic Syndrome[J].Front Pediatr，2015，25（3）：78.

[7]Alan G，Thida Tan，Glenn Chertow，et al.Primary Nephrotic Syndrome and Risks of End-Stage Kidney Disease，Cardiovascular Events，and Death：The Kaiser Permanente Nephrotic Syndrome Study[J].J Am Soc Nephrol，2021，32（9）：2303-2314.

[8]Wong TY，Choi PC，Szeto CC，et al.Renal outcome in type 2 diabetic patients with or without coexisting nondiabetic nephropathies[J].Diabetes Care，2002，25（5）：900-905.

[9]Stokes MB，Kw akye J，D Agati VD，et al.Nephr otic syndrome and ARF in a diabetic patient[J].Am J Kidney Dis，2003. 41：1327-1333.

[10]Matsuda M，Haya shi Y，Shikata K，et al.A case of early stage diabetic

nephropathy complicated by minimal change nephrotic syndrome treated with cyclosporin A[J].Nephron，1997，75：490-491.

[11]Doman TL，Jenkins S，Cotton RE，et al.The nephrotic syndrome at presentation of insulin dependent diabetes mellitus；cause or coincidence[J].Diabet Med，1988，5：387-390.

[12]Mccloskey O，Maxwell P.Diagnosis and management of nephrotic syndrome[J].The Practitioner，2017，261（1801）：11-15.

病例 12

IgG4 相关性疾病

一、临床资料

现病史：患者女性，65 岁，因"反复皮肤出血点 9 年余，维持性腹透 4 年，口干少泪 1 个月"入院。2011 年 2 月患者无明显诱因出现双下肢散在出血点，休息后可缓解。2011 年 8 月初下肢出血点增多，累及大腿根部及左上肢，腋窝及颈下自及多发肿物，伴尿中泡沫、洗肉色尿、面色苍白、全身关节酸痛。外院血生化示球蛋白升高、白球比倒置。影像学检查示颈部、腋窝、腹股沟多发淋巴结肿大，腹膜后广泛增大融合淋巴结。行肾穿刺活检术，病理回报：间质性肾炎，肾间质水肿，弥漫散在炎细胞浸润、灶性加重，部分肾小管腔内见管型。免疫荧光无特殊。予激素（甲强龙）+ 免疫抑制剂（环磷酰胺 0.6g × 14 次，累计 8.4g）治疗，治疗后患者症状略有好转，但后续未规范治疗。随访过程中患者持续血尿、蛋白尿，肾功能进行性恶化，2015 年 7 月于我院行腹膜透析导管置入术维持腹透至今。1 个月前患者自觉口干少泪，吞咽困难，饮水后无缓解，伴乏力纳差消瘦，现为进一步诊治入院。

既往史：既往确诊高血压 6 年余，最高 205/105mmHg，近期血压 130 ~ 140/60 ~ 80mmHg，未服药；既往确诊甲状腺癌，我院行腔镜下双侧甲状腺全切术 + 左侧颈部淋巴结清扫 + 喉返神经探查术，术后口服优甲乐至今。

体格检查：T 36.5℃，P 70 次 / 分，R 20 次 / 分，BP 98/74mmHg。贫血貌，眼睑稍水肿，腋窝及颈下可及多发肿物，质韧，活动性可。双下肢无明显凹陷性水肿，可见少量散在出血点。

辅助检查：

血常规：白细胞 5.0×10^9/L，血红蛋白 63g/L ↓，血小板 281×10^9/L。

尿常规：尿蛋白 + ↑，潜血 ++++ ↑，24h 尿蛋白 632mg/24h ↑。

血生化 + 电解质：总蛋白 82g/L ↑，Alb 16g/L ↓，白球比 0.2 ↓，Scr 689μmol/L ↑，BUN 11.1mmol/L，Ca2+ 1.99mmol/L ↓，P+ 1.89mmol/L ↑。

凝血常规：纤维蛋白原 5.06g/L ↑，凝血酶原时间 13.4s，部分凝血酶原时间

41.1s↑。

血沉：69mm/h↑。

甲状腺功能：FT4 11.5pmol/L↓，TSH 58.8mIU/L↑。

自身抗体：（包括抗ds-DNA、抗SSA、ANCA，抗GBM抗体等）均未见异常。

免疫固定电泳：IgG、IgA多克隆增高。

免疫球蛋白亚类：血清IgG 46.2g/L↑，血清IgA 6.30g/L↑，血清IgM 0.9g/L，kappa轻链12.1g/L↑，Lambda轻链6.19g/L↑，血清IgG4 18.6g/L↑。

胸部CT：双肺散在炎症，部分间质改变，支气管血管束增厚（病例12图1）。附见双侧腋窝多发淋巴结肿大。

腹部CT：肝囊肿，胆囊壁胆固醇沉着，胆囊泥沙样结石，胰腺钩突处囊肿，脾大，后腹膜见明显肿大淋巴结包绕血管（病例12图2）。

B超：双侧腋下多发淋巴结肿大，双侧腹股沟区多发淋巴结肿大。

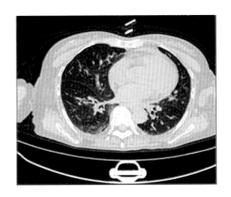

病例12图1 患者胸部CT

注：可见双肺散在炎症，支气管血管束增厚。

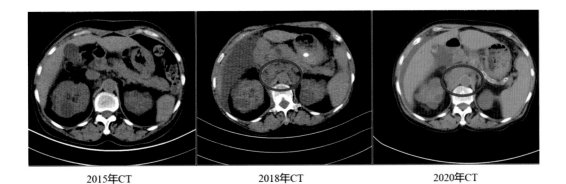

2015年CT　　　　　2018年CT　　　　　2020年CT

病例12图2 患者腹部CT（胰腺脾脏平面）

可见软组织逐渐包绕主动脉，随病程时间而进展，20 年 CT 附见脾动脉钙化。

二、多学科诊疗建议

1. 多学科诊疗建议　患者因临床情况复杂，合并肾脏、甲状腺、血液等多脏器功能受累，邀请多学科协助诊治。

（1）内分泌科诊疗建议：患者符合甲状腺功能减退症，建议完善甲状腺超声，予优甲乐 125μg/ 天口服，定期复查甲状腺功能及抗体。

（2）血液科诊疗建议：患者贫血、多发淋巴结肿大、免疫球蛋白增高，建议完善骨髓穿刺、淋巴结活检、免疫增殖分型等检查，必要时行 PET-CT 检查，予以罗沙司他纠正贫血等对症支持治疗。

（3）营养科诊疗建议：患者蛋白质 - 热能营养不良，建议每日供能 1300 ~ 1500kcal/ 天，增加肠内营养支持，增加食物中优质蛋白质类食物，监测营养状况。

（4）我科科内讨论：患者诉口干、吞咽困难、少泪，需考虑干燥综合征，需补充唇腺活检、泪液分泌试验等检查；患者血清 IgG4 升高伴多脏器功能受累，需考虑 IgG4 相关性疾病。

2. 补充检查结果

（1）骨髓穿刺：骨髓造血组织增生活跃，髓系增生活跃，红系增生减低，巨核增生活跃，可见浆细胞成簇分布，浆细胞占 5%。腋下淋巴结穿刺活检（病例 12 图 3、4）示：淋巴结结构尚存，内见多量成熟浆细胞浸润，结合免疫酶标记结果（IgG4/IgG ＞ 40%）及临床可符合 IgG4 相关性淋巴结病。CD3(T 淋巴细胞 +)，CD20(B 淋巴细胞 +)，CK（ - ），CD21（滤泡 +），CD79a（ B 淋巴细胞 +），IgG（ + ），IgG4（部分 +），Kappa（部分 +），CD38（ + ），CD138（ + ），Lambda（部分 +），MUM1（ + ），Ki67（10%+ ）。

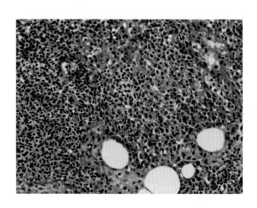

病例 12 图 3　患者淋巴结组织（HE 染色），可见多量成熟浆细胞浸润

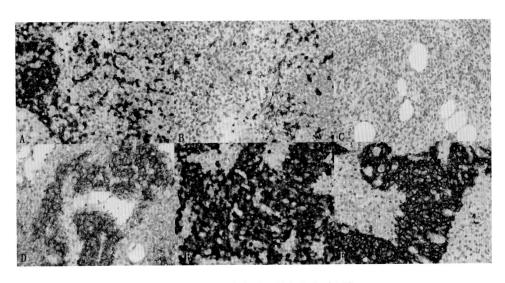

病例 12 图 4　患者淋巴结组织免疫组化

注：A.CD3；B.CD20；C.IgG4；D.CD38；E.CD79a；F.CD138。

（2）唇腺活检：小唾腺组织，部分腺泡萎缩，周围脂肪组织增生，周围未见明显淋巴细胞，浆细胞浸润。免疫组化 IgG（+）IgG4（−）。泪液分泌试验示：右眼 12、左眼无泪，考虑左眼干眼。

（3）PET-CT（病例 12 图 5）：双侧颌下腺葡萄糖代谢增高；右侧肺门及纵隔、双侧腋下、后腹膜、双侧髂血管旁、双侧腹股沟多发肿大淋巴结，腹膜后纤维化，葡萄糖代谢增高，结合病史考虑为 IgG4 相关性疾病表现。左侧甲状腺全切及右侧甲状腺部分切除术后；肝内、双肾多发囊肿（部分为复杂囊肿）。胆囊结石；胰头部囊性灶，胰管钙化；左侧肾上腺结节灶伴钙化；腹盆腔积液。L_5 椎体双侧椎弓根崩裂、前滑脱，$L_5 \sim S_1$ 终板炎。

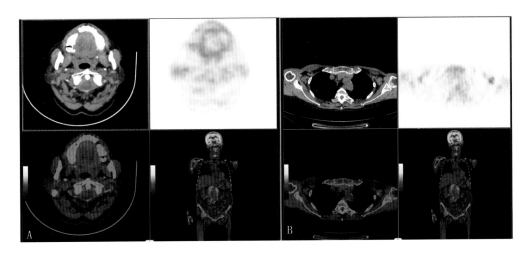

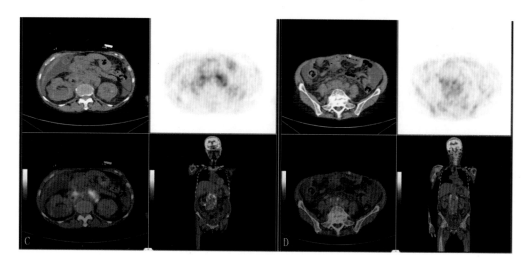

病例 12 图 5　患者 PET-CT 图像

注：A. 双侧腮腺肿大，葡萄糖代谢增高；B. 双侧腋下多发肿大淋巴结，葡萄糖代谢增高；C、D. 后腹膜、双侧髂血管旁、双侧腹股沟多发肿大淋巴结，腹膜后纤维化，葡萄糖代谢增高。

三、诊断分析

1. 诊断及诊断依据

（1）诊断：CKD5 期、IgG4 相关性疾病（IgG4-RD）。

（2）诊断依据：CKD5 期：患者 2015 年 7 月 Scr 516μmol/L，入我院行腹膜透析导管置入术维持腹透至今，eGFR < 15ml/（min·1.73m^2），故诊断。IgG4 相关性疾病：患者病程 9 年，病程中 IgG 升高，症状累及多器官，肾功能持续恶化，可见多发淋巴结肿大。本次入院后查血清 IgG4 18.6g/L；淋巴结活检提示多量浆细胞浸润，IgG4/IgG > 40%；PET-CT 提示双侧颌下腺葡萄糖代谢增高；右侧肺门及纵隔、双侧腋下、后腹膜、双侧髂血管旁、双侧腹股沟多发肿大淋巴结，腹膜后纤维化，葡萄糖代谢增高，并已排除其他疾病，故诊断。

2. 鉴别诊断

（1）恶性肿瘤：包括多中心 Castleman 病、淋巴瘤、多发性骨髓瘤、胰腺癌等。PET-CT 可见多发葡萄糖代谢增高。但本患者检验未见肿瘤标志物升高，放射学检查未见异常肿块，免疫固定电泳未见单克隆，故不考虑该诊断。

（2）ANCA 相关性血管炎（AAV）：AAV 和 IgG4-RD 均可导致全身多器官受累，血清 IgG4 水平升高，受累组织 IgG4+ 浆细胞浸润，部分 IgG4-RD 患者可有 ANCA 阳性。患者未见血管炎表现，查自身免疫标志物阴性，故不考虑该诊断。

（3）干燥综合征（SS）：IgG4-RD 患者可有口干、吞咽困难等，与 SS 患者临床表现接近。该患者有左眼干眼，但未见抗 SSA 等自身抗体，唇腺活检未见淋巴细胞浸润，不满足 SS 诊断标准，不考虑该诊断。

（4）Erdheim-Chester 病（ECD）：ECD 患者可有皮肤、垂体、鼻窦、肺、腹膜后等多系统受累表现，血清 IgG4 升高，与 IgG4-RD 类似。但大多数 ECD 患者有长骨硬化，病理检查发现大量 CD1a 和 S-100 蛋白阴性泡沫样组织细胞浸润，基因检测发现 BRAF V600E 突变。此患者没有该表现，不考虑该诊断。

四、治疗及随访

患者入院后规律腹膜透析，积极纠正贫血、改善营养、对症支持治疗，明确诊断为"慢性肾脏病 5 期，IgG4 相关性疾病"，予甲基去氢氢化可的松（美卓乐）24mg/ 天口服治疗，辅以护胃、护骨、改善营养药物等。

出院后患者门诊定期随访，口干少泪好转，腋窝、颈部肿块消退。出院后 2 个月复查血清 IgG4 11.2g/L ↑，出院后 4 个月内甲基去氢氢化可的松规律减量至 12mg/ 天，患者症状反复，复查血清 IgG4 34.3g/L ↑，调整治疗方案，加用环磷酰胺 0.4g×2 治疗（累计 9.2g），治疗后患者好转，现美卓乐减量至 10mg/ 天，患者病情稳定。

五、讨论

1. 概述　IgG4 相关性疾病（IgG4-RD）的概念由日本学者 Kamisawa 在 2003 年首次提出[1]，2011 年国际上对 IgG4 相关的受累不同器官的疾病进行统一命名[2]，进一步规范了其范围和定义。IgG4-RD 入选我国《第一批罕见病目录》，是一种新近定义的罕见病。

IgG4-RD 在我国国内尚无大型流行病学研究数据。2012 年一项日本的全国性研究显示，IgG4-RD 的发病率约为每 10 万人 0.28 ~ 1.08[3]。IgG4-RD 男性多发，中老年多发，近年一项综合 6 个 IgG4-RD 队列的研究中，IgG4-RD 男女性别比为（1.6 ~ 4）：1，诊断中位年龄为 50.3 ~ 67.0 岁[4]。

2. 病因及发病机制　IgG4-RD 的发病机制尚不明确。目前观点认为其可能是多类 T 细胞、自身抗原及固有免疫共同参与的结果。可能参与 IgG4-RD 发病的自身抗原包括半乳糖凝集素 -3（Galectin-3）、膜联蛋白 -A11（Annexin-A11）、层粘连蛋白 -511（Laminin-511）和抗增殖蛋白（Prohibitin）等[5]，并且多种自身抗体的共同作用会加重 IgG4-RD 的临床表现[6]。经典的 IgG4 病程包括炎症期和纤维化期两个阶段，在炎症期，抗原刺激后的 B、T 细胞群聚集在受累器官进行抗原抗体反应，释放促纤维化分子，导致纤维化的发生。近期研究发现 B 细胞可通过释放促纤维化信号、与酶作用、分泌趋化因子等多种方式促进纤维化的发生与发展 [7]。T 细胞亚群中，PD-1 阳性 Tfh2 细胞在体外可促进 IgG4 靶向 B 细胞增殖，促进原始 B 细胞向浆细胞分化，导致 IgG4 分泌的增加 [8]；关于 T 调节细胞和 Th2 细胞在疾病发病机制中的作用仍存在争议 [9, 10]。

3. 临床表现　IgG4-RD 起病多为亚急性，常常累及多器官，临床表现复杂，也为其诊治带来了一定的困难。2015 年协和医院张奉春教授团队对我国 118 名 IgG4-RD 患者的回顾性研究显示：IgG4-RD 患者发病时最常见的症状是泪腺肿胀（32.2%），常见的器官受累包括淋巴结病（65.3%）、唾液腺炎（64.4%）、泪腺炎（50.8%）、自身免疫性胰腺炎（38.1%）、肺部受累（27.1%）、动脉周围炎 / 腹膜后纤维化（26.3%）、肾脏受累（24.6%）。61.9% 的患者报告有过敏史，血清 IgG4 在 97.5% 的患者中均有升高 [11]。IgG4-RD 的临床表现主要表现为局部压迫的症状和相应受累器官组织的功能障碍。如唾液和泪腺受累可出现两者的显着肿胀增大，轻微的口干症、眼干症；累及胰腺可有轻微腹痛、周身不适、四肢乏力、恶心、厌食，部分患者阻塞性黄疸；累及肺间质病变可出现活动后咳嗽、气促；累及腹膜后表现为腹膜后组织纤维化、硬化而引起腹腔内空腔脏器受压发生梗阻症状，压迫肾、输尿管，可导致肾盂积水，引起腰部酸痛，严重时可引起急性肾衰竭，压迫肠管，导致不完全或完全肠梗阻；压迫下腔静脉，可导致下肢水肿；皮肤受累可表现为紫癜性皮疹、脱屑性皮疹、非特异性斑丘疹及红斑、瘙痒性皮疹等。根据患者临床特征及症状群的不同，可以将 IgG4-RD 分为胰腺胆管病型、腹膜后纤维化伴或不伴动脉炎型、头颈部局限性疾病型和伴有全身受累的典型米库利茨综合征型 4 种类型，每型的特点均不相同，对临床诊治也有一定提示 [12]。本例患者症状累及淋巴结、唾液腺和泪腺、有明显的腹膜后纤维化，伴肾、肺的损伤，IgG4 大幅升高，表现较典型。

IgG4-RD 累及肾脏，最常见表现为肾小管间质性肾炎，若合并大量蛋白尿则提示合并肾小球病变 [13]，在组织病理学上，其最具代表性的两大特征是为 IgG4+ 浆细胞浸润与席文状纤维化 [14]。IgG4-RD 继发的膜性肾病是 IgG4-RD 最常见的肾小球损害，表现为大量蛋白尿和低蛋白血症，免疫荧光可见 IgG4 和 C3 沉积，电镜下可见上皮下电子致密物沉积 [15]。IgG4 相关性肾病的诊断标准包括有 Mayo 标准、Kawano 标准，但目前已经整合进整个 IgG4-RD 的诊断系统中。本例患者的肾脏损伤主要表现为肾小管间质性肾炎伴少量蛋白尿。

4. IgG4-RD 诊断　需综合临床表现、体格检查、实验室检查和特殊检查。经典的诊断标准为[16]：①存在单一或多脏器的肿大、结节、肥厚等表现；②血清 IgG4 水平升高 ≥ 135mg/dl；③组织病理有明显的淋巴细胞、浆细胞浸润及纤维化，IgG4+/IgG+ > 40%。同时满足以上三点可明确诊断 IgG4-RD。2019 年美国风湿病学会（ACR）年会上确立了全球首部 IgG4-RD 的分类标准[17]，其包括三部分：入选标准、除外标准、评分标准（除外标准、评分标准见下）。评分标准包括组织病理学、免疫染色、血清 IgG4 浓度、头部分泌腺、胸部、胰胆管、肾、腹膜后等多方面，通过每一位患者实际情况加权计算总分，总分 ≥ 20 者可诊断为 IgG4-RD。该项分类是基于大数据推导和多中心决策分析的，其特异性可达 99.2%，灵敏度可达 85.5%，并可纳入 IgG4 升高不明显或缺乏病理诊断的 IgG4-RD 患者。最新的来自日本的一项多中心回顾性研究证实了这项分类标准的可靠性[18]。这项新分类标准的提出为 IgG4-RD 的评估诊治有着十分重要的作用。本例患者符合经典诊断标准，根据 2019 ACR/EULAR 评分标准得总分 48 分，综上 IgG4-RD 诊断明确。

IgG4-RD 除外标准（2019 ACR/EULAR）：①临床表现：发热；对糖皮质激素无客观反应；②血清学：无法解释的白细胞减少症和血小板减少症；外周嗜酸性粒细胞增多；嗜中性粒细胞胞质抗体阳性（特别是抗针对蛋白酶 3 或髓过氧化物酶）；抗 SSA/Ro 或 SSB/La 抗体阳性；抗双链 DNA、RNP 或 Sm 抗体阳性；其他疾病特异性自身抗体阳性；冷球蛋白血症；③放射学：放射学表现为可疑恶性肿瘤；存在尚未充分调查的感染表现；放射学上进展迅速；符合 Erdheim-Chester 病的长骨异常；脾大；④病理学：细胞浸润提示恶性肿瘤；炎症性肌纤维母细胞瘤表现；明显的嗜中性白细胞炎症：包括坏死性血管炎、坏死、肉芽肿性炎症、巨噬细胞 / 组织细胞疾病；⑤已知其他诊断：多中心 Castleman 病；Crohn 病或溃疡性结肠炎。

IgG-RD 诊断评分标准（2019 ACR/EULAR）

组织病理学：

　　无有效信息：0

　　密集淋巴细胞浸润：+4

　　密集淋巴细胞浸润和闭塞性静脉炎：+6

　　密集淋巴细胞浸润和纤维化，伴或不伴闭塞性静脉炎：+13

免疫染色：根据下列不同情况记 0 ~ 16 分：

如果 IgG4+：IgG+ 比率为 0% ~ 40% 或无法确定，且 IgG4+ 细胞 /hpf 的数量为 0 ~ 9，则记 0 分。

如果：① IgG4+：IgG+ 比率 ≥ 41%，且 IgG4+ 细胞 /hpf 数量为 0 ~ 9 个或无法确定；或② IgG4+：IgG+ 比率为 0 ~ 40% 或无法确定，且 IgG4+ 细胞 /hpf 数量 ≥ 10 个或不确定，则记 7 分。

如果：① IgG4+：IgG+ 比率为 41% ~ 70%，且 IgG4+ 细胞 /hpf 的数量 ≥ 10；或② IgG4+：IgG+ 比率 ≥ 71%，且 IgG4+ 细胞 /hpf 的数量为 10 ~ 50，则记 14 分。

如果 IgG4+：IgG+ 比值 ≥ 71%，且 IgG4+ 细胞 /hpf 数 ≥ 51，则记 16 分。

双侧泪腺、腮腺、舌下腺和颌下腺：

无腺体受累：0

一组腺体受累：+6

两组或更多腺体受累：+14

血清 IgG4 浓度：

正常或未检查：0

> 正常但 < 2× 正常上限：+4

2 ~ 5× 正常上限：+6

> 5× 正常上限：+11

胸腔：

未检查或列出的项目都不存在：0

支气管血管周围和间隔增厚：+4

胸腔内脊椎旁带状软组织：+10

胰腺胆道：

未检查或所列项目均不存在：0

弥漫性胰腺增大（分叶缺失）：+8

胰腺弥漫性肿大，囊状边缘强化减弱：+11

胰腺（以上任意一种）和胆管受累：+19

肾脏：

未检查或所列项目均不存在：0

低补体血症：+6

肾盂增厚 / 软组织影：+8

双侧肾皮质低密度区：+10

腹膜后：

未检查或列出的项目都不存在：0

腹主动脉壁弥漫性增厚：+4

腹主动脉或髂动脉周围的环周或前外侧软组织：+6

* 总得分 ≥ 20 分，考虑诊断 IgG4-RD。

5. 治疗　糖皮质激素是 IgG4-RD 患者诱导缓解的一线用药,目前推荐的诱导缓解方案为泼尼松起始 0.6mg/（kg·天）口服,维持 2 ~ 4 周,之后每 1 ~ 2 周减量 5mg,持续 2 ~ 6 个月,后续小剂量泼尼松（2.5 ~ 10mg/ 天）维持,维持期治疗不推荐超过3 年[5, 19]。更高的激素起始用量［0.8 ~ 1mg/（kg·天）］不会提高疾病的总体缓解率,但在受累器官多、病情重的患者中,可考虑增加激素的初始剂量[20]。老年患者、体弱患者可根据实际情况酌情减量。一项荟萃分析显示,免疫抑制剂与糖皮质激素联合使用可减少 IgG4 RD 患者的复发[21]。可选择的药物包括环磷酰胺（50 ~ 100mg/ 天）、硫唑嘌呤［0.5 ~ 2.5mg/（kg·天）］、霉酚酸酯（1 ~ 1.5g/ 天,半年后减量至 0.5 ~ 1g/ 天）等药物[5]。国内指南对该类药物具体剂量尚无推荐。对于复发、难治性 IgG4-RD,可使用生物制剂如利妥昔单抗治疗。国内指南推荐的利妥昔单抗使用方法有：①每周375mg/m²,共 4 次；②每次 1000mg,隔 2 周 1 次,共 2 次。用药前可给予患者甲泼尼龙 100mg 预防输注反应[19]。其他新药物的应用目前仅限于单个病例的报道,如阿巴西普（Abatacept）,一种干扰 T 细胞共刺激的药物,在一例日本 IgG4-RD（表现为米库利兹病和 AIP）,利妥昔单抗治疗效果不佳的患者中诱导并维持了病情缓解[22]；英夫利昔单抗（Infliximab）,一种嵌合抗肿瘤坏死因子 α 抗体,成功地应用于一例多种免疫抑制剂无效的 IgG-RD 患者[23]；达必妥（Dupilumab）,一种阻断 IL-4 受体 – α 的单克隆抗体,显著改善了一名有 IgG4-RD 的患者的腹膜后纤维化[24],体现出良好的治疗应用前景。新近的临床研究药物包括 XmAb5871,一种针对 Fcγ R II b 和 CD19 的人源化双特异性单克隆抗体（clinicialtrials.gov：NCT02725476）；阿巴西普（Abatacept）,研 究 其 在 IgG4-RD 中 的 安 全 性 和 有 效 性（clinicialtrials.gov：NCT03669861）；Inebilizumab（一种人源化单克隆抗 CD19 抗体）等。病例 12 图 6 直观地概述了 IgG-RD 新近的治疗靶点和开发中的新药物。

IgG4-RD 是一类慢性疾病,多数呈进展趋势,因此临床上的随访和再评估十分重要,有助于医生对患者及时调整治疗方案。目前可使用 IgG4-RD 反应指数对患者治疗后疗效进行再评估,该反应指数根据各器官在两次评估间的进展情况计算得分,根据总得分反映疾病的治疗情况[25]。

本例患者考虑其高龄、疾病的严重性,且外院环磷酰胺累计剂量已达 8.4g,起始治疗采用了单用糖皮质激素,并根据患者情况酌情减量。在病情反复时再次采用激素联合环磷酰胺治疗，有效控制住了疾病。目前小剂量糖皮质激素维持中，患者对治疗耐受性可，且治疗反应好。但该患者病程长，确诊晚，慢性肾脏病已进入终末期，生活质量已受到不可逆的影响，总体预后一般。

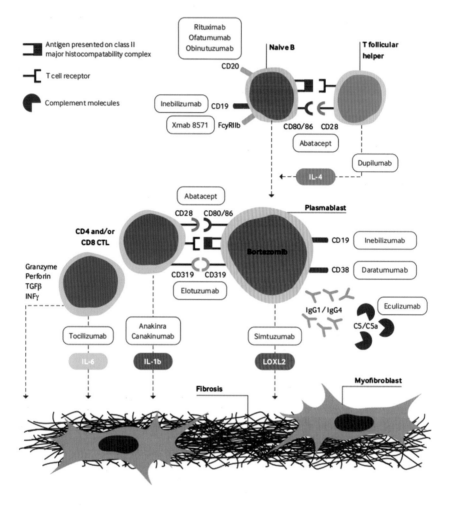

病例 12 图 6　IgG4-RD 治疗靶点与新药

六、专家点评

IgG4 相关性疾病是一类新近定义的临床综合征，诊治中最突出的问题就在于其临床表现十分复杂，往往需要排除很多类似临床表现的疾病，在临床实践中常常遇到误诊的情况。

IgG4-RD 常累及到肾脏，因此有一部分患者首诊于肾脏内科。作为肾脏内科的医生，若要做出 IgG4 相关性疾病的诊断，除去关注患者肾脏的病变情况外，需要关注患者是否存在多系统的病变，如浅表淋巴结肿大、面部分泌腺炎症、胰腺炎等。对于合并多系统病变的患者，需要主要排除血液系统疾病、肿瘤、自身免疫系统疾病等。血清IgG4的检查、受累组织的病理结果对于诊断IgG4相关性疾病十分关键。

近年来，国内外的专家组织出台了许多IgG4-RD的诊治规范与指南，在这些文献中，我们推荐采用2019 ACR/EULAR公布的IgG4-RD的分类标准，它通过对患者的综合评分来诊断IgG4相关性疾病，并可纳入一些血清IgG4不高的IgG4-RD患者，相较于经典的主要依靠血清IgG4诊断更为科学、更有实践意义。

对于大多数IgG4-RD患者，激素治疗效果较好。对于发现晚、疾病反复的患者，常常需联合免疫抑制剂治疗。生物制剂如利妥昔单抗也在临床实践中被证明有效。无论采用何种治疗方案，我们都需要对IgG4-RD的患者进行长期的随访跟踪，评估其治疗效果，努力改善其生活质量。

（上海市第六人民医院　顾思捷　范　瑛　汪年松）

参考文献

[1]Kamisawa T，Funata N，Hayashi Y，et al.A new clinicopathological entity of IgG4-related autoimmune disease[J].J Gastroenterol，2003，38（10）：982-984.

[2]Stone JH，Khosroshahi A，Deshpande V，et al.Recommendations for the nomenclature of IgG4-related disease and its individual organ system manifestations[J].Arthritis Rheum，2012，64（10）：3061-3067.

[3]Umehara H，Okazaki K，Masaki Y，et al.A novel clinical entity，IgG4-related disease（IgG4RD）：general concept and details[J].Mod Rheumatol，2012，22（1）：1-14.

[4]Martínez-Valle F，Fernández-Codina A，Pinal-Fernández I，et al.IgG4-related disease：Evidence from six recent cohorts[J].Autoimmun Rev，2017，16（2）：168-172.

[5]Lanzillotta M，Mancuso G，Della-Torre E.Advances in the diagnosis and management of IgG4 related disease[J].Bmj，2020，369：m1067.

[6]Liu H，Perµgino CA，Ghebremichael M，et al.Disease Severity Linked to Increase in Autoantibody Diversity in IgG4-Related Disease[J].Arthritis Rheumatol，2020，72（4）：687-693.

[7]Della-Torre E，Rigamonti E，Perμgino C，et al.B lymphocytes directly contribute to tissue fibrosis in patients with IgG（4）-related disease[J].J Allergy Clin Immunol，2020，145（3）：968-981、914.

[8]Cargill T，Makuch M，Sadler R，et al.Activated T-Follicular Helper 2 Cells Are Associated With Disease Activity in IgG4-Related Sclerosing Cholangitis and Pancreatitis[J]. Clin Transl Gastroenterol，2019，10（4）：e00020.

[9]Mattoo H，Della-Torre E，Mahajan VS，et al.Circulating Th2 memory cells in IgG4-related disease are restricted to a defined subset of subjects with atopy[J].Allergy，2014，69（3）：399-402.

[10]Zen Y，Fujii T，Harada K，et al.Th2 and regulatory immune reactions are increased in immunoglobin G4-related sclerosing pancreatitis and cholangitis[J].Hepatology，2007，45（6）：1538-1546.

[11]Lin W，Lu S，Chen H，et al.Clinical characteristics of immunoglobulin G4-related disease：a prospective study of 118 Chinese patients[J].Rheumatology（Oxford），2015，54（11）：1982-1990.

[12]Wallace ZS，Zhang Y，Perμgino CA，et al.Clinical phenotypes of IgG4-related disease：an analysis of two international cross-sectional cohorts[J].Ann Rheum Dis，2019，78（3）：406-412.

[13]Raissian Y，Nasr S H，Larsen CP，et al.Diagnosis of IgG4-related tubulointerstitial nephritis[J].J Am Soc Nephrol，2011，22（7）：1343-1352.

[14]Yoshita K，Kawano M，Mizushima I，et al.Light-microscopic characteristics of IgG4-related tubulointerstitial nephritis：distinction from non-IgG4-related tubulointerstitial nephritis[J].Nephrol Dial Transplant，2012，27（7）：2755-2761.

[15]Alexander MP，Larsen CP，Gibson IW，et al.Membranous glomerulonephritis is a manifestation of IgG4-related disease[J].Kidney Int，2013，83（3）：455-462.

[16]Umehara H，Okazaki K，Masaki Y，et al.Comprehensive diagnostic criteria for IgG4-related disease（IgG4-RD），2011[J].Mod Rheumatol，2012，22（1）：21-30.

[17]Wallace ZS，Naden RP，Chari S，et al.The 2019 American College of Rheumatology/European League Against Rheumatism classification criteria for IgG4-related disease[J].Ann Rheum Dis，2020，79（1）：77-87.

[18]Saeki T，Nagasawa T，Ubara Y，et al.Validation of the 2019 ACR/EULAR criteria

for IgG4-related disease in a Japanese kidney disease cohort：a multicentre retrospective study by the IgG4-related kidney disease working group of the Japanese Society of Nephrology[J].Ann Rheum Dis，2021，80（7）：956-957.

[19]张文，董凌莉，朱剑，等.IgG4相关性疾病诊治中国专家共识[J].中华内科杂志，2021，60（03）：192-206.

[20]Wu Q，Chang J，Chen H，et al.Efficacy between high and medium doses of glucocorticoid therapy in remission induction of IgG4-related diseases：a preliminary randomized controlled trial[J].Int J Rheum Dis，2017，20（5）：639-646.

[21]Omar D，Chen Y，Cong Y，et al.Glucocorticoids and steroid sparing medications monotherapies or in combination for IgG4-RD：a systematic review and network meta-analysis[J].Rheumatology（Oxford），2020，59（4）：718-726.

[22]Yamamoto M，Takahashi H，Takano K，et al.Efficacy of abatacept for IgG4-related disease over 8 months[J].Ann Rheum Dis，2016，75（8）：1576-1578.

[23]Karim F，Paridaens D，Westenberg LEH，et al.Infliximab for IgG4-Related Orbital Disease[J].Ophthalmic Plast Reconstr Surg，2017，33（3S Suppl 1）：S162-s165.

[24]Simpson RS，Lau SKC，Lee JK.Dupilumab as a novel steroid-sparing treatment for IgG4-related disease[J].Ann Rheum Dis，2020，79（4）：549-550.

[25]Carruthers MN，Stone JH，Deshpande V，et al.Development of an IgG4-RD Responder Index[J].Int J Rheumatol，2012．2012：259408．doi：10.1155/2012/259408． Epub 2012 Apr 24.PMID：22611406；PMCID：PMC3348627.

病例 13

具有肾脏意义的单克隆丙种球蛋白血症

一、临床资料

现病史：患者男性，50岁，因"进行性骨痛3年，行走困难半年，发现蛋白尿1个月"于2021年9月17日入院。3年前，患者无明显诱因出现双踝疼痛，活动后加重，休息后缓解，未予重视。2年前，疼痛累及双下肢，不能继续从事日常工作。1年前，疼痛累及全身，以胸廓及双下肢明显，另伴乏力，日常生活尚可自理。半年前，疼痛、乏力加重，需要在支具辅助下方可行走。期间患者辗转当地多家医院接受腰椎间盘突出相关治疗，症状无缓解。辅助检查结果提示：血尿酸93μmol/L，血磷0.33mmol/L。血常规、血沉、HLA-B27、抗O正常。4个月前，患者不慎从电动车上跌落，疼痛剧烈，遂卧床1个月，为进一步诊治前来上海市第六人民医院疼痛科就诊，完善检查提示低血钾、低血磷、低血尿酸、高碱性磷酸酶。行 ^{68}Ga-PET-CT 检查，提示胃部肿块伴示踪剂高摄取，考虑"肿瘤相关骨软化症"可能，进一步于上海市第六人民医院胃肠外科行手术切除，术中及术后病理均提示该肿物为异位胰腺，同时术后血磷无改善。为明确低磷原因，患者进一步于上海市第六人民医院骨质疏松与骨病专科就诊，相关检查结果提示24h尿蛋白定量7.71g，血肌酐83.7μmol/L，尿蛋白（++）、尿葡萄糖（++++），拟"继发性Fanconi综合征"转诊至肾内科。

既往史：患者否认输血史，否认食物、药物过敏史，否认乙肝、糖尿病、高血压病等慢性病病史。曾短期服用双氯芬酸缓解疼痛，否认服用其他药物。职业为煤矿工人，吸烟20余年，平均每天30支，已戒烟。饮酒20余年，平均每天半斤白酒，已戒酒。已婚，育有一子一女，否认直系亲属中存在类似临床表现。

体格检查：T 36.5℃，P 90次/分，R 20次/分，BP 122/98 mmHg，身高163cm，体重60kg。神志清楚，一般情况可，轮椅推入，无法独立行走，巨舌（-），无皮损，肝脾肋下未触及。颅神经（-）、肌力：双下肢3级，右上肢4-级，左上肢4+级。肌张力正常，共济运动正常，余无异常。

辅助检查：

血常规：白细胞 4.6×10^9/L，红细胞 4.68×10^9/L，血红蛋白 157g/L，血小板 113×10^9/L，余正常。

尿常规：未见管型，pH = 6.0，蛋白 ++，葡萄糖 ++++，余均正常。

糖化血红蛋白：4.9%。

血生化：总蛋白 61.5g/L，白蛋白 45.7g/L，谷草转氨酶 39U/L、碱性磷酸酶 303U/L ↑，γ - 谷氨酰酶 129U/L ↑，总胆红素 24.7μ mol/L ↑、直接胆红素 6.5μ mol/L ↑、肌酐 93.6μ mol/L、、血钾 3.07mmol/L ↓，血磷 0.49mmol/L ↓，血钙 2.26mmol/L，二氧化碳 19.3mmol/L ↓，余正常。

骨代谢相关：β-CTX 3454ng/L ↑，骨钙素 40.32ng/ml ↑，甲状旁腺素 12.06pg/ml ↑，25- 羟维生素 D 13.01ng/ml ↓。

血气分析：pH 7.31，$PaCO_2$ 34.7mmHg，PaO_2 86.8mmHg，SB 18.7mmol/L，AB 17.7mmol/L，BE -8.8mmol/L。

24h 尿检验：尿蛋白定量 7.71g ↑，尿钾 86.8mmol（25 ~ 100mmol/ 天）、尿钠 297mmol/ 天 ↑，尿氯 261mmol/ 天 ↑，尿钙 18.24mmol/ 天 ↑，尿糖 330.84μ mol ↑ / 天，尿肌酐 $11\,391 \mu$ mol/ 天。

免疫：

补体：C1q 95mg/dl，C3 0.87g/L ↓，C4 0.17g/L。

血清免疫球蛋白定量：IgG 4.22g/L ↓，κ 轻链 1.24g/L ↓，λ 轻链 0.52g/L ↓，IgA、IgM 均低于可检出水平。

血清免疫固定电泳：κ 轻链可见单克隆条带；血游离轻链：κ 1200mg/L ↑，λ 12.5mg/L，比值 95.8；尿轻链：κ 1560mg/L ↑，λ 21.1mg/L ↑。

骨髓穿刺涂片：浆细胞比例 12%，以成熟浆细胞为主；造血组织增生活跃，浆细胞散在可见。

68Ga-PET-CT：胃体局部结节影，约 2.4cm×1.6cm，边缘光滑，向胃壁外凸起，放射性摄取异常增高。多发肋骨骨折（病例 13 图 1、图 2）。

骶髂关节 CT：双侧髂骨近骶髂关节假骨折。

骨扫描：多发肋骨骨折，全身多发骨代谢异常活跃灶（病例 13 图 3）。

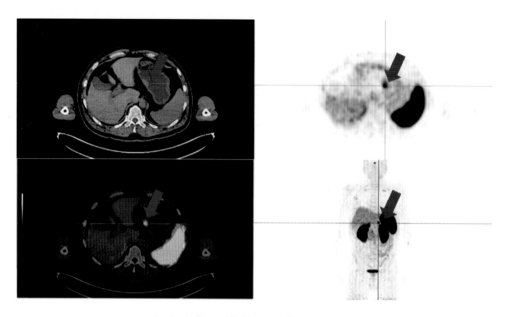

病例 13 图 1　腹部 CT 及 ^{68}GaPET–CT

注：胃肿物伴示踪剂高摄取。

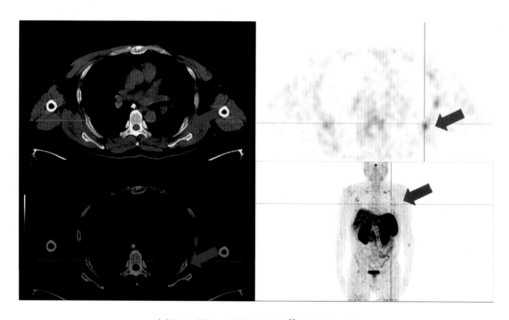

病例 13 图 2　胸部 CT 及 ^{68}GaPET–CT

注：肋骨多发骨折。

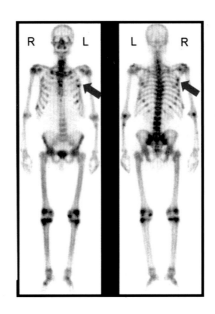

病例 13 图 3　骨扫描

注：多发肋骨骨折。

肾穿刺病理：光镜下可见近端小管细胞肿胀，周围炎细胞浸润，未见晶体形成及管型，小球正常（病例 13 图 4）。免疫荧光可见近端肾小管胞质 κ 不规则沉积，无 λ 沉积（病例 13 图 5）。电镜下可见近端小管上皮细胞肿胀，小管细胞内溶酶体增加、肿胀，无晶体形成，κ 标记的胶体金颗粒于溶酶体内沉积（病例 13 图 6）。

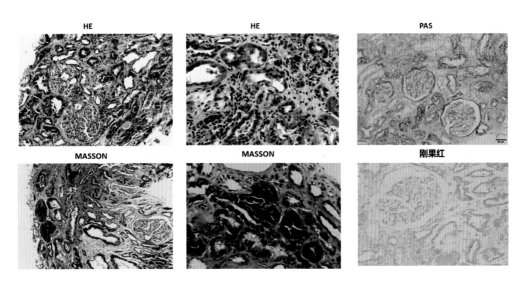

病例 13 图 4　光镜表现

HE：小管间质炎细胞聚集，小管上皮细胞肿胀，部分刷状缘脱落；无晶体形成；PAS：小管上皮细胞浅染；Masson：小管上皮嗜复红物质沉积、无淀粉样蛋白沉积。刚果红染色（－）。

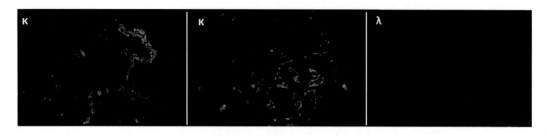

病例 13 图 5　免疫荧光 κ 轻链呈颗粒样沉积于小管上皮细胞，肾小球 κ 轻链（－）；λ（－）

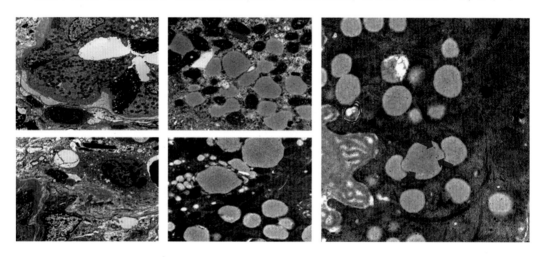

病例 13 图 6　电镜及免疫电镜

小管细胞肿胀，存在大量溶酶体及内体，κ 标记的胶体金电子致密物沉积于溶酶体，鲜有 λ 标记的电子致密物沉积。

二、多学科诊疗建议

1. 多学科诊疗建议　该患者同时存在肾小管功能受损、低磷骨软化症、单克隆病种球蛋白血症，涉及多个器官、系统，病情复杂，邀请多学科协助诊治。

（1）血液科诊疗建议：患者存在单克隆病种球蛋白血症，但无高钙血症，肾脏滤过功能正常。骨穿提示浆细胞比例 12%，尚不满足多发性骨髓瘤诊断，建议行对侧髂骨穿刺，完善骨穿、活检及流式。

（2）核医学科诊疗建议：该患者无骨溶解及椎体压缩性骨折等典型骨髓瘤表现，建议完善脊柱及骨盆 MRI，进一步鉴别骨髓瘤相关骨损害。

（3）骨质疏松与骨病专科建议：患者存在肾小管酸中毒、低钾血症、低磷血症。尿检提示肾性糖尿、肾耗磷，可以予以骨化三醇促进尿磷重吸收。密切监测肾滤过功能、血磷、血钙及甲状旁腺素水平，必要时可口服补磷。另予以枸橼酸钾纠正酸中毒及低钾血症。

（4）我科科内讨论：根据该患者的临床表现、实验室检查、影像学以及肾脏病理结果，单克隆 κ 轻链相关的近端肾小管损害较为明确，但无高钙血症、肾功能不全、骨损害、贫血，同时骨穿浆细胞比例＜60%，需进一步完善骨穿、流式、脊柱 MR 等检查以明确诊断。

2．补充检查结果

（1）第二次骨穿：浆细胞比例 13%；流式细胞：5.2% 单克隆浆细胞，且伴免疫表型异常。

（2）脊柱 MRI：部分颈椎、腰椎、椎间盘膨隆，椎体退变；多个椎体信号不均。

（3）骨盆 MRI：退变，骨质信号欠佳，双侧髂骨皮质不连续。

三、诊断分析

（一）诊断及诊断依据

1．诊断　具有肾脏意义的单克隆丙种球蛋白血症（轻链近端肾小管病）、继发性 Fanconi 综合征、低磷骨软化症、胃异位胰腺切除术后。

2．诊断依据

（1）具有肾脏意义的单克隆丙种球蛋白血症（轻链近端肾小管病）、继发性 Fanconi 综合征、低磷骨软化症：患者以骨痛起病，多次实验室检查提示低血磷、低血钾、低血尿酸、酸中毒、高血碱性磷酸酶，同时存在肾性糖尿、肾耗磷、肾耗钾。此外，影像学检查提示多发肋骨骨折、骨盆假骨折。患者血钙、血肌酐正常，无贫血。影像学检查未见骨溶解及椎体压缩性骨折，骨穿浆细胞比例＜60%，血 κ ∶ λ ＜100，MR 未见局部骨髓瘤病灶，不符合多发性骨髓瘤诊断标准，但患者血尿免疫固定电泳均提示单克隆 κ 轻链，血清游离 κ 水平显著增高，肾组织活检提示单克隆 κ 轻链相关的近端小管上皮损伤，肾小球未受累，故诊断。

（2）胃异位胰腺切除术后：影像学检查提示患者存在胃黏膜下层 29mm×14mm 占位，已行手术切除，术中及术后病理均证实该肿物为异位胰腺。

3．鉴别诊断

（1）多发性骨髓瘤（multiple myeloma，MM）：患者表现为骨痛，存在 κ 轻链单克隆，骨穿提示浆细胞比例为 12%，应与 MM 鉴别。MM 是一类恶性的浆细胞肿瘤，患者常存在骨痛、病理性骨折、贫血、高钙血症、肾功能不全等临床表现。根据 2014 年国际骨髓瘤工作组（International Myeloma Working Group）MM 诊断标准，若患者存在克隆浆细胞比例 > 10%，同时存在骨髓瘤定义事件或恶性标志物中的至少 1 条（共 7 条），即可诊断为 MM。该患者骨穿浆细胞比例为 12%，但不存在骨髓瘤定义事件及恶性标志物，故不支持诊断。

（2）转移性骨肿瘤：患者以骨痛起病，3 年体重减轻 10kg，骨扫描提示诸骨存在浓聚，应与转移性骨肿瘤鉴别。骨是继肺、肝脏后第三常见的转移部位，肺癌、乳腺癌、前列腺癌等实体肿瘤均较易累及骨骼。转移性骨肿多见于椎体、骨盆、股骨，多为单侧，根据其病变特点可分为成骨性及溶骨性。患者 PET-CT 并未见处胃部肿物（证实为异位胰腺）外的其他实体肿瘤，亦无未见成骨抑或溶骨性病变，CA125、NSE、CEA 等肿瘤标志物水平均正常。骨扫描显示双侧肋骨、股骨、胫骨等部位存在浓聚，符合骨软化症表现，结合生化及骨盆 CT、X 线平片表现进一步证实该患者存在低磷骨软化症。

（3）肿瘤性骨软化症（tumor induced osteomalacia，TIO）：TIO 是一类以分泌大量成纤维细胞生长因子 23（fibroblast growth factor 23，FGF23）为主要特征的副肿瘤综合征。在引起 TIO 的肿瘤当中，绝大多数为磷酸盐尿性间叶肿瘤（phosphaturic mesenchymal tumors），肿瘤多为单灶性，可出现在体内的诸多部位，但在内脏器官器官中罕见。肿瘤通过分泌 FGF23 影响近端小管上皮细胞的钠磷同向转运体 II 对尿磷的重吸收，导致肾耗磷，在儿童中表现为佝偻病，在成人患者中则表现为骨软化症。值得注意的是，此病理生理过程并不会引起肾性糖尿、全氨基酸尿、高尿酸尿等 Fanconi 综合征表现。该患者存在胃部肿物，但病理证实为异位胰腺，肿物切除后血磷水平亦无改善，此外患者存在典型的 Fanconi 综合征表现，故不考虑诊断 TIO。

（4）其他继发性 Fanconi 综合征：核苷类抗病毒药物，如阿德福韦、替诺福韦；自身免疫性疾病，如干燥综合征以及慢性中毒等均已被证实会损伤近端肾小管引起 Fanconi 综合征。该患者未曾服用抗病毒药物；自身抗体、血沉、C 反应蛋白均为阴性，亦无口干、眼干等临床表现；无毒物接触史，故不考虑。

（5）遗传性低磷血症：遗传性疾病如 PEHX、FGF23、ENPP1、DMP 等基因突变均可引起低磷血症进而导致骨软化症/佝偻病，而 SLC34A1、CA2、CLCN5、OCRL 等基因的突变则与遗传性 Fanconi 综合征的发生有关。遗传低磷血症/Fanconi 综合征常常自幼起病，患者多有疾病家族史。该患者系成年后起病，病程仅 3 年，亦无家族史，故不考虑。

四、治疗经过及随访情况

予以骨化三醇 0.25μg 口服，每天 2 次；枸橼酸钾口服液 30ml 口服，每天 3 次，纠正酸碱、电解质紊乱，另予硼替佐米 – 地塞米松（BD）方案化疗，依帕司他、甲钴胺预防神经病变。目前患者已完成 3 周期 BD 方案治疗，患者 24h 尿蛋白（7.71g → 2.55g）、血游离 κ 轻链（1200 → 588mg/L）、尿游离轻链（1560 → 1040mg/L）已经显著改善，血肌酐水平、血红蛋白正常，低钾血症、酸中毒已得到纠正，血磷水平维持在 0.6mmol/L 左右，患者诉疼痛、乏力较前好转。

五、讨论

（一）概述

2012 年，国际肾脏与单克隆丙种球蛋白病研究组（International Kidney and Monoclonal Gammopathy Research Group，IKMG）将因分泌单克隆免疫球蛋白或蛋白片段进而导致肾脏损伤的良性或低度恶性 B 淋巴细胞或浆细胞克隆疾病命名为具有肾脏意义的单克隆丙种球蛋白血症（monoclonal gammopathy with renal significance，MGRS）[1]。MGRS 有两个显著特点，首先，从血液系统肿瘤角度出发并不存在治疗指征；其次，肾脏损害明确与单克隆丙种球蛋白相关[2]。虽然 MGRS 的血液肿瘤本质更趋于良性，但与典型的意义未明的单克隆丙种球蛋白血症（monoclonal gammopathy of undetermined significance），MGRS 预后差，肾脏生存期（kidney survival）短是其最显著的特点，此外 MGRS 较 MGUS 亦更容易进展为血液系统恶性肿瘤[3]；与传统意义上的肾脏疾病相比，MGRS 复发率更高（常＞ 80%），同时免疫抑制剂治疗疗效甚微[4~6]。目前关于 MGRS 的流行病学数据缺乏，但有研究显示 40% ～ 45% 接受肾穿刺活检的 MGUS 的患者最后证实为 MGRS[7,8]。在临床表现方面，MGRS 患者可以急性肾损伤（acute kidney injury）、肾功能不全、蛋白尿、肾病综合征（nephrotic syndrome）、电解质紊乱起病，其中以肾功能不全、蛋白尿最为常见[9]。

（二）病因及发病机制

MGRS 相关肾损害的出现可能与以下机制有关：①单克隆丙种球蛋白（monoclonal immunoglobulin，MIg）直接沉积[10]。MIg 以及单克隆轻链（和／或）重链可沉积在肾脏的不同部位，MIg、单克隆重链由于分子量较大多不能被肾小球滤过，故常累及肾小球毛细血管、基底膜、系膜进而引起临床症状；单克隆轻链分子量较小，可被肾小球滤过并在近端肾小管贮积导致近端小管上皮细胞功能障碍；②补体系统激活。

MIg 通过作用于补体替代通路（complement alternative pathway）的调节蛋白如 H 因子，进一步激活了补体系统并最终导致肾损伤[5]；③细胞因子分泌。PEOMS 综合征（polyneuropathy，organomegaly，endocrinopathy，monoclonal gammopathy，skin change syndrome）患者血清内皮细胞生长因子（vascular endothelial growth factor，VEGF）水平常显著升高[11]，VEGF 可作用于肾脏小血管导致血栓性微血管病（thrombotic microangiopathy）[10]；④单克隆自身抗体的产生。有少量研究指出抗基底膜病及膜性肾病的发生可能分别与单克隆抗Ⅳ型胶原抗体、抗磷脂酶 A2 抗体有关[12～14]。

（三）诊断及分型

MGRS 的诊断及分型依赖组织学检查，根据免疫荧光表现及电镜下特点，MGRS 被分为 3 类，共 15 型（病例 13 图 7）[2]。常见类型 MGRS 的临床、病理特点总结于病例 13 表 1、表 2。

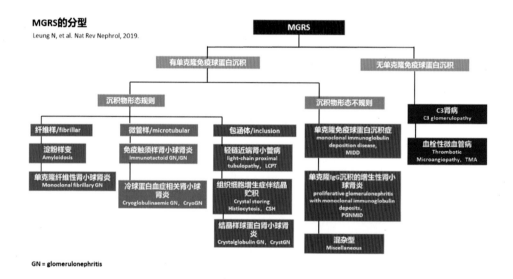

病例 13 图 7　MGRS 分型 [2]

病例 13 表 1　MGRS 常见类型 MGRS

形态	类型	蛋白尿 g/24h	血尿 %	高血压 %	NS %	血肌酐 mg/dl	低补体 %	肾外表现
	Amyloidosis	5～6	rare	Rare	66%	1.2	－	心衰、体位性低血压、消化道症状、腕管综合征、肝脏受累
规则								

续表

形态	类型	蛋白尿 g/24h	血尿 %	高血压 %	NS %	血肌酐 mg/dl	低补体 %	肾外表现
规则	ITG	6	74% ~ 89%	56% ~ 84%	59% ~ 70%	1.5	33%	罕见
	Type 1 Cryo GN	可有	71%	可有	38%	3	58%	紫癜、皮肤溃疡、周围神经病、关节痛
不规则	LCPT	2.5	Fanconi 综合征			1.9 ~ 2.0	–	应力性骨折（40%）
	MIDD	2.4	58% ~ 62%	55% ~ 83%	22%	3	–	肝脏、心脏受累(35%)
无单克隆 Ig 沉积	PGNMID	6	77%	38%	49%	2.8	–	–
	C3 glomerulopathy	3.2	84% ~ 89%	–	43%	1.8	34% ~ 43%	–
	Thrombotic microangiopathy	3.2	84% ~ 89%	–	43%	1.8	50%	POEMS 综合征

注：NS：肾病综合征；Amyloidosis：淀粉样变；ITG：免疫触须样肾小球肾炎；Type 1 Cryo GN：1 型冷球蛋白血症相关肾小球肾炎；LCPT：轻链近端肾小管病；MIDD：单克隆免疫球蛋白沉积症；PGNMID：单克隆 IgG 沉积的增生性肾小球肾炎；C3 glomerulopathy：C3 肾小球病；Thrombotic microangiopathy：血栓性微血管病。

病例 13 表 2　MGRS 的病理特点[3]

沉积物形态	类型	光镜	免疫荧光	电镜
规则	Amyloidosis	可见刚果红阳性物质，多沉积于肾小球、血管	轻链/重链阳性的肮脏（smudgy）沉积物	直径 7 ~ 14nm 的纤维样物质随机分布
	ITG	可表现为非典型膜性、膜增生性、系膜增生性、毛细血管内增生性肾小球肾炎	单克隆 IgG（多为 IgG1 κ）颗粒样沉积于系膜、小球基底膜沉积	微管样物质沉积于肾小球，多平行排列
	Type 1 Cryog GN	膜增生性、毛细血管内增生性肾小球肾炎，常伴单核细胞浸润及免疫血栓形成	单克隆免疫球蛋白（多见 IgG κ、IgM κ）颗粒样沉积于小球、血管沉积	微管样电子致密物细胞外沉积，偶见细胞内结晶形成

沉积物形态	类型	光镜	免疫荧光	电镜
规则	LCPT	近端小管肿胀	κ（多为结晶型）/ λ（多为非结晶型）阳性	近端小管细胞内晶体形成或溶酶体包涵体形成
不规则	MIDD	结节性硬化、小管基底膜增厚	肾小球及肾小管基底膜可见线性沉积物	肾小球、小管基底膜点状电子致密物沉积
	PGNMID	膜性、膜增生性、毛细血管增生性肾小球肾炎	单克隆免疫球蛋白（多为IgG3κ）颗粒样沉积于系膜、小球基底膜	电子致密物在小球沉积
无单克隆Ig沉积	C3 glomerulopathy	膜增生性、系膜增生性、毛细血管内增生性肾小球肾炎	C3阳性物质颗粒样沉积物见于系膜及肾小球基底膜	边界不清的电子致密物沉积
	Thrombotic microangiopathy	双轨征、系膜溶解、内皮下"绒毛"样血栓形成	–	同光镜

注：Ig：免疫球蛋白；Amyloidosis：淀粉样变；ITG：免疫触须样肾小球肾炎；Cryo GN：冷球蛋白血症相关肾小球肾炎；LCPT：轻链近端肾小管病；MIDD：单克隆免疫球蛋白沉积症；PGNMID：单克隆IgG沉积的增生性肾小球肾炎；C3 glomerulopathy：C3肾小球病；Thrombotic microangiopathy：血栓性微血管病；NS：肾病综合征。

2014年国际骨髓瘤工作组（International Myeloma Working Group）MM诊断标准[19]（同时满足1、2）：

1. 克隆浆细胞比例＞10%或活检证实存在孤立性浆细胞瘤（solitary plasmacytoma）/髓外浆细胞瘤（extramedullary plasmacytoma）。

2. 存在骨髓瘤定义事件或恶性标志物中的至少一项

（1）存在骨髓瘤定义事件（CRAB）：

高钙血症（HyperCalcemia）：高于正常参考值0.25mmol/L或＞2.75mmol/L。

肾功能不全（Renal insufficiency）：肌酐清除率＜40ml/min或血肌酐＞177μmol/L。

贫血（Anemia）：血红蛋白低于参考值20g/L或＜100g/L。

骨损害（Bone lesions）：影像学证实≥1处溶骨表现。

（2）存在恶性标志物（biomarkers of malignancy）：

骨髓克隆浆细胞比例＞60%。

受累：非受累血清游离轻链比值≥100。

MRI 提示存在＞1 处骨骼病变。

2019 IKMG MGRS 诊断标准[2]（同时满足 1、2）：

1. 存在单克隆病种球蛋白相关的肾脏损伤。

2. 潜在的克隆性 B 淋巴细胞或浆细胞疾患不存在治疗指征。

（四）治疗

MGRS 一经诊断就应积极治疗，对于有肾移植意愿的终末期肾脏病（end stage renal disease）患者也应予以充分的治疗[1, 3, 15]。肾脏疾患是 MGRS 的突出表现，同时肿瘤负荷常较轻，故 MGRS 治疗的主要目的在于延长肾脏生存期、延缓肾脏病变进展，而非直接延长生存期[15]。蛋白酶体抑制剂（硼替佐米、卡非佐米等）、烷化剂（马法仑、环磷酰胺等）、免疫调节药物（沙利度胺、来那度胺等）、甾体激素（地塞米松）、单克隆抗体（利妥昔单抗、达雷妥尤单抗等）、自体造血干细胞移植（autologous hematopoietic stem cell transplantation）是目前已应用于 MGRS 治疗的手段（MGRS 治疗代表药物的特点已总结于病例 13 表 3）。在治疗方案制定上应以"克隆导向"（clone-directed therapy）为原则[3]，即针对异常克隆的 B 淋巴细胞 / 浆细胞进行干预。对于存在浆细胞异常克隆的患者，常采用治疗多发性骨髓瘤（multiple myeloma）的方案进行干预，硼替佐米（1.3mg/m²，每周 1 次）联合环磷酰胺（50mg，每周 1 次口服，根据肾功能调整剂量，）及地塞米松（40mg，每周 1 次口服）是较为常用的方案[9]；新型抗骨髓瘤药物——CD38 单克隆抗体达雷妥尤单抗（daratumumab）在一些小样本的研究中表现出了可观的疗效[16, 17]。而存在 CD20 表达 B 淋巴细胞克隆的患者则应考虑采用基于利妥昔单抗（rituximab）的方案[4, 5, 18]，其中利妥昔单抗单药治疗，或联合环磷酰胺及地塞米松，或联合苯达莫司汀（bendamustine）的方案较为常用且疗效可观[9]。目前关于 MGRS 治疗药物的研究多为单中心病历系列报道或队列研究，未来需要更多高质量的研究来指导临床实践，以实现患者获益最大化。

病例 13 表 3　部分 MGRS 治疗药物的作用机制、常用方案及常见副反应[20]

代表药物	作用机制	常用方案	常见副反应
烷化剂			
美法仑 Melphalan	诱导 DNA 交联，破坏 DNA 双链	MPT、MPV	骨髓抑制、感染、黏膜炎、剂量依赖的肾损害，恶变
甾体激素			
地塞米松 Dexamethasone	糖皮质激素受体激动剂	VCD、CTD、VRD 等	感染、高血糖、消化性溃疡，等

续表

代表药物	作用机制	常用方案	常见副反应
免疫调节剂			
沙利度胺 Thalidomide	诱导蛋白酶体降解、免疫调节	MPT、CTD、VTD	周围神经病变、栓塞、嗜睡、乏力等
蛋白酶体抑制剂			
硼替佐米 Bortezomib	硼酸蛋白酶体抑制剂	MPV、VCD、VRD、VTD 等	周围神经病变、血小板减少、便秘、腹泻、带状疱疹
靶向药物			
达雷妥尤单抗 Daratumumab	CD38 单抗	单药及 Dara-VMP、dara-VTD 等	用药相关反应（infusion-related reaction）

注：MPT：马法兰—泼尼松—沙利度胺；MPV：马法兰—泼尼松—硼替佐米；CTD：环磷酰胺—沙利度胺—地塞米松；VCD：硼替佐米—环磷酰胺—地塞米松；VRD：硼替佐米—来那度胺—地塞米松；Dara-VMP，达雷妥尤单抗—马法兰—泼尼松—硼替佐米；dara-VTD，达雷妥尤单抗—硼替佐米—沙利度胺—地塞米松。

六、专家点评

MGRS 这一概念自提出至今不过 8 年，是一类为众多临床工作者不那么熟悉的"新"疾病。本病例虽然诊断过程较曲折，但临床表现、实验室检查、影像学特点及肾脏病理表现均十分典型，同时内容覆盖面广，涉及肾脏病学、血液病学、代谢性骨病学、放射医学、病理学等多个学科，该病例有助于提高临床医生对 MGRS 诊断、分型、治疗的认识，具有良好的教育意义。

该患者年龄不大，一般情况较好，接受 3 周期 BD 方案化疗后，血液学缓解已达到非常好的部分缓解（VGPR），同时 24h 尿蛋白下降显著，滤过功能持续正常，总体预后较好。患者对化疗耐受好，可考虑予以总共 6 ~ 8 周期化疗。考虑到患者年纪较轻，必要时可加用来那度胺或达雷妥尤单抗等药物以实现更佳的血液学缓解。对症治疗后患者血钾、酸中毒得以纠正，血磷较治疗前改善但仍未正常，可考虑口服补充中性磷，监测血电解质、肾功能、甲状旁腺素水平，定期随访甲状旁腺 B 超。

（上海市第六人民医院　李　想　程东生　范　瑛）

参考文献

[1]Leung N，Bridoux F，Hutchison CA，et al.Monoclonal gammopathy of renal significance：when MGUS is no longer undetermined or insignificant[J].Blood，2012，120（22）：4292-4295.

[2]Leung N，Bridoux F，Batuman V，et al.The evaluation of monoclonal gammopathy of renal significance：a consensus report of the International Kidney and Monoclonal Gammopathy Research Group[J].Nat Rev Nephrol，2019，15（1）：45-59.

[3]Leung N，Bridoux F，Nasr SH.Monoclonal Gammopathy of Renal Significance[J].N Engl J Med，2021，384（20）：1931-1941.

[4]Gumber R，Cohen JB，Palmer MB，et al.A clone-directed approach may improve diagnosis and treatment of proliferative glomerulonephritis with monoclonal immunoglobulin deposits[J].Kidney Int，2018，94（1）：199-205.

[5]Chauvet S，Frémeaux-Bacchi V，Petitprez F，et al.Treatment of B-cell disorder improves renal outcome of patients with monoclonal gammopathy-associated C3 glomerulopathy[J].Blood，2017，129（11）：1437-1447.

[6]Heilman RL，Velosa JA，Holley KE，et al.Long-term follow-up and response to chemotherapy in patients with light-chain deposition disease[J].Am J Kidney Dis，1992，20（1）：34-41.

[7]Klomjit N，Leung N，Fervenza F，et al.Rate and Predictors of Finding Monoclonal Gammopathy of Renal Significance（MGRS）Lesions on Kidney Biopsy in Patients with Monoclonal Gammopathy[J].J Am Soc Nephrol，2020，31（10）：2400-2411.

[8]Paueksakon P，Revelo MP，Horn RG，et al.Monoclonal gammopathy：significance and possible causality in renal disease[J].Am J Kidney Dis，2003，42（1）：87-95.

[9] Bridoux F，Leung N，Hutchison CA，et al.Diagnosis of monoclonal gammopathy of renal significance[J].Kidney Int，2015，87（4）：698-711.

[10]Fermand JP，Bridoux F，Dispenzieri A，et al.Monoclonal gammopathy of clinical significance：a novel concept with therapeutic implications[J].Blood，2018，132（14）：1478-1485.

[11]Dispenzieri A.POEMS syndrome：2017 Update on diagnosis，risk stratification，

and management[J].Am J Hematol，2017，92（8）：814-829.

[12]Larsen CP，Ambuzs JM，Bonsib SM，et al.Membranous-like glomerulopathy with masked IgG kappa deposits[J].Kidney Int，2014，86（1）：154-161.

[13]Debiec H，Hanoy M，Francois A，et al.Recurrent membranous nephropathy in an allograft caused by IgG3κ targeting the PLA2 receptor [J].J Am Soc Nephrol，2012，23（12）：1949-1954.

[14]Borza DB，Chedid MF，Colon S，et al.Recurrent Goodpasture's disease secondary to a monoclonal IgA1-kappa antibody autoreactive with the alpha1/alpha2 chains of type Ⅳ collagen[J].Am J Kidney Dis，2005，45（2）：397-406.

[15]Fermand JP，Bridoux F，Kyle RA，et al.How I treat monoclonal gammopathy of renal significance（MGRS）[J].Blood，2013，122（22）：3583-3590.

[16]Zand L，Rajkumar SV，Leung N，et al.Safety and Efficacy of Daratumumab in Patients with Proliferative GN with Monoclonal Immunoglobulin Deposits[J].J Am Soc Nephrol，2021，32（5）：1163-1173.

[17]Kastritis E，Theodorakakou F，Roussou M，et al.Daratumumab-based therapy for patients with monoclonal gammopathy of renal significance[J].Br J Haematol，2021，193（1）：113-118.

[18]Nasr SH，Fidler ME，Cornell LD，et al.Immunotactoid glomerulopathy：clinicopathologic and proteomic study[J].Nephrol Dial Transplant，2012，27（11）：4137-4146.

[19]Rajkumar SV，Dimopoulos MA，Palumbo A，et al.International Myeloma Working Group updated criteria for the diagnosis of multiple myeloma[J].Lancet Oncol，2014，15（12）：e538-548.

[20]Van De Donk N，Pawlyn C，Yong KL.Multiple myeloma[J].Lancet，2021，397（10272）：410-427.

病例 14

泌尿系结核

一、临床资料

现病史: 患者男性, 21 岁, 因"反复尿频尿急 2 个月余, 伴间歇性发热 1 个月余"入院。患者 2 个月前无明显诱因出现尿频, 每日小便 8 ~ 12 次, 伴有尿急, 无明显尿痛, 无明显夜尿增多, 未予重视。1 个月余前患者出现间歇性发热, 体温最高 37.7℃, 多于下午出现, 偶有右侧腰酸。无咽痛、寒战, 无咳嗽、咳痰, 无恶心、呕吐, 无腹痛、腹泻, 无关节肿痛。就诊于当地医院, 查尿常规提示尿白细胞增多(具体不详), 予头孢呋辛等药物口服治疗 1 周后无明显好转。1 周余前就诊于门诊, 查尿常规: 白细胞 3805/μl, 红细胞 1322/μl, 尿白细胞酯酶 +++, 蛋白质 ++。中段尿涂片见革兰氏球菌、革兰氏杆菌。血常规: 白细胞总数 7.19×10^9/L ↑, 中性粒细胞百分比 61.70%。CRP 18.77mg/L ↑。换用可乐必妥口服治疗 1 周后复查尿常规仍无明显缓解。现为进一步诊治, 门诊拟"泌尿道感染"收住院。

患者发病以来精神可, 饮食、睡眠正常, 大便正常, 小便如上述, 体力体重无明显改变。

既往史: 既往体健, 否认慢性病病史, 否认结核、肝炎等传染病病史, 否认药物食物过敏史。出生于四川, 2 年前来上海务工, 个体经营。未婚未育, 否认遗传病病史。

体格检查: T 37.5℃, P 80 次 / 分, R 20 次 / 分, BP 110/70mmHg。神志清晰, 营养中等, 全身未见皮疹, 眼睑无水肿, 心肺未闻及杂音, 腹软, 无压痛及反跳痛, 左肾区无压痛、叩击痛, 右肾区压痛、叩击痛阳性, 输尿管压痛点无压痛, 膀胱区无压痛反跳痛, 双下肢无水肿, 四肢关节无红肿、疼痛、畸形。

辅助检查:

血常规: 白细胞 7.19×10^9/L ↑, 中性粒细胞百分比 61.70%, 红细胞 5.33×10^{12}/L ↓, 血红蛋白 142g/L ↓, 血小板计数 346×10^9/L ↑。CRP 18.77mg/L ↑。

尿常规: 白细胞 3805/μl, 红细胞 1322/μl, 尿白细胞酯酶 +++, 蛋白质 ++, 尿隐血 ++++。

尿沉渣：RBC 满视野；WBC 满视野，蛋白定性 ++，正常红细胞 95%，异常红细胞 5%。

血沉：11mm/h。

结核杆菌：IgG 抗体阴性；IGM 抗体阴性。

患者青年男性，无明显诱因出现难治性尿路感染，病程较长，且逐渐加重，伴有间断性发热及腰痛。经常规抗感染治疗疗效不佳，需进一步寻找病原学依据，明确感染源，并完善泌尿系影像学检查，评估有无尿路复杂性因素。

中段尿涂片：见革兰氏球菌、革兰氏杆菌，未见酵母样菌。涂片可见细菌，故继续予可乐必妥静脉抗感染治疗。

结合患者既往病史，仍需进一步排除其他病原菌感染可能，故予完善：

结核试验：PDD 试验强阳性；T-SPOT 阳性；反复行中段尿涂片找抗酸杆菌，经 3 次中段尿涂片抗酸染色后见抗酸杆菌 +++。中段尿支原体培养阴性。中段尿真菌涂片及培养阴性。中段尿结核杆菌培养呈阳性。

肾小球滤过率：左肾 54ml/（min·1.73m²），右肾 29.5ml/（min·1.73m²）。泌尿系 CTU（病例 14 图 1、图 2）：可见右侧肾内低密度影，肾盂变形，输尿管壁增厚毛糙膀胱壁不规则增厚，右侧输尿管扩张，形成僵硬的索条。

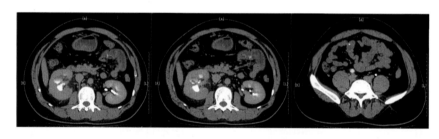

病例 14 图 1　泌尿系 CTU 排泄期轴位相

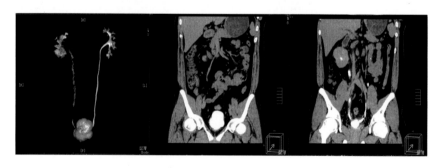

病例 14 图 2　泌尿系 CTU 尿路重建

注：提示右侧肾内低密度影，肾盂变形，输尿管壁增厚毛糙膀胱壁不规则增厚，右侧输尿管扩张，形成僵硬的索条。

二、多学科诊疗建议

患者青年男性，无明显诱因出现难治性尿路感染，经常规抗感染治疗疗效不佳，进一步查找病原学，发现患者为泌尿系结核。邀请泌尿外科、感染科、呼吸内科会诊，协助诊治。

1. 泌尿外科诊疗建议　青年男性，目前右侧肾、右输尿管、膀胱受累，无输尿管梗阻，右侧肾小球滤过率达到 29.5ml/（min·1.73m^2），目前无手术指征，可考虑抗结核治疗。

2. 感染科诊疗建议　患者经微生物学证据证实泌尿系为结核感染，排查肺部无受累，全身状态可，需进一步抗结核治疗，有保肾可能，建议强化抗结核治疗。

3. 呼吸内科诊疗建议　大部分肺外结核为肺结核血型扩散导致，该患者经排查并未发现肺结核，为单纯性泌尿系结核，相对少见，不排除少量进入血液中的 MTB 在机体抵抗力较强时，在肾脏潜伏下来，成为发病的可能原因。目前诊断明确，治疗以抗结核治疗为主，同时定期复查，注意观察随访肺部情况。

三、诊断分析

1. 诊断及诊断依据

（1）诊断：泌尿系统结核（右肾、右输尿管、膀胱）。

（2）诊断依据：患者2个月余前出现尿频、尿急等尿路刺激征，并渐出现间歇性发热，以午后低热为主，尿常规提示白细胞升高，经常规抗生素抗感染治疗无效。需考虑特殊感染可能，经反复微生物学检查发现尿中存在抗酸杆菌、PPD 试验强阳性、T-SPOT 阳性，故泌尿系结核（UTB）诊断明确，结合影像学表现，考虑病变累及部位为右肾、右输尿管及膀胱。患者无咳嗽咳痰等症状，胸部 CT 未见肺部受累，故不考虑肺受累。

2. 鉴别诊断

（1）慢性非特异性膀胱炎：该病患者血尿和尿频、尿急、尿痛等膀胱刺激症状多呈一个间歇性的发作。时轻时重，一般没有进行性加重，抗生素治疗以后症状即可以得到改善。该患者经验性抗生素治疗无效，后经反复中段尿涂片发现抗酸杆菌，结合影像学表现，故不考虑本病。

（2）慢性肾盂肾炎：多以女性为主，有比较长期的膀胱刺激症状，无进行性加重，而且会反复发作，时轻时重，伴有发热、腰疼等症状，尿液中多以白细胞为主，常有蛋白尿或管型尿，肾脏 B 超或 CT 提示肾外形凹凸不平且双肾大小不等。肾盂造影提示可见肾盂肾盏变形缩窄。多为大肠杆菌引起，通过抗炎治疗可以有效治愈。本患者不符。

（3）腺性膀胱炎：本病是炎症、结石、梗阻等慢性刺激引起的膀胱黏膜的一种特殊类型的病变，表现为膀胱黏膜的增生及化生性病变，大部分属于良性病变，但存在恶变可能。好发于中老年人，女性多于男性，也表现为难治性尿频、尿急、尿痛、镜下血尿，如果病变累及肾脏也可出现腰酸等不适。影像学可见膀胱占位性病变，确诊需膀胱镜及膀胱活检。该患者为青年男性，存在尿路刺激症状，病变范围除膀胱外还累计输尿管及肾脏，且微生物学检查发现结核杆菌，故暂不考虑本病。

（4）泌尿系肿瘤：常表现为间歇性的无痛性肉眼全程血尿，有时早期肾结核也可以出现这个症状，但是年龄上肾结核多在 40 岁以下、肿瘤多在 40 岁以上，B 超、静脉尿路造影剂、CT 可进行鉴别。该患者为青年男性，存在尿路刺激症状，微生物学检查发现结核杆菌，结合泌尿系 CTU 结果，故暂不考虑本病。

四、治疗经过及随访情况

该患者明确诊断为泌尿系结核后转专科诊治，给予抗结核治疗（前 2 个月静脉滴注异烟肼 300mg/ 天，服用吡嗪酰胺 1.5g/ 天，利福平 600mg/ 天，维生素 C 1.0g/ 天，维生素 B 60mg/ 天顿服。2 个月后将吡嗪酰胺改为乙胺丁醇 1.0g/ 天）。

用药 3 个月后随访尿常规：白细胞 273/μL，红细胞 215/μL，尿白细胞酯酶 ++，蛋白质 +，隐血 ++++。反复中段尿涂片找抗酸杆菌未见。

用药 6 个月后随访尿常规：白细胞 34/μL，红细胞 15/μL，尿白细胞酯酶 +，蛋白质阴性，隐血 +。

用药 1 年后随访尿常规：白细胞 16/μL，红细胞 134/μL，尿白细胞酯酶阴性，蛋白质阴性，隐血 ++。反复中段尿涂片及培养未见抗酸杆菌，考虑经抗结核治疗后感染控制。影像学检查肾脏 CT 提示右侧肾脏结构也较前有所恢复，增厚的右侧输尿管结构恢复正常，增厚的膀胱结构恢复正常。肾小球滤过率：左肾 56ml/（min·1.73m^2），右肾 32ml/（min·1.73m^2）。

用药一年后随访肾脏 CT 平扫（病例 14 图 3），可见围绕肾盂排列的多发低密度影，呈囊状或花瓣状（对比前片无进展）。

用药一年半后停药。一年至一年半中每月复查尿常规均正常，尿结核杆菌培养均阴性，泌尿系 CT 示病变稳定。尿路症状消失，体温正常，腰痛缓解。两年后随访尿常规：白细胞 17/μL，红细胞 24/μL，细菌 4.8/μL，尿比重 1.021，pH 5.5，尿白细胞酯酶阴性，亚硝酸盐阴性，尿蛋白阴性。

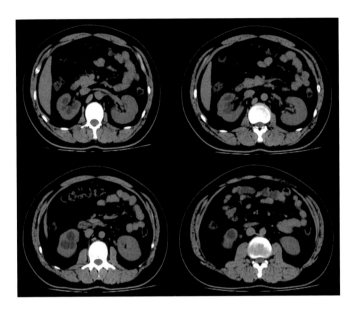

病例 14 图 3　肾脏 CT 平扫

五、讨论

1. 概述　结核病（tuberculosis，TB）是一种古老的传染病，由结核分枝杆菌引起，主要通过气溶胶传播。结核病是一种长期致命性疾病，至今仍然是一个主要的公共卫生问题，困扰着人类。结核杆菌感染人体后会出现 3 种结局：①被中性粒细胞及巨噬细胞吞噬消灭，占 5%；②结核分枝杆菌被控制，但未被清除，呈潜伏感染状态，占 90%；③结核分枝杆菌呈现明显的复制并出现活动性结核的临床症状，占 5% ~ 10%。处于潜伏状态的结核分枝杆菌会因机体及环境的变化而变化，当机体免疫力下降时可出现复制。通常结核的潜伏期较长，最初会影响肺部，也可以攻击其他器官，包括淋巴结、腹部、泌尿生殖系统、皮肤、关节、骨骼和神经系统，肺以外部位的结核感染被称为肺外结核病（extrapulmonary tuberculosis，EPTB）[1]。泌尿系统结核（urinary tuberculosis，UTB）在肺外结核中排第二位，仅次于淋巴结结核，其中又以肾结核最为常见。

2. 感染途径　肾结核的感染途径最主要的首先为血行感染，原发灶大多在肺内；其次为附睾、女性生殖器附件、骨关节和淋巴结，偶见继发于肠道和全身粟粒性结核。膀胱结核继发于肾结核，病变严重时可形成挛缩性膀胱，导致膀胱容量下降[1]。

3. 临床表现　UTB 多发于青壮年，我国高发年龄段在 40 ~ 60 岁，儿童和老年人发病较少，男性多于女性。UTB 早期起病隐匿，无特定症状，容易导致诊断困难和诊断延迟[2~6]，而出现临床表现时，其临床表现又因病变侵犯的部位及组织损害的程度不同而有所不同。病变初期局限于肾脏的某一部分，当结核进一步扩散到输尿管膀胱时则会出现一系列的症状，主要的临床表现有：①膀胱刺激征：尿频、尿急、尿痛，部分患者可表现为排尿困难[6]；②血尿（镜下血尿，严重时可表现为肉眼血尿）[7]；③脓尿[7]；④腰痛（根据累及部位多表现为患侧腰痛或腹痛）[8~10]；⑤全身症状（通常不常见，当感染较重时或伴有肺部结核时可能有盗汗、午后低热、乏力、咳嗽、咳痰、体重下降等表现）；⑥其他症状等（部分患者可伴有消化道症状）。

4. 病理　肾结核的病理变化为结核性结节和结核性肉芽肿，多为干酪样坏死。肾皮质结核表现为多发性微结核灶，肾髓质结核多为单侧，可表现为空洞型溃疡、闭合性脓肿结核性脓肿、肾周冷脓肿和病灶钙化。输尿管结核可有干酪样坏死、纤维化、钙化。膀胱结核可有黏膜粟粒样结核结节、溃疡、纤维化等。

5. 筛查方法　目前临床上常用的结核筛查方法包括：①详细的询问病史，包括结核病史、危险因素、接触史、治疗史及卡介苗接种史等；②进行相关的辅助检查：结核菌素皮肤试验（TST）、干扰素 – γ 释放试验（IGRAs）、微生物学检测、影像学检查。其中影像学检查肺部需完善胸片或胸部 CT 明确有无肺结核；泌尿系需完善 X 线腹部平片、静脉肾盂造影、泌尿系 CT、泌尿系超声或泌尿系磁共振等。UTB 的尿液检查可发现血尿和培养阴性的脓尿[12]，80% ~ 90% 的结核病例中 24 小时尿沉淀抗酸杆菌呈阳性。尿培养检测结核杆菌需要 6 ~ 8 周，诊断的假阴性率为 10 ~ 20%[4]。此外，需要进行影像学检查以进一步明确病变部位及病变程度。由于结核培养所需时间较长，当怀疑结核菌感染时，如何快速、准确地诊断结核病是近年来一直探索的话题。有时在没有微生物学或组织病理学证据的情况下，也可以根据临床表现、实验室检查、影像学征象及诊断性抗结核药物治疗等进行综合判断，从而做出诊断。因此，目前 UTB 的诊断水平尚有待提高，需要加强现有各项检测技术在诊断 UTB 中的临床应用价值研究。近年来，具有高特异性和敏感性的核酸扩增试验（NAAT）实现了快速诊断结核病的要求。线探针检测是世界卫生组织（WHO）推荐的首批分子检测。与培养检测相比，它们显著缩短了诊断耐多药和利福平耐药结核病（MDR/RR-TB）所需的时间。此外，世卫组织于 2010 年批准了 Xpert MTB/RIF 测定。与痰涂片显微镜检查相比，Xpert MTB/RIF 测定与下一代 Xpert Ultra 测定一起，大大提高了结核病和 RR-TB 的诊断速度和水平[11]。UTB 的确诊需要联合多种方法以提高阳性检出率。

6. 治疗　UTB 多继发于全身性结核，因此在治疗上必须重视全身治疗并结合局部病变情况全面考虑，同时治疗初始及过程中均需充分评估肺及肺外其他部位如淋巴、骨关节、肠道的结核活动性。近年来随着抗结核药的不断发展进步，UTB 的治疗原则有了显著改变，大部分病例可以通过药物治疗得到痊愈。所以早期治疗是治疗 UTB 的关键。主要的治疗手段为抗结核化学药物治疗（简称化疗），基本条件为病肾功能尚好且尿液引流无梗阻。化疗的适应证为：①临床前期肾结核；②局限在一组大肾盏以内的单侧或双侧肾结核；③合并肾外活动性结核，暂不宜手术者；④孤立肾肾结核；⑤双侧肾结核，属晚期不宜手术者；⑥合并严重疾病不宜手术者；⑦配合手术治疗，作为术前和术后用药。化疗的原则为早期、联合用药、适量、规律和全程使用敏感药物，彻底治疗[11]。常见的抗结核药物有异烟肼、利福平、链霉素、吡嗪酰胺、乙胺丁醇、对氨基水杨酸钠、丙硫异烟胺、卡那霉素、卷曲霉素等。最理想的抗结核药物应该是对结核杆菌敏感，在血液中达到足以制菌或杀菌的浓度，并能为机体耐受。

近年来结核耐药菌株的出现，给传统药物治疗带来了巨大挑战，尤其是耐多药结核病（MDR-TB）、广泛耐药结核病（XDR-TB）和最近一些报告中的完全耐药结核病（TDR-TB）病例的增加引起了人们的关注，治疗结核的新药物和新疗法不断涌现，大量抗结核新药的临床试验也在进行中，包括恶唑烷酮、硝基咪唑、咪唑吡啶、硝基噻唑、利福霉素、氟喹诺酮、苯并咪唑等[13, 14]，这将为耐药性结核杆菌的治疗带来曙光。

六、专家点评

结核病是结核分枝杆菌导致的慢性病变。近年来，随着多重耐药菌株的大量繁殖，导致结核病的发病率呈上升趋势，严重危害人类的健康。泌尿系统结核（UTB）在肺外结核中排第二位，仅次于淋巴结结核，而肾结核最为常见。虽大多数的肺外结核发生在肺部结核分枝杆菌（MTB）感染的基础上，后经淋巴或血液途径播散至肺外某个或多个脏器。本例患者胸部 CT 未见肺受累，不排除少量进入血液中的 MTB 在机体抵抗力较强时，在肾脏潜伏下来，成为发病的可能原因。UTB 早期症状不典型，往往易漏诊、误诊，延误治疗，可损伤患者的泌尿生殖系统，最终导致肾功能丧失，威胁患者的生命。因此，早期诊断及早期治疗具有重要作用。在临床中遇到难治性尿路感染时，我们需考虑到其他少见病原菌感染可能，及时排查并做出鉴别，为患者的早期及时治疗争取时间。

本患者治疗效果明显，考虑经抗结核治疗后感染控制、肾功能保留。但临床中有些病例，如无功能肾或肾功能很差的一侧肾结核，或一些血运差、封闭堵塞性空洞性结核等仍有手术治疗的指征。手术治疗中肾切除的适应证为：①广泛破坏功能丧失的肾结核；②肾结核伴输尿管梗阻；③肾结核合并大量出血；④肾结核合并难以控制的高血压；⑤钙化的无功能肾结核；⑥双侧肾结核一侧广泛破坏，对侧病变轻时，可将重病侧切除；⑦结核菌耐药，药物治疗效果不佳者。治疗后的肾结核需要严密随访 5 年，有输尿管及膀胱累及者需要延长随访至 10 年甚至更长。

（上海市第六人民医院临港院区　张海英　郭永平）

参考文献

[1] 王海燕 赵明辉 . 肾脏病学 [M]. 第 4 版 . 北京：人民卫生出版社，2021，1560-1561

[2]Muttarak M，Chiang Mai WN，Lojanapiwat B.Tuberculosis of the genitourinary tract：Imaging features with pathological correlation.Singapore Med J，2005，46：568-574.

[3]EnginG，Acunaş B，Acunaş G，TunaciM.Imaging of extrapulmonary tuberculosis.Radiographics 2000，20：471-488.

[4]B μ gbee H.Tuberculoma of the kidney：Reportofacase.J Urol，1941，46：355-385.

[5]Wang LJ，Wong YC，Chen CJ，et al.CT features of genitourinary tuberculosis.J Comput Assist Tomogr，1997，21：254-258.

[6]Gibson MS，Puckett ML，Shelly ME.Renal tuberculosis.Radiographics，2004，24：251-256.

[7]Tonkin AK，Witten DM.Genitourinary tuberculosis.SeminRoentgenol，1979，14：305-318.

[8]Christensen WI.Genitourinary tuberculosis：Review of 102 cases.Medicine（Baltimore），1974，53：377-790.

[9]NarayanaA.Overview of renal tuberculosis.Urology，1982，19：231-237.

[10] Simon HB，Weinstein AJ，Pasternak MS，et al.Genitourinary tuberculosis.Clinical features in a general hospital population.Am J Med，1977，63（3）：410-420.

[11]Gibson MS，Puckett ML，Shelly ME.Renal tuberculosis.Radiographics，2004，24：251-256.

[12]Kenney PJ.Imaging of chronic renal infections.AJR Am J Roentgenol，1990，155：485-294.

[13]Lohrasbi V，Talebi M，Bialvaei AZ，et al.Trends in the discovery of new drμgs for Mycobacterium tuberculosis therapy with a glance at resistance.Tuberculosis（Edinb），2018，109：17-27.

[14]Tetali SR，Kunapaeddi E，Mailavaram RP，et al.Current advances in the clinical development of anti-tubercular agents.Tuberculosis（Edinb），2020，125：101989.

病例 15

重症 IgA 肾病

一、临床资料

现病史：患者男性，42 岁，因"反复泡沫尿 7 年余，伴乏力 1 周"入院。患者自诉于 2014 年体检发现尿蛋白 2+，肾功能正常，随后患者观察到尿中泡沫时有增多，但当时因无明显其他不适，故未引起重视。2020 年起，患者自觉泡沫尿明显加剧，伴夜尿增加。近 1 周来，患者在无明显诱因下觉明显乏力，赴我院门诊检查，发现（2021年 3 月 29 日）24h 尿蛋白 3395mg；肾功能：血肌酐 100.7μmol/L，尿素 6.03mmol/L，尿酸 434μmol/L；尿常规：红细胞 78/μL、蛋白 2+。为明确诊断收入病房。患者自发病以来无反复恶寒发热，无关节疼痛，无红斑、紫癜，无肉眼血尿等。

既往史：患者于 2014 年起发现血压升高，最高血压 150/100mmHg，长期服用氨氯地平，血压控制在 130/80mmHg。有脂肪肝、右下颌部肿胀病史，未系统诊疗。否认糖尿病、冠心病等内科慢性疾病及外伤手术史，否认家族遗传性疾病史。

体格检查：T 36.7℃，P 78 次 / 分，R 20 次 / 分，BP 130/80mmHg。精神略萎，面色欠华，右侧下颌部肿胀，无明显红肿，触痛不显，两肺呼吸音清，心律齐，无杂音，腹软，无压痛，双下肢无明显凹陷性水肿，舌红，苔薄黄腻，脉微弦。

辅助检查：

血常规：白细胞 7.1×10^9/L，红细胞 4.96×10^{12}/L，血红蛋白 146g/L，血小板 217×10^9/L。

尿常规：红细胞 34/μl，白细胞 10/μl，蛋白 2+。

肝肾功能：白蛋白 37g/L，谷丙转氨酶 23U/L，谷草转氨酶 20U/L，血肌酐 106.8μmol/L，尿素 4.81mmol/L，尿酸 469μmol/L，eGFR-EPI 73.58ml/（min·1.73m²），空腹葡萄糖 4.35mmol/L，24h 尿蛋白 3700mg/2000ml。

血沉及抗链球菌溶血素 O 正常；免疫球蛋白均正常；抗核抗体、自身抗体谱、ANCA、补体等免疫指标均为阴性；免疫固定电泳未见异常；传染病指标阴性。

胸部 CT：左肺下叶前、外基底段小斑片影和粟粒样结节，增殖灶可能大，右肺中叶索条灶。双肾及动脉B超未见明显异常。浅表B超：右侧腮腺稍大，双侧腮腺淋巴结肿大。

肾穿刺病理（病例15图1）：（2021年4月8日）光镜：33个肾小球，3个肾小球球性硬化，3个小球粘连，其中2个伴节段性硬化，其余小球系膜细胞轻到中度增生伴基质中度增多，毛细血管襻基膜无增厚，未见毛刺样突起、细小空泡、双轨及波纹状改变；可见1个细胞型新月体伴坏死，未见毛细血管内细胞增多及血栓；部分肾小管有蛋白管型，少量小管急性损伤（10%），灶性小管萎缩伴间质纤维化（25%～30%），未见结晶且偏振光阴性，肾间质轻到中度淋巴细胞小灶性及散在浸润；肾细动脉、小叶间动脉未见明显异常。免疫荧光：8个肾小球，未见球性硬化或节段硬化。肾小球：IgA（2～3+），C3（1～2+），Kappa（1～2+），Lambda（2～3+），弥漫球性系膜区颗粒状沉积，IgM（±）、局灶节段性系膜区颗粒状沉积；IgG、C1q、C4、PLA2R阴性；肾小管：阴性；血管壁：阴性。诊断：IgA肾病（M1E0S1T1C1）。

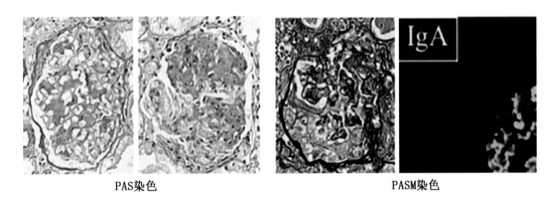

PAS染色　　　　　　　　　PASM染色

病例15图1　肾脏穿刺病理结果

二、多学科诊疗建议

患者因入院后检查发现合并肾、肺等多脏器病变，故邀请多学科协助诊治。

1. 呼吸科诊疗建议　完善呼吸道病源结核筛查，根据会诊意见查T-spot、PPD试验等。回报：PPD左1：10 000阳性，右1：2000阳性；T-spot：阴性；痰培养未见抗酸杆菌生长。请呼吸科再次会诊，暂不考虑结核，建议定期复查胸部CT。

2. 中医外科诊疗建议　考虑患者为腮腺炎，建议金黄膏外敷，并予以清热解毒类中药服用。建议随访，必要时可行手术治疗。

三、诊断分析

1. 诊断及诊断依据

（1）IgA 肾病（M1E0S1T1C1），慢性肾脏病 2 期：诊断依据：患者为中年男性，2014 年起患者发现蛋白尿，近期乏力明显来诊。

辅助检查：肝肾功能：白蛋白 37g/L，谷丙转氨酶 23U/L，谷草转氨酶 20U/L，血肌酐 106.8μmol/L，尿素 4.81mmol/L，尿酸 469μmol/L，eGFR-EPI：73.58ml/（min·1.73m²）；24h 尿蛋白 3700mg/2000mL；尿常规：红细胞 34/μL，白细胞 10/μL，蛋白 2+；肾穿刺病理提示"IgA 肾病（M1E0S1T1C1）"。

（2）高血压 2 级（高危）：诊断依据：患者 2014 年起发现血压升高，最高血压 150/100mmHg，长期服用氨氯地平，血压控制在 130/80mmHg，合并肾脏疾病，故诊断。

（3）腮腺炎：诊断依据：右侧下颌部肿胀，无明显红肿，触痛不显。浅表 B 超：右侧腮腺稍大，双侧腮腺淋巴结肿大。

2. 鉴别诊断

（1）过敏性紫癜性肾炎：两者病理及免疫组学类似，但临床上紫癜性肾炎起病较急，除肾脏表现外，还可有典型的皮肤紫癜、黑便、腹痛、关节痛等，而本案患者病情演变相对较缓慢，病程长，且无肾外表现，故予以排除。

（2）肾小球系膜区继发性 IgA 沉积疾病：慢性肝病以及一些风湿免疫系统疾病等患者的肾脏免疫病理也可显示出肾小球系膜有 IgA 沉积，但肾脏临床表现不多见，且均有相应的病史、免疫指标异常及肾外表现。本案患者的临床、检查等可协助排除。

（3）链球菌感染后急性肾小球肾炎：此病典型表现为上呼吸道感染后出现血尿、蛋白尿、高血压，甚至一过性肾功能减退等，感染潜伏期为 1～2 周，初期血清 C3 下降，随病情好转可恢复，多数患者经休息和一般支持治疗可痊愈。IgAN 少数患者起病也较急，但一般感染潜伏期短。本案患者肾病病史较长，无感染病史，肾穿刺病理可协助明确诊断。

四、治疗经过及随访情况

在对患者进行综合评估、排除激素治疗的禁忌证后，给予患者甲强龙 120mg/ 天共 3 天，后 80mg/ 天共 3 天，改口服 40mg/ 天维持，并配合支持治疗及中药健脾益肾，清热通络治疗，病情平稳出院。

持续治疗方案至 5 月 17 日，患者来诊，自诉病情平稳，无特殊不适，血压控制良好。

复查肾功能：白蛋白 39.6g/L，血肌酐 89μmol/L，尿素 6.22mmol/L，尿酸 410μmol/L，eGFR-EPI 91.73ml/（min·1.73m²）；24h 尿蛋白 1513mg/1850ml。激素逐渐减量，支持治疗及中药口服方案持续维持。

至 9 月 2 日，再次来诊，病情平稳。复查肾功能：血肌酐 81μmol/L，尿素 4.66mmol/L、尿酸 450μmol/L，eGFR-EPI：102.79ml/（min·1.73m²）；24h 尿蛋白 1262mg/2100ml。激素减量至 20mg/ 天，配合中药及支持治疗，病情稳定，持续治疗随访中。

五、讨论

1. 概述　IgA 肾病（IgA Nephropathy，IgAN）是 1968 年由法国学者 Berger 和 Hinglais 首先命名和描述，是肾脏活检免疫病理显示在肾小球系膜区以 IgA 为主的免疫复合物沉积，以肾小球系膜增生为基本组织学改变的肾脏疾病[1]。IgAN 是全世界最常见的原发性肾小球肾炎[2]，在我国几乎占了原发性肾小球肾炎病例的一半[3]。有相当一部分患者的病情呈进展型，会逐渐发展成肾衰竭，是导致我国肾病患者进入肾脏替代治疗的主要原因[4]。IgAN 的发病年龄总体偏于年轻，男性多于女性[5]。

2. 病因及发病机制　IgAN 的发病机制尚未完全清晰，多种因素参与了本病的发生与发展。目前认为 IgAN 的发病主要为"多重打击"（病例 15 图 2），IgAN 患者的半乳糖缺乏 IgA1 的循环水平升高，机体产生的针对半乳糖缺乏 IgA1 的 IgG 自身抗体，形成免疫复合物，沉积在系膜区造成肾脏损伤。黏膜免疫系统和补体激活对引发致病过程具有影响[6]。遗传和环境因素也会对机体免疫功能产生影响，导致疾病的发生[7~8]。

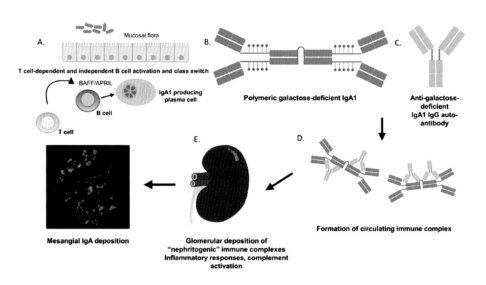

病例 15 图 2　IgAN 的多重打击模型[6]

3. 临床表现　IgAN 最常见的临床表现为发作性肉眼血尿，或无症状性血尿和（或）蛋白尿，部分患者伴高血压，病情严重者可见肾功能减退，部分患者可出现为家族聚集性发病[5, 9]。不同患者的临床表现的轻重程度有着非常明显的差异，有的仅为单纯性的镜下血尿，而有的却表现为快速进展型的肾衰竭，预后也存在明显的异质性。本案患者为镜下血尿、大量蛋白尿，并伴有肾功能减退，临床表现典型且较为严重。

4. 诊断　IgAN 的诊断必须依赖病理，目前较多使用的是牛津病理分类[10]。以下病理组织学改变可作为 IgAN 预后的预测指标：①系膜细胞增多；②节段硬化或粘连；③毛细血管内细胞增多；④肾小管萎缩 / 间质纤维化；⑤新月体病变（细胞性 / 细胞纤维性）。

牛津 MEST-C 分型[10]：

病理特征：在光镜、免疫荧光及电镜下的表现，给予进行量化评分（至少有 8 个肾小球）：

系膜细胞增殖评分：≤ 0.5（M0），> 0.5（M1）。

毛细血管内细胞增多：无（E0），有（E1）。

节段硬化或粘连：无（S0），有（S1），S1 活检标本中是否存在足细胞增生肥大或顶端病变。

肾小管萎缩 / 间质纤维化：≤ 25%（T0），26% ~ 50%（T1），> 50%（T2）。

无细胞 / 纤维细胞新月体存在（C0），至少 1 个肾小球呈新月体，< 25% 的肾小球有新月体（C1），≥ 25% 的肾小球有新月体（C2）。

5. 治疗　临床上 IgAN 呈现出高度的多样性，加之发病机制尚未清晰，给治疗方案的确立带来了较大的难度。IgAN 是一种进展型疾病，治疗目的主要是延缓疾病进展。优化支持治疗作为 IgAN 的基础治疗方案，包括积极进行血压的管理；评估心血管风险，在必要时开始干预；饮食中钠盐限制，戒烟，控制体重和适当锻炼；避免非甾体类消炎药等肾毒性药物；以及 ACEI/ARB 的使用等。研究证实，ACEI/ARB 具有良好的肾脏保护作用，但联合使用两者并没有起到更好的作用[11, 12]。若患者蛋白尿 > 0.5g/24h，指南建议初始治疗采用 ACEI 或 ARB，但不能同时使用两者（1B）。此外，最新研究运用钠 - 葡萄糖协同转运蛋白 2（Sodium-dependent Glucose Transporters 2，SGLT-2）抑制剂治疗慢性肾脏病，发现 SGLT-2 可对肾脏结局起到改善作用[13, 14]。在对 270 名 IgAN 受试者的数据进行分析后发现，SGLT-2 降低了慢性肾病进展的风险，并具有良好的安全性[15]。

对于免疫抑制治疗 IgAN，目前尚存在争议。既往皮质类固醇的疗效获得了研究证据支持[16]。但近来的一些研究结果发现，患者在获得免疫抑制疗法干预的疗效时，需承担由此所带来的毒性风险[17, 18]，导致临床医生在使用时产生了疑虑。据此，2020年KDIGO指南建议，激素治疗仅考虑给予已接受支持治疗后，慢性肾脏病进展风险仍较高的IgAN患者，并需要评估患者的治疗风险（尤其是eGFR低于50ml/(min·1.73m^2)）者（2B）。其他的免疫抑制类药物中，仅霉酚酸酯在我国开展的研究中被认为联合激素治疗时，对IgAN患者起到一定的保护作用[19]，而环磷酰胺、硫唑嘌呤、钙调磷酸酶抑制剂、利妥昔单抗等均没有充分的证据支持用于治疗IgAN患者，鱼油治疗也未被指南推荐。

中医药对于IgAN的治疗有效性及安全性已被多项研究证实[20, 21]。临床常根据患者不同的临床表现，把本病患者诊断为"肾风""尿血""虚劳""腰痛""水肿"等。此病的中医核心病机大多医家认为是正虚邪实，辨证的流程：首辨分期（急性发作期、慢性持续期），再辨主证、次证；先辨正虚，再辨邪实。大致可分为急性发作期（外感风热证、下焦湿热证）、慢性持续期（肺脾气虚证、气阴两虚证、肝肾阴虚证、脾肾阳虚证），并常伴兼证（水湿、痰湿、湿热、寒湿、血瘀、肝郁、浊毒）[22]。除此以外，作为一种需要依靠现代医学检查才能明确诊断的疾病，实验室检查及病理等"微观"指标对指导临床辨治，同样具有非常重要的作用[23]，常需兼顾。而在治疗疾病进展风险相对较高的重症IgAN时，常由于激素的干预又使原本复杂的病机产生变化，形成一种更为复杂难治的病证。我科在诊治此类患者时，认为脏腑亏虚，气机郁滞，兼夹湿热、血瘀、浊毒为其常见的病机。治疗仅用一法一药常不能尽赅，应充分运用中医的辨证观和整体观，健脾、补肾为主，重视清热、通络，多法兼备、多药组方，针对个体，灵活施治，才能使"各得其所宜"，收到良好的疗效。

六、专家点评

IgAN是我国最常见的原发性肾小球疾病，诊断依赖病理，推荐采用牛津分类的MEST-C进行评分。对于具有慢性肾脏病进展风险的患者而言，糖皮质激素可以改善病情，但具有感染等治疗的潜在风险，临床使用当需谨慎。中医辨治以个体为本，医师根据患者的不同表现，通过望、闻、问、切，辨其证，治其病。现代中医更是结合了检查指标及病理等"微观"表现，精准化干预不同类型的IgAN。通过中医药的治疗能较好地改善患者的临床症状、阻滞疾病的发展，尤其是在联合激素使用时，除了能增强疗效外，还能有效减少、甚或避免由激素治疗所带来的不良反应，起到"增效减毒"的作用，临床疗效可观。

本案患者诊断明确，考虑其所处疾病的风险性相对较高，予以激素积极治疗，并配合对症支持及中药干预。治疗中患者未出现不良事件，治疗耐受性好，反应性佳。但该患者病程已长，且病变较重，尚需持续治疗，长程随访，以观察远期疗效。

（龙华医院　　陈万佳　　邓跃毅）

参考文献

[1]Berger J，Hinglais N.Inercapillary deposits of IgA-IgG[J].J Urol Nephrol（Paris），1968，74：694-695．

[2]McGrogan A，Franssen CF，de Vries CS.The incidence of primary glomerulonephritis worldwide：a systematic review of the literature.Nephrol Dial Transplant[J]，2011，26（2）：414-430．

[3]Hou JH，Zhu HX，Zhou ML，et al.Changes in the Spectrum of Kidney Diseases：An Analysis of 40，759 Biopsy-Proven Cases from 2003 to 2014 in China[J].Kidney Dis（Basel），2018，4（1）：10-19．

[4]Cai GY，Chen XM.Immunoglobulin A nephropathy in China：progress and challenges[J].Am J Nephrol，2009，30（3）：268-273．

[5]黄海燕.肾脏病学（第3版）[M].北京：人民卫生出版社，2008．

[6]Pattrapornpisut P，Avila-Casado C，Reich HN.IgA Nephropathy：Core Curriculum 2021[J].Am J Kidney Dis，2021，78（3）：429-441．

[7]Wang YN，Zhou XJ，Chen P，et al.Interaction between G ALNT12 and C1GALT1 Associates with Galactose-Deficient IgA1 and IgA Nephropathy[J].J Am Soc Nephrol，2021，32（3）：545-552．

[8]赵志辉，王海燕.环境抗原在 IgA 肾病中的作用 [J].国外医学.泌尿系统分册，1990，（01）：1-3．

[9]吕继成，张宏，等.家族性 IgA 肾病——777 例中国 IgA 肾病回顾性调查分析 [J].中华肾脏病杂志，2004，20（1）：5-7．

[10]Trimarchi H，Barratt J，Cattran DC，et al.Oxford classification of IgA nephropathy 2016：an update from the IgA nephropathyclassification working group[J].Kidney Int，2017，91（5）：1014-1021．

[11]Makani H，Bangalore S，Desouza KA，et al.Efficacy and safety of dual blockade of the renin-angiotensin system：meta-analysis of randomised trials[J].BMJ，2013，346：f360.

[12]Lennartz David Paul，Seikrit Claudia，Wied Stephanie，et al.Single versus dual blockade of the renin-angiotensin system in patients with IgA nephropathy[J].J Nephrol，2020，33（6）：1231-1239.

[13]Wheeler DC，Stefánsson BV，Jongs N，et al.Effects of dapagliflozin on major adverse kidney and cardiovascular events in patients with diabetic and non-diabetic chronic kidney disease：a prespecified analysis from the DAPA-CKD trial[J].Lancet Diabetes Endocrinol，2021，9（1）：22-31.

[14]Heerspink HJL，Stefánsson BV，Correa-Rotter R，et al.Dapagliflozin in patients with chronic kidney disease[J].N Engl J Med，2020，383（15）：1436-1446.

[15]Wheeler David C，Toto Robert D，Stefánsson Bergur V，et al.A pre-specified analysis of the DAPA-CKD trial demonstrates the effects of dapagliflozin on major adverse kidney events in patients with IgA nephropathy[J]. Kidney Int，2021，100（1）：215-224.

[16]Tesar V，Troyanov S，Bellur S，et al.Corticosteroids in IgA Nephropathy：A Retrospective Analysis from the VALIGA Study[J].J Am Soc Nephrol，2015，26（9）：2248-2258.

[17]Rauen T，Eitner F，Fitzner C，et al.Intensive supportive care plus immunosuppression in IgA nephropathy[J].N Engl J Med.2015，373（23）：2225-2236.

[18]Lv J，Zhang H，Wong MG，et al.Effect of oral methylprednisolone on clinical outcomes in patients with IgA nephropathy：the TESTING randomized clinical trial[J].JAMA，2017，318（5）：432-442.

[19]Hou JH，Le WB，Chen N，et al.Mycophenolate Mofetil Combined With Prednisone Versus Full-Dose Prednisone in IgA Nephropathy With Active Proliferative Lesions：A Randomized Controlled Trial[J].Am J Kidney Dis，2017，69（6）：788-795.

[20] 陈香美，陈建，陈以平，等 . 肾华片治疗 IgA 肾病（气阴两虚证）多中心随机对照临床观察 [J]. 中国中西医结合杂志，2007（02）：101-105.

[21]Li P，Lin HL，Ni ZH，et al.Efficacy and safety of Abelmoschus manihot for IgA nephropathy：A multicenter randomized clinical trial[J].Phytomedicine，2020，76：153231.

[22] 中国中西医结合学会肾脏疾病专业委员会 .IgA 肾病西医诊断和中医辨证分型的实践指南 [J]. 中国中西医结合杂志，2013，33（5）：583-585.

[23] 陈香美，陈以平，李平，等 .1016 例 IgA 肾病患者中医证候的多中心流行病学调查及相关因素分析 [J]. 中国中西医结合杂志，2006，26（3）：197-201.

病例 16

难治性膜性肾病

一、临床资料

现病史：患者男性，50岁，因"反复全身水肿7个月余"入院。患者于2020年8月下旬因"腰痛"服用洛索洛芬钠片并拔牙后，逐渐出现颜面及双下肢水肿，呈进行性加重，当时患者无尿色加深，无皮疹红斑等其他不适。9月初赴当地医院查尿蛋白2+，血白蛋白19.2g/L，血肌酐87.4μmol/l；尿蛋白定量26.11g/天。胸部CT示：两肺炎症性改变，两侧胸腔积液，心包积液。即予以抗感染及激素治疗（具体不详）。因症状未见明显改善，自行出院。2020年9月，患者至上海某三甲医院查血白蛋白下降至17g/L，血肌酐130μmol/L，24h尿蛋白12g左右。9月15日行肾穿刺明确诊断为膜性肾病Ⅲ期，合并肾小管间质肾炎。筛查肿瘤指标除CA125为85.52U/ml外，其余均阴性；免疫指标除免疫球蛋白IgG 521mg/dl、抗SS-A抗体阳性外，均阴性。在排除禁忌证后，拟定激素联合CTX的治疗方案，激素起始剂量为45mg/天，CTX 0.8g静脉滴注。至10月，因肺部感染暂停CTX治疗。11月起患者反复发热，体温最高为39℃，24h尿蛋白5039~8381mg，血白蛋白17g/L，血肌酐204μmol/L。予以头孢唑肟＋左氧氟沙星抗感染疗效不佳，调整为美罗培南＋万古霉素＋氟康唑；又出现万古霉素过敏及痰培养为溶血葡萄球菌，故停用万古霉素改联用利奈唑胺，但仍收效甚微，且培养出铜绿假单胞菌及光滑假丝酵母菌。该院通过多学科会诊改换方案为：头孢他啶＋左氧氟沙星＋伏立康唑。经过1个月的治疗，患者感染逐渐得到控制，体温平，虽仍有铜绿假单胞菌生长，但咽拭培养真菌转阴。在此期间，患者因全身重度水肿曾行CVVH 3次，激素逐渐减量至25mg/天。2021年1月底，患者查24h尿蛋白5883~5539mg；血白蛋白22g/L，血肌酐89μmol/L，为了积极治疗肾脏疾病，在伏立康唑的保护下，予美罗华500mg治疗。2月3日患者再次出现高热，体温达40℃，伴咳嗽、咳痰，痰中带血，胸部CT示两肺渗出明显增多。再次抗感染，并根据病原微生物高通量测序（血＋痰）结果：鸟肠球菌、巨细胞病毒、EB病毒，加用更昔洛韦，但在治疗次日，患者出现躯干四肢多发红色斑疹，伴有四肢触痛伴水泡，呈弥漫增多趋势，泛发全身，逐渐溃破。皮肤科会诊行皮肤活检、查 BP180、BP230、Dsg1、Dsg3 均阴性，考虑为重症多形红斑（S-J 综合征）。予以甲强龙 60mg/ 天，一周后减至40mg/ 天，后逐渐减量改口服泼尼松龙 25mg/ 天，患者皮疹逐渐好转。复查胸部 CT：两肺渗出较前仍有增多，心包积液及两侧胸腔少量积液较前有所增多，纵隔及肺门淋巴结肿大。由于患者病情严重，无法耐受免疫抑制治疗，故于 2021 年 3 月 16 日出院，次日转赴我院继续求治。就诊时，患者发热，自测体温 38.5℃，胸闷，略气促，动则加重，咳嗽、咳痰不畅，全身水肿，尿量约 700ml/ 天，纳差。

既往史：既往患者有乙肝病毒携带病史，在免疫抑制治疗期间还曾出现肝损，外院予以恩替卡韦联合多烯磷脂酰胆碱（易善复）、双环醇片（百赛诺）治疗。2021 年2 月外院心脏超声提示风湿性心脏病，二尖瓣狭窄（中度）、肺动脉高压、心包积液。否认其他内科慢性疾病及外伤手术史，否认家族遗传性疾病史。

体格检查：P 130 次 / 分，BP 136/102mmHg，R 22 次 / 分。卧床，面色黧黑，颜面水肿，全身皮肤泛发斑疹，色暗，伴脱屑，左下肺呼吸音低，余呼吸音粗，可闻及干湿啰音，心律齐，听诊心尖区舒张中晚期可及隆隆样杂音，腹部移动性浊音阴性，尾骶部及双下肢重度凹陷性水肿，舌红，苔黑厚腻，脉数。

辅助检查：

血常规：白细胞 17.63×10^9/L，红细胞 3.11×10^{12}/L，血红蛋白 93g/L，血小板182×10^9/L。

血气分析：pH 7.23，氧分压 46mmHg，二氧化碳分压 43mmHg，氧饱和度 66%，肺氧分压差 193mmHg。

BNP：1677pg/ml。

肝肾功能电解质：白蛋白 27g/L（白蛋白静脉滴注后），谷丙转氨酶 70U/L，谷草转氨酶 61U/L，γ- 谷氨酰转肽酶 445U/L，血肌酐 96.3μmol/L，尿素 16.7mmol/L，尿酸 458μmol/L，血钙 2.05mmol/L，血钾 3.93mmol/L，二氧化碳结合力 28.2mmol/L。

尿常规：红细胞 145/μl、白细胞 15/μl、颗粒管型 24 ~ 26/LP、蛋白 3+；24h 尿蛋白 5849-6864mg。

痰 PCR：耐甲氧西林葡萄球菌及铜绿假单胞菌生长。

病原体：EB 病毒 DNA 4.57×10^3copies/ml，余呼吸道常见病原体抗体阴性；真菌G/GM 阴性；HBV-DNA 小于最低检出限值。

免疫：CD3+ 84.6%、CD4+ 47.8%、CD8+ 35.8%、CD4/CD8 1.335、CD56+16（NK）13.3%、CD19+ 1.8%。

心电图：窦速、左房扩大、ST段压低。

肾穿刺病理（病例16图1）：（2020年9月18日外院）：光镜：肾组织2条，肾小球18～19个，皮质和髓质。2～5个肾小球球性硬化，余肾小球基底膜弥漫增厚，银染色可见上皮侧钉突或肾小球基底膜内空泡形成，masson染色可见上皮侧嗜复红物沉积，少部分系膜区系膜基质轻度增多，或伴系膜细胞轻度增生，1个肾小球毛细血管襻皱缩伴包氏囊纤维化，个别肾小球内可见炎细胞滞留。肾间质灶性水肿，轻度灶性纤维增生，中度灶性炎细胞浸润（单核细胞、淋巴细胞、嗜酸性粒细胞、浆细胞），肾小管轻度灶性萎缩，部分肾小管上皮细胞空泡／颗粒变性或泡沫样变。部分小叶间动脉及入球小动脉可见灶性透明变性。刚果红染色阴性。免疫荧光：肾组织1条，肾小球3个。IgG（++），IgG1（++），IgG2（++），IgG3（+），C3（+）、C1q（±），轻链κ（+），λ（++）：毛细血管壁，颗粒状，弥漫性；IgA、IgM、C4、IgG4、THSD7A：均阴性。石蜡免疫检测：PLA2R1（++）：毛细血管壁，颗粒状，弥漫性；C1q：阴性。诊断：膜性肾病Ⅲ期，合并肾小管间质肾炎。

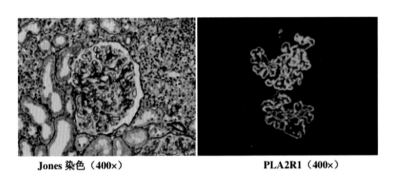

Jones染色（400×）　　　　　　　　PLA2R1（400×）

病例16图1　肾脏穿刺图像

二、多学科诊疗建议

患者因临床情况复杂，合并肾、心、肝、肺、皮肤等多脏器功能受累，邀请多学科协助诊治。

1. 呼吸科诊疗建议　根据培养病原学结果，建议治疗方案：头孢哌酮钠、舒巴坦钠联合左氧氟沙星，并予以丙种球蛋白支持治疗。

2. 皮肤科诊疗建议　患者多形性红斑症情尚平稳，建议激素减量至20mg/d口服，并加强保湿润肤剂的使用。

3. 心内科诊疗建议　建议利尿减轻心脏负荷，并可在监控血压状态下予以新活素利尿改善心室重构。

4．肝病科诊疗建议　继续保肝治疗、抗病毒治疗。

三、诊断分析

1．诊断及诊断依据

（1）膜性肾病Ⅲ期合并肾小管间质肾炎，慢性肾脏病 2 期。诊断依据：患者中年男性，2020 年 8 月起逐渐出现颜面及双下肢水肿，且呈进行性加重、泛及全身。检查发现大量蛋白尿、低蛋白血症伴肾功能减退，肾穿刺病理回报"膜性肾病Ⅲ期，合并肾小管间质肾炎"。入院后查白蛋白 27g/L（白蛋白静脉滴注后），血肌酐 96.3μmol/L，尿素 16.7mmol/L，尿酸 458μmol/L，eGFR-EPI 78.8ml/（min·1.73m^2）；24h 尿蛋白 5849 ～ 6864mg。

（2）医院获得性肺炎，Ⅰ型呼吸衰竭。诊断依据：患者因在外院使用免疫抑制疗法治疗后出现多种病原体感染，包括铜绿假单胞菌、溶血葡萄球菌、光滑假丝酵母菌、克柔假丝酵母菌、鸟肠球菌、巨细胞病毒、EB 病毒。曾积极抗感染治疗，复查胸部 CT：两肺渗出较前仍有增多，心包积液及两侧胸腔少量积液较前有所增多，纵隔及肺门淋巴结肿大。来我院就诊时患者发热，自测体温 38.5℃，胸闷，略气促，动则加重，咳嗽、咳痰不畅。查体：R 22 次 / 分，左下肺呼吸音低，余呼吸音粗，可闻及干湿啰音。实验室检测仍存在耐甲氧西林葡萄球菌、铜绿假单胞菌及 EB 病毒感染。血常规：白细胞 17.63×10^9/L，红细胞 3.11×10^{12}/L，血红蛋白 93g/L，血小板 182×10^9/L。血气分析：pH 7.23，氧分压 46mmHg，二氧化碳分压 43mmHg，氧饱和度 66%，肺氧分压差 193mmHg。

（3）多形红斑（S-J 综合征）：诊断依据：患者于 2021 年 2 月 4 日起躯干四肢多发红色斑疹，伴有四肢触痛伴水泡，呈弥漫增多趋势，泛发全身，逐渐溃破。行皮肤活检，并查 BP180、BP230、Dsg1、Dsg3 均阴性，结合前期病史，故诊断。

（4）风湿性心脏病，二尖瓣狭窄，心功能不全，心功能Ⅳ级。诊断依据：患者卧床，胸闷，略气促，动则加重，活动严重受限。查体：P 130 次 / 分，律齐，听诊心尖区舒张中晚期可及隆隆样杂音。2021 年 2 月外院心脏超声提示：风湿性心脏病、二尖瓣狭窄（中度），伴轻中度反流，主动脉瓣轻度反流，左房增大，三尖瓣轻度反流，肺动脉高压（88mmHg），心包积液。

（5）乙肝病毒携带：诊断依据：患者既往有乙肝病毒携带病史，目前恩替卡韦治疗中。

（6）药物性肝损：诊断依据：患者在近期治疗用药后出现肝功能异常，目前仍保肝治疗中，入院后查肝功能：丙氨酸氨基转移酶 70U/L，天冬氨酸氨基转移酶 61U/L，γ-谷氨酰转肽酶 445U/L。

2. 鉴别诊断 根据病理，本患者的诊断还需排除继发性膜性肾病可能，如乙型肝炎、狼疮等。

（1）乙型肝炎病毒相关性肾炎：患者可有乙型肝炎的临床表现或乙型肝炎病毒的血清学异常，病理表现为具有增殖性病变的非典型膜性肾病，在肾组织中能够检测出乙型肝炎病毒抗原。本患者虽有乙肝病毒携带病史，但病理检查中未检测出病毒抗原，结合病理表现可排除乙肝继发可能。

（2）膜型狼疮性肾炎：常有系统性红斑狼疮的多系统损害的表现，病理表现为具有增殖性病变的非典型膜性肾病的特点，免疫荧光多为各种免疫球蛋白、补体成分均阳性的"满堂亮"现象，一般 C1q 阳性比较突出。患者虽然有皮损表现，但考虑为感染或过敏反应导致的多形红斑；虽免疫学检测抗 SS-A 抗体阳性，但 ANA、ds-DNA 均正常，且病理也不支持狼疮性肾炎表现，故不考虑该诊断。

（3）药物导致的膜性肾病：患者起病时虽有少量服用非甾体类药物的病史，但药物导致的膜性肾病一般停药后多数患者可自发缓解，该患者停药后病情无明显缓解，且呈现出加重趋势，迁延 7 个月，斟酌后考虑排除该诊断。

四、治疗经过及随访情况

患者来院后予以吸氧，甲强龙 20mg 静脉滴注，后根据皮肤科会诊意见改为口服泼尼松龙 20mg，并予以肝素、尿激酶静脉滴注，配合低分子肝素积极抗凝；根据呼吸科会诊意见，予头孢哌酮钠舒巴坦钠联合左氧氟沙星抗感染，并配合解痉平喘、化痰治疗；谷胱甘肽（阿拓莫兰）抗氧化，多烯磷脂酰胆碱（易善复）、双环醇（百赛诺）保肝治疗；恩替卡韦、伐昔洛韦抗病毒，伏立康唑治疗真菌感染；倍他乐克控制心室率；托拉塞米利尿等。此外，给予中药健脾清热、活血解毒、凉血宣肺口服；芒硝外敷腹部及双下肢消肿。因考虑患者水肿明显，加之胸闷不适，故再次行 CVVHDF，3 次，共超滤水分 6072ml。

治疗 10 天后，患者尿量增多，体重下降，水肿明显消退，体温平，偶有咳嗽，呼吸平稳，心率 89 次/分，氧饱和度 99%。根据呼吸科会诊意见，考虑急性感染已缓解，停用抗感染、抗病毒及抗真菌药物。复查（3 月 29 日）胸部 CT：两肺慢性炎症，两侧胸水，心脏增大，心包少量积液，纵隔、两腋下多发淋巴结。（3 月 30 日）肝肾功能：白蛋白 24g/L，血肌酐 62.2μmol/L，尿素 6.35mmol/L，尿酸 379μmol/L，丙氨酸氨基转移酶 22U/L，天冬氨酸氨基转移酶 25U/L，γ–谷氨酰转肽酶 202U/L。血常规：白细胞 8.76×10^9/L，红细胞 3.14×10^{12}/L，血红蛋白 87g/L。患者症缓出院，出院时嘱患者口服泼尼松龙 20mg/天，蚓激酶抗凝活血，中药治法以健脾清热、活血解毒为主，并配合罗沙司他纠正贫血，以及其他保肝抗病毒等对症治疗。

4月14日患者因恶心呕吐再次赴我院求治。入院时查 BNP 1456pg/ml。肾功能：白蛋白 23g/L、血肌酐 70.6μmol/L。血常规：白细胞 6.69×10^9/L，红细胞 3.19×10^{12}/L，血红蛋白 79g/L。24h 尿蛋白 2261mg/1000mL。水肿较出院时略有消退，但肝功能各项指标异常明显，经检查明确诊断为戊肝，考虑恶心、呕吐与此有关，转当地专科医院治疗。嘱其肾病治疗切勿间断，泼尼松龙减量，余治疗方案同前。

6月9日患者诉戊肝痊愈，肝功能基本恢复正常，但半月前出现胸背疼痛，外院诊断为带状疱疹，曾予以对症止痛治疗。来诊时，患者双下肢轻度水肿，尿量正常，疱疹已消退。查 BNP 210pg/ml；肾功能：白蛋白 25.7g/L、血肌酐 69.9μmol/L；血红蛋白 96g/L；24h 尿蛋白 1943mg/1500mL。予以泼尼松龙持续减量，中药处方加强清热解毒药物剂量和种类，余治法同前。

8月27日患者复诊时，全身无明显水肿，无明显咳嗽、胸闷，尿量正常。查 BNP 35pg/ml；肾功能：白蛋白 33.2g/L，血肌酐 76.5μmol/L，血红蛋白 109g/L；24h 尿蛋白 869mg/1700mL；咽拭培养：正常菌生长。泼尼松龙已减至 5mg，中药以健脾益气活血为主，继续随访治疗中。

五、讨论

（一）概述

膜性肾病（membranous nephropathy，MN）是一种病理表现为弥漫性肾小球基底膜增厚伴上皮细胞下免疫复合物沉积的慢性肾脏疾病[1]。其中 70% ~ 80% 的患者由于发病原因不明确，被称之为特发性膜性肾病。近年来，在我国 MN 的患病人数每年均以较快的速度持续增长，已成为发病率仅次于 IgA 肾病的原发性肾小球疾病[2~4]，是导致成人原发性肾病综合征的主要原因。究其原因，可能与环境污染（PM 2.5 暴露）等因素相关[5]。MN 可发生于成年人的各个年龄段，男性多于女性[1]。

（二）病因及发病机制

MN 的发病机制虽仍未完全明确，但目前认为其病变大致是由针对肾小球上皮细胞膜上某些抗原的自身抗体与该抗原结合形成免疫复合物，沉积于上皮细胞下，主要通过激活旁路途径来使补体活化，形成膜攻击复合物导致肾脏损伤。这些年来一些抗原（NEP、PLA2R、THSD7A 等）的发现，为 MN 的发病机制研究提供了很多重要线索[6]。

（三）临床表现

大部分 MN 患者临床表现为肾病综合征，部分为无症状性蛋白尿，也可合并有镜下血尿，罕见肉眼血尿。大多数患者起病时肾功能正常，少部分存在肾功能减退。血栓、栓塞、感染、急性肾损伤是其常见的并发症。本案患者表现为典型的肾病综合征，伴有肾功能减退，并发严重感染，是病情极为严重的 MN。

（四）诊断

既往本病的诊断主要依靠肾穿刺活检，但 2020 KDIGO 指南提示临床表现和血清学指标（PLA2R 抗体阳性）符合 MN 患者，可能不需要肾穿刺活检来确诊。

何时需考虑肾脏活检（2020 KDIGO）：

1. PLA2R 抗体阴性。

2. PLA2R 抗体阳性，但存在以下情况：

（1）考虑使用免疫抑制疗法。

（2）不寻常的临床发展进程；快速不明原因的肾功能（eGFR）下降。

（3）免疫学指标异常，尤其是抗核抗体阳性。

（4）免疫抑制疗法无效和尽管 PLA2R 转阴，但进行性肾功能（eGFR）下降或持续性的肾病综合征。

应对所有 MN 患者进行相关疾病评估，包括肿瘤的筛查、感染指标的检测（HBV、HCV、HIV 等）、免疫指标的检测（抗核抗体等）、用药史（非甾体类抗炎药、金制剂、青霉胺等），来鉴别 MN 的原发或继发性。

（五）治疗

虽有报道显示部分 MN 患者的病情可自行缓解[7]，但现今临床所见，自愈患者的比例并不高，大部分患者表现为持续性的临床蛋白尿，有相当一部分的患者可能会进展至肾衰竭阶段[8]。目前，本病的治疗提倡基于患者所处的不同风险程度（据尿蛋白排出量的多少以及肾功能的高低等指标进行评估），提供患者不同的治疗模式[9~10]。

膜性肾病的风险评估（2020 KDIGO）：①低风险：正常 eGFR，蛋白尿 < 3.5g/d 和（或）血白蛋白 > 30g/L；②中风险：正常 eGFR，蛋白尿 > 4g/d 或经 ACEI/ARB 类药物保守治疗 6 个月后蛋白尿下降 ≤ 50%；PLA2Rab < 50RU/ml；轻度小分子量蛋白尿；筛选系数 < 0.15；尿 IgG < 250mg/d；③高风险：eGFR < 60ml/（min·1.73m²）；蛋白尿 > 8g/d 持续 > 6 个月；PLA2Rab > 150RU/ml；大量小分子蛋白尿；尿 IgG > 250mg/d；筛选系数 > 0.20；④极高风险：威胁生命的肾病综合征；无法用其他原因解释的肾功能快速恶化；间隔 6 ~ 12 个月两次尿液检测均为大量小分子量蛋白尿。

鉴于免疫抑制药物的不良反应，以及部分患者的病情具有自发缓解的可能性，医生往往建议仅给予较低风险患者进行 ACEI 和 ARB 类等药物治疗。对于危险系数较高的 IMN，尤其是存在疾病进展危险因素的患者，免疫抑制疗法仍是最主要的选择。免疫抑制方案主要包括有糖皮质激素联合环磷酰胺，以及钙调磷酸酶抑制剂（环孢素、他克莫司）等。近几年，B 细胞靶向单克隆抗体（利妥昔单抗）[11 ~ 12]、抗 BLyS 单克隆抗体（贝利木单抗）[13] 等也被逐渐运用于临床。

基于风险评估的 MN 治疗（2020 KDIGO）：①低风险：等待与观察；②中风险：等待与观察，利妥昔单抗，钙调磷酸酶抑制剂；③高风险：利妥昔单抗，环磷酰胺，利妥昔单抗＋钙调磷酸酶抑制剂；④极高风险：环磷酰胺。

在经过一轮免疫抑制方案治疗失败后（治疗抵抗者），往往会加用或改换免疫抑制药物进行第二轮治疗，但有部分患者会因无法耐受而放弃完成后续治疗，更有甚者会出现重症感染、明显的肾功能减退等一些严重的并发症，成为难治性 MN，治疗棘手。

中医中药作为我国的传统医学治疗手段，基于"整体观"，运用"辨证论治"方式治疗疾病，毒副反应小、安全性高，已被证实在 MN 患者中具有良好的疗效[14]，对于难治性的 MN 患者也具有一定的治疗作用[15]。MN 多属中医"水肿病"范畴，病因多样，病机错综复杂，与多个脏腑功能有着密切的关系，涉及肺、脾、肝、肾、三焦等，气、血、水液的生化与输布失常，多为本虚标实，虚实夹杂。我科在诊治 MN、尤其是难治性 MN 时，结合现代医学认识，认为在本病的致病过程中，"外毒浸淫"（环境污染之毒、感染之毒、药物损伤之毒）和"内毒盘踞"（免疫复合物沉积之毒）与正虚往往互相胶着，病邪久留不去，损伤正气；正气不足，无力鼓邪外出，再内生邪等，复再伤正，"两虚相得，乃客其形"，使得病情迁延难愈。治疗中，以"健脾益气，活血解毒"治则为主，攻补兼施，标本同治，燮理三焦，扭转枢机，斡旋全身气血，使壅塞之气自去，临床收效甚佳。

六、专家点评

MN 大多迁延难愈，对个体进行准确的风险评估，并选择合适的治疗方案，直接影响着患者的预后。在中高风险的患者中，免疫抑制疗法虽具有一定疗效，但也存在着治疗风险。已经接受过正规免疫抑制治疗病情仍无法缓解，或无法耐受免疫抑制治疗者，属于难治性肾病范畴，目前临床治疗棘手。

本案患者起病时大量蛋白尿伴有肾功能减退，存在较高的疾病进展风险。在选择了激素联合环磷酰胺以及利妥昔单抗的治疗方案后，患者先后出现细菌、真菌、病毒多重感染及重度过敏等不良并发症，无法耐受，使得治疗难度增高。患者转而寻求中医药治疗，在经过诊疗后，患者病情逐渐趋于好转，不良反应也逐步缓解，治疗反应较好，总体预后较佳。本案中，传统中医药在难治性 MN 的诊治中显示出了良好的治疗优势，为此类患者提供了一种新的治疗选择。

（龙华医院　陈万佳　邓跃毅）

参考文献

[1] 黄海燕 . 肾脏病学（第 3 版）[M]. 北京：人民卫生出版社，2008.

[2] 刘英杰，张启东，郭维康，等 . 北京地区单中心 2008—2018 年特发性膜性肾病流行病学变迁 [J]. 临床和实验医学杂志，2019，18（02）：181–183.

[3]Xie JY，Chen N.Primary glomerulonephritis in Mainland China：An overview[J]. Contrib Nephrol，2013，181：1–11.

[4]Hou JH，Zhu HX，Zhou ML，et al.Changes in the Spectrum of Kidney Diseases：An Analysis of 40，759 Biopsy–Proven Cases from 2003 to 2014 in China[J].Kidney Dis（Basel），2018，4（1）：10–19.

[5]Xu X，Wang GB，Chen N.Long–Term Exposure to Air Pollution and Increased Risk of Membranous Nephropathy in China[J].J Am Soc Nephrol，2016，27（12）：3739–3746.

[6]Xu ZF，Chen L，Xiang HL，et al.Advances in Pathogenesis of Idiopathic Membranous Nephropathy[J].Kidney Dis（Basel），2020，6（5）：330–345.

[7]Schieppati A，Mosconi L，Perna A，et al.Prognosis of untreated patients with idiopathic membranous nephropathy[J].N Engl J Med，1993，329（2）：85–89.

[8]Troyanov S，Wall CA，Miller JA，et al.Idiopathic membranous nephropathy：definition and relevance of a partial remission[J].Kidney Int，2004，66（3）：1199–1205.

[9]Cattran D.Management of membranous nephropathy：when and what for treatment[J].J Am Soc Nephrol，2005，16（5）：1188–1194.

[10]Alfaadhel T，Cattran D.Management of membranous nephropathy in Western countries[J].Kidney Dis（Basel），2015，1（2）：126–137.

[11]Fervenza FC，Appel GB，Barbour SJ，et al.Rituximab or Cyclosporine in the

Treatment of Membranous Nephropathy[J].N Engl J Med，2019，381（1）：36-46.

[12]Dahan K，Debiec H，Plaisier E，et al.Rituximab for Severe Membranous Nephropathy：A 6-Month Trial with Extended Follow-Up[J].J Am Soc Nephrol,2017,28（1）：348-358.

[13]Barrett C，Willcocks LC，Jones RB，et al.Effect of belimumab on proteinuria anti-phospholipase A2 receptor autoantibody in primary membranous nephropathy[J].Nephrol Dial Transplant，2020，35（4）：599-606.

[14]Chen YP，Deng YY，Ni ZH，et al.Efficacy and safety of traditional chinese medicine（Shenqi particle）for patients with idiopathic membranous nephropathy：a multicenter randomized controlled clinical trial[J].Am J Kidney Dis，2013，62（6）：1068-1076.

[15] 陈万佳，邓跃毅，张晓丹. 邓跃毅教授辨治膜性肾病"药毒"所致进展性肾损伤的临证经验 [J]. 中国中西医结合肾病杂志，2016，17（4）：289-290.

病例 17

移植肾失功时麦考酚酯致肾性贫血

一、临床资料

现病史：患者男性，31岁。入院前20年发现眼睑和下肢水肿，尿检提示蛋白尿阳性，临床诊断为肾病综合征，经肾穿刺病理活检明确为 IgA 肾病（微小病变），予以激素治疗后蛋白尿部分缓解，后因复发后再次行肾穿刺，更正诊断为 IgA 肾病（局灶节段硬化性），病程中服用激素、免疫抑制药物和中药治疗。2011年随访血肌酐 200μmol/L，2012年出现尿量减少，血肌酐持续性增高，考虑肾衰竭行肾移植术，术后长期口服吗替麦考酚酯（MMF）抗排异治疗。2019年9月出现移植肾失功，重度贫血（40g/L），住院期间行骨髓穿刺活检，病理提示"镜下骨髓造血组织与脂肪组织比约占30%，造血组织三系细胞均可见，巨核细胞轻度增生，细胞形态和分布未见异常，免疫组化结果提示淋巴细胞、浆细胞数目不增多，考虑有核红细胞增生受抑制"，巨细胞病毒 IgM 抗体阳性，PET-CT 检查未提示肿瘤相关性疾病，予以积极抗感染，行颈内静脉置入隧道型透析导管开始行 CRRT 治疗，MMF 每次 25mg，每天 2次维持口服，同时促红细胞生成素、铁剂、叶酸、输血等对症治疗纠正贫血，病情稳定后至我院门诊规律血液透析，3次/周。透析模式：HD + HP（HA130）+HDF，每次4小时。2020年10月复查血红蛋白 54g/L，否认有黑便、呕血等症状，门诊予以促红细胞生成素加量至每周 20 000U，以及 ESAs 联合 HIF-PHI 治疗，患者血红蛋白均无明显改善，为进一步治疗收治入院。

既往史：发现血压增高16年，血压最高 180/90mmHg，近期服用缬沙坦氨氯地平降压，平日血压 110～140/60～80mmHg，无糖尿病史。

体格检查：T 36.5℃，P 70次/分，R 20次/分，BP 130/72mmHg。慢性病容，贫血貌，眼睑无水肿，两肺呼吸音粗，未闻及明显干湿性啰音，HR 70次/分，律齐，各瓣膜听诊区未及杂音，腹软，无压痛反跳痛，未触及肝脾大，肾区无叩痛，双下肢无明显凹陷性水肿，未触及浅表淋巴结肿大。

辅助检查：

血常规：血红蛋白 45g/L↓，血小板 176×10^9/L。

血生化：谷丙转氨酶、天门冬氨酸氨基转移酶：正常范围，白蛋白 35g/L，肌酐 914μmol/L↑，Ca^{2+} 2.09mmol/L↓，P 1.66mmol/L↑。

铁代谢：血清铁 42.3μmol/L，总铁 43μmol/L，铁蛋白 266.20ng/ml。

甲状腺功能：FT3 2.96pmol/L，FT4 8.56pmol/L，TSH 0.03μIU/L。

自身抗体谱:（包括抗 ds-DNA、ENA、ANCA 等）均未见异常，抗 GBM 抗体（－）。

肿瘤指标:CEA 5.25ng/ml↑，AFP、Ca199、Ca724、Ca125、PSA、F-PSA、Ca211 均正常范围。iPTH 304pg/ml，叶酸 6.04ng/ml，维生素 B_{12} 测定 1425pg/ml。

粪便：转铁蛋白（Tf）阴性，OB（－）。

上腹部 CT：双肾萎缩，双肾结石，左肾囊肿。脾大。

下腹部增强 CT:双肾萎缩，左肾囊肿，移植肾未见强化，无功能？腹盆腔积液。脾大。

胃镜检查：十二指肠球部炎症、慢性浅表性胃炎。

二、多学科诊疗建议

1. 多学科诊疗建议　患者 2019 年 9 月因移植肾失功行血液透析治疗至今，门诊定期 EPO 治疗可纠正贫血，既往 EPO 剂量为每周 10 000U。2020 年 9 月透析门诊随访血红蛋白 112g/L，10 月起出现贫血并进行性加重，血红蛋白数值 54g/L（10 月）、62g/L（11 月）、52g/L（12 月）。ESAs 加量及联合 HIF-PHI 治疗，无法改善贫血。

（1）我科科内讨论:患者入院后完善相关检查,排除营养不良性贫血及溶血性贫血;胃镜和下腹部增强 CT 未见明显异常，粪 OB 阴性，肿瘤指标仅 CEA 轻度增高，无出血性贫血或肿瘤依据;进一步评估有无加重肾性贫血的危险因素：①炎症状态：CRP 和降钙素原正常，透析期间无畏颤发热，排除感染;②甲状旁腺功能：Ca 2.09mmol/L↓，P 1.66mmol/L↑，iPTH 304pg/ml;③营养情况：白蛋白 35g/L，前白蛋白 190g/L，PCR 72%;④透析充分性：spKT/V 1.24 URR65%。治疗上给予 ESAs 加量，以及 ESAs 联合 HIF-PHI 治疗，补充造血原料，随访血红蛋白指标无改善，不排除是否存在血液系统疾病，请血液科会诊。

（2）血液科诊疗建议：患者重度贫血，有脾大，外周血无白细胞或血小板下降，无淋巴结肿大，无免疫球蛋白增高，建议完善骨髓穿刺活检，排除血液系统疾病或骨髓纤维化等可能。

2. 补充检查结果　进一步完善相关辅助检查，结果回报如下：

（1）促红细胞生成素（EPO）：> 750mIU/ml（参考区间 4.3 ~ 29）。

（2）外送 EPO 抗体：阴性。

（3）骨髓涂片特征（病例 17 图 1）：①骨髓小粒可见，有核细胞增生尚可，平均每高倍视野下 15 ~ 30 个；②粒系增生尚可，以中性杆状、分叶核粒细胞为主，少数粒细胞体略大，可见空泡；③红系增生尚可，以中晚幼红细胞为主，形态尚可；④单核细胞比例增高，细胞成熟，可见空泡，吞噬细胞可见；⑤淋巴细胞比例及形态未见明显异常；⑥巨核细胞全片约见 11 个，血小板簇状分布；⑦铁染色：外铁 ++，内铁 86%；⑧ NAP 染色：阳性率 24%，积分 28 分。

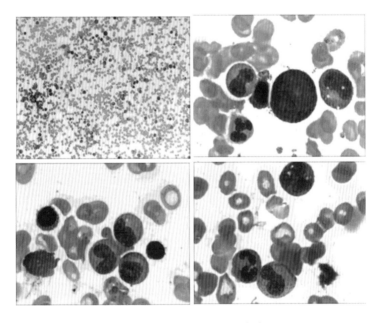

病例 17 图 1　患者骨髓涂片

（4）骨髓活检（病例 17 图 2）：较完整的骨小梁间区 10 个，有核细胞增生活跃，脂肪成分一般，造血容积占 65 ~ 75%；粒红比大致正常；粒系增生活跃，原始细胞散在可见，细胞成熟良好，红系增生活跃，中晚阶段为主；巨核细胞增生活跃，平均一个高倍视野 2 ~ 4 个，散在性分布；淋巴细胞散在可见；浆细胞未见增多；未见纤维组织增生；组织化学和免疫化染色：① Gomori 染色：阴性；②甲苯胺蓝染色：偶见阳性细胞；③ CD19 1%+，CD138 0.5%+ CD56– CD117 1%+ CD34 0.5%+ CD235a 18%+ CD61 巨核 + MPO 60%+。造血良好，未见浆细胞增多。

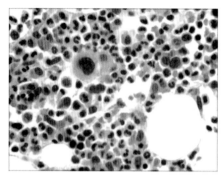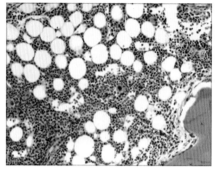

病例 17 图 2　患者骨髓活检

三、诊断分析

（一）诊断及诊断依据

1. 诊断　IgA 肾病、CKD5 期、维持性血液透析、移植肾失功、肾性贫血、肾性高血压。

2. 诊断依据

（1）患者 20 年前因发现蛋白尿，肾穿刺病理诊断为 IgA 肾病，2012 年因肾衰竭行肾移植术，2019 年因移植肾失功后于外院右侧锁骨下置入隧道型透析导管，维持性血透至今，eGFR < 15ml/（min・1.73m²），故诊断。

（2）肾性高血压：患者发现血压增高 16 年，血压最高 180/90mmHg，近期服用缬沙坦氨氯地平降压，平日血压 110 ~ 140/60 ~ 80mmHg，故诊断之。

（3）肾性贫血：患者除外营养不良性贫血、溶血性贫血、出血性贫血，骨髓穿刺活检排除再生障碍性贫血或其他血液系统疾病导致贫血，故诊断之。

（二）鉴别诊断

1. 单纯红细胞再生障碍性贫血（pure red cell aplasia，PRCA）　PRCA 简称纯红再障，系骨髓红细胞系列选择性再生障碍所致一组少见的综合征，发病机制多数与自身免疫有关。临床表现是有进行性严重贫血，呈正常红细胞性或轻度大红细胞性贫血，伴网织红细胞显著减少或缺如，周围血白细胞和血小板数正常或接近正常；骨髓有核细胞并不减少，粒细胞和巨核细胞系列增生正常，但幼红细胞系列显著减少，甚至完全缺乏。个别病例可见幼红细胞系列成熟停顿于早期阶段，出现原红细胞小簇且伴巨幼样变，但缺乏较成熟的幼红细胞。患者入院后骨髓涂片和活检提示红系增生可，以中晚幼红细胞为主，粒红比大致正常，骨髓造血良好，故排除之。

2. EPO 抗体介导的 PRCA　ESAs 治疗过程中出现进行性严重贫血的患者，如满足 Hb 每周 5 ~ 10g/L 的速度下降，伴网织红细胞计数 < 10×10^9/L，而外周血的血小板和白细胞计数正常，骨髓幼红细胞系列显著减少，甚至完全缺乏，粒细胞和巨核细胞系列增生正常，血清抗 EPO 抗体检测阳性，则可确诊 EPO 抗体介导 PRCA。本例患者骨髓造血良好，红系增生可，外周血 EPO 抗体检测阴性，故排除之。

四、治疗经过及随访情况

患者入院后完善相关检查，排除营养不良性贫血、溶血性贫血、出血性贫血等可能，骨髓穿刺活检排除再生障碍性贫血或其他血液系统疾病导致贫血；外周血 EPO 抗体阴性，排除 EPO 抗体介导的 PRCA；结合 MMF 加量时间，考虑贫血与 MMF 对骨髓毒性作用有关，经科内讨论后予以 MMF 减量至 25mg，每日 2 次口服治疗，同时继续补充 EPO 和造血原料，改善营养并规律血透。2020 年 12 月出院时血红蛋白 68g/L，2021 年 1 月血红蛋白 118g/L，ESAs 减至原剂量，每月随访血红蛋白在 110 ~ 130g/L，现病情稳定。

五、讨论

肾性贫血是 CKD 最常见的并发症之一，尤其在 CKD5 期患者中贫血的发生率高达 98.2%[1, 2]。贫血可加速 CKD 疾病进展，导致住院率和死亡率增加，也是心血管疾病的独立危险因素[3]。贫血发生机制复杂，促红细胞生成素（erythropoietin，EPO）产生减少，尿毒症毒素和红细胞生成抑制因子可导致患者对促红细胞生成素的反应性降低，尿毒症毒素可影响骨髓微环境，合并营养不良患者可有铁、叶酸缺乏；合并潜在出血因素患者可有失血；红细胞寿命缩短和溶血等。此外，继发性甲状旁腺功能亢进症、铝中毒等亦可导致并加重肾性贫血[4]。目前对于肾性贫血的治疗，主要是重组人促红细胞生成素（recombinant human erythropoietin，rhEPO）和铁剂，ESAs 以各类 rhEPO 为主，通过结合骨髓中的红细胞前体细胞表面受体来介导红细胞成熟治疗肾性贫血。低氧诱导因子——脯氨酰羟化酶抑制剂（HIF-PHI）作为一种具有全新作用机制的口服药，通过增加 HIF 转录活性，促使促红细胞生成素、促红细胞生成素受体、血红素生物合成酶和促进铁吸收和转运的蛋白质的早期反应靶基因的功能性激活，从而导致协调的红细胞生成，发挥治疗肾性贫血的作用[5, 6]。

合适剂量的 ESAs/HIF-PHI 治疗后，仍不能达到和（或）稳定维持 Hb 靶目标，考虑肾性贫血治疗的低反应性。本例患者 ESAs 治疗中出现血红蛋白进行性下降，将 ESAs 剂量加倍或更换为 HIF-PHI 联合，仍无法维持 Hb 靶目标。肾性贫血治疗低反应最主要的原因是铁缺乏和 ESAs 低反应性，但也包括慢性炎症状态、恶性肿瘤、免疫性疾病的活跃、透析不充分、继发性甲状旁腺功能亢进、铝中毒、营养不良、叶酸或维生素 B_{12} 缺乏、血液系统肿瘤（如多发性骨髓瘤和骨髓增生异常综合征等）、地中海贫血、骨髓纤维化、rhEPO 抗体引起 PRCA、脾亢进、左卡尼汀缺乏、容量负荷过重、药物相互作用等加重肾性贫血的危险因素及合并其他贫血性疾病[7]。患者入院后完善相关检查，根据会诊意见和科内讨论，进一步完善相关检查，EPO 抗体（−），骨髓穿刺活检未见明显异常，并纠正可能加重肾性贫血的危险因素，ESAs 和 HIF-PHI 治疗疗效欠佳，肾性贫血治疗低反应原因待查。

移植后铁缺乏、免疫抑制剂的应用、肾功能减退等是移植后贫血（post-transplantation anemia，PTA）发生的已知危险因素[8~10]。本例患者为异体肾移植失功状态，属于特殊人群的肾性贫血治疗。科内根据相关检查结果，进一步探讨肾性贫血治疗的低反应原因，相关分析探讨如下：

（1）病毒感染：引起 PTA 的病毒感染主要有巨细胞病毒（CMV）、细小病毒 B19（PVB19）、EB 病毒、HIV 病毒等。CMV 感染是肾移植术后常见的并发症之一，引起 PTA 的原因可能是通过抑制 EPO 的生成。患者从既往病史获悉，2019 年曾因 CMV 感染，重度贫血，导致移植肾失功。此次再次出现重度贫血，不能排除 CMV 再次感染可能，实验室完善 CMV、EB 病毒、HIV、HCV、HBV 等抗体检测，排除近期病毒感染可能。入院后多次查 CRP、降钙素原等指标正常范围，临床上无发热等症状，故感染导致肾性贫血及 ESAs 治疗低反应依据不足。此外，细小病毒 B19（PVB19）感染可导致肾移植患者术后出现纯红再生障碍性贫血。本院无 PVB19 病毒检测，但入院后行骨髓穿刺活检基本正常，无纯红再生障碍性贫血骨髓表现，故 PVB19 诊断依据不足。

（2）药物影响：免疫抑制剂引起的贫血的原因主要为骨髓抑制作用，霉酚酸酯（mycophenolate mofetil，MMF）、硫唑嘌呤、西罗莫司、ACEI/ARB 以及抗病毒药物等可能引起 PTA[11]，本例患者肾移植术后长期口服 MMF 维持。MMF 经肝脏代谢后，绝大部分代谢产物随胆汁排入小肠，在肠道细菌作用下重新转化为霉酚酸（mycophenolic acid，MPA）。MPA 是选择性的、可逆性的、强效的和非竞争性次黄嘌呤单核苷酸脱氢酶（inosine monophosphate dehydrogenase，IMPDH）抑制剂，使鸟嘌呤核苷酸的合成减少，选择性抑制 T、B 淋巴细胞的增殖和功能[12]，用于抑制肾移植术后的排斥反应中（MMF 和 MPA 分子式见病例 17 图 1）。理论上 MMF 虽然不会影响红细胞生成，但患者 MMF 剂量从原有的 25mg，每日 2 次加量至 75mg。每日 2 次，次月复查血红蛋白下降 50% 以上，ESAs 和 HIF-PHI 治疗难以纠正至靶目标。查阅相关文献，MPA 及其代谢产物霉酚酸葡糖苷酸（mycophenolic acid glucuronide，MPAG）大部分均是通过肾小球滤过、肾小管分泌后经尿液排出体外。当肾功能减退时，MPA 和 MPAG 排泄减少，导致血中 MPAG 浓度的升高[13]。虽然 MPAG 在药理学上是非活性的，但接近 82% 的 MPAG 与白蛋白结合，MPA 97% 与血浆白蛋白结合[14]，体内蓄积的 MPAG 经过肝肠循环，与 MPA 竞争蛋白结合，引起 MPA 的浓度增加。因此血浆中 MPAG 的波动可影响游离 MPA 浓度，进而影响 MPA 的免疫抑制效应[15]。MPA 暴露量过低会增加排斥风险，暴露量过高则易出现腹泻、感染、血小板减少、贫血、白细胞减少等不良反应。因此，考虑患者肾性贫血治疗低反应与免疫抑制药物 MMF 剂量有关。

本例患者尿毒症维持性血透治疗，长期服用免疫抑制剂，抵抗力低下，容易受到病毒或细菌感染。加之平日服用药物较多，需要考虑药物间的相关作用及代谢情况，以及透析是否能清除。当 MMF 减至原剂量后，患者肾性贫血得到明显改善，也验证了肾功能不全时，MMF 及代谢产物排泄减少，导致骨髓抑制致肾性贫血治疗低反应。因此对于肾性贫血治疗低反应的患者，应准确评估是否存在加重肾性贫血的危险因素及是否合并其他导致贫血的疾病，并针对病因治疗，仔细询问既往史和用药史，并根据患者情况个体化治疗。目前患者 ESAs 已恢复至每周 10 000U，肾性贫血已纠正，治疗反应好。

六、专家点评

肾性贫血是指各种肾脏疾病导致促红细胞生成素（EPO）绝对或相对生成不足，以及尿毒症毒素影响红细胞生成及其寿命而发生的贫血肾脏疾病合并的炎症反应、继发性甲状旁腺功能亢进等可加重肾性贫血的进展，并且肾脏疾病患者也可合并营养不良性贫血、溶血性贫血、出血性贫血、地中海贫血、再生障碍性贫血以及血液系统肿瘤等疾病导致的贫血。因此，贫血是肾脏疾病患者常见的临床表现，既是肾脏疾病重要的并发症，也是常见的合并疾病。肾性贫血诊断是复杂的临床问题，只有系统规范地检查和评估，才能进行正确诊断。

本例患者入院后积极完善相关检查，排除了营养不良性贫血、溶血性贫血、出血性贫血或肿瘤等肾性贫血以外的贫血性疾病；同时亦进一步评估排除加重肾性贫血的危险因素（炎症、继发性甲状旁腺功能亢进、营养不良、透析不充分性等），完善了 EPO 抗体的检查，已相对全面地评估病情，仍未能在上述常见病因中找到有意义的线索。最终针对本例患者肾移植后这一特殊状态，追溯到患者口服免疫抑制剂 MMF 加量时间与血色素明显下降时间节点的一致性，从而找到了诊断的突破口。可见临床工作中，病史询问的重要性，有时被我们忽视的线索可能是最终诊断疾病的关键。

目前我们认识到的 MMF 引起肾移植术后贫血主要与骨髓抑制相关，但是针对本例患者骨穿结果未见明显异常，暂无足够依据支持 MMF 引起本例患者出现血色素短期内明显下降。但从患者 MMF 减量后血色素逐步恢复，可反向证实 MMF 与本例患者贫血的相关性。对于其具体机制，可能需要相关基础及临床研究进一步探讨。

（复旦大学附属闵行医院　孙蔚倩　徐旭东）

参考文献

[1]Li Y，Shi H，Wang W，et al.Prevalence，awareness，and treatment of anemia in Chinese patients with nondialysis chronic kidney disease[J].Medicine，2016，95（24）：e3872.

[2] 林攀，丁小强，袁敏，等 . 慢性肾脏病患者贫血患病现况调查 [J]. 复旦学报（医学版），2009，36（5）：562-565.

[3]He J，Shlipak M，Anderson A，et al.Risk factors for heart failure in patients with chronic kidney disease：the CRIC（chronic renal insufficiency cohort）study[J].J Am Heart Assoc，2017，6（5）：e5336.

[4]Wu CJ，Chen CY，Lai T，et al.The role of indoxyl sulfate in renal anemia in patients with chronic kidney disease[J].Oncotarget，2017，8（47）：83030-83037.

[5]Becker K，Saad M.A new approach to the management of anemia in CKD patients：A REVIEW ON Roxadustat[J].Adv Ther，2017，34（4）：848-853.

[6]Gupta N，Wish JB.Hypoxia-inducible factor prolyl hydroxylase inhibitors：a potential new treatment for anemia in patients with CKD [J].Am J Kid Dis，2017，69（6）：815-826.

[7]KDIGO Clinical Practice Guideline Working Group.KDIGO clinical practice guideline for anemia in chronic kidney disease[J].Kidney Int，2012，Suppl 2：1-335.

[8]EISENGA MF，MINOVIĆ I，BERGER SP，et al.Iron deficiency，anemia，and mortality in renal transplant recipients[J].Transpl Int，2016，29（11）：1176-1183.

[9]LORENZ M，KLETZMAYR J，PERSCHL A，et al.Anemia and iron deficiencies among long-term renal transplant recipients[J].J Am Soc Nephrol，2002，13（3）：794-

797.

[10]PATIL MR，CHOUDHURY AR，CHOHWANGLIM M，et al.Post renal transplant pure red cell aplasia-is tacrolimus a culprit[J].Clin Kidney J，2016，9（4），603-605.

[11]Yabu JM，Winkelmayer WC.Posttransplantation anemia：mechanisms and management[J].Clin J Am Soc Nephrol，2011，6（7）：1794-1801．DOI：10.2215/CJN.01190211.

[12] 张志来，顾觉奋 . 酚霉脂酸作用机制的研究进展 [J]. 中国新药杂志，2012，21（23）：2744-2747.

[13]Merkel U，Lindner S，Vollandt R，et al. Trough levels of mycophenolic acid and its glucuronidated metabolite in renal transplant recipients[J].International Journal of Clinical Pharmacology & Therapeutics，2005，43（8）：379-88.doi：10.5414/cpp43379.

[14]Staatz CE，Tett SE.Pharmacology and toxicology of mycophenolate in organ transplant recipients：an update[J].Archives of toxicology，2014，88（7）：1351-1389.

[15] 张耀东，段丽芳，等 . 血游离霉酚酸浓度监测的研究进展 [J]. 中国药物应用与监测，2013，10（6）：352-354.

病例 18

阿帕替尼相关性肾病

一、临床资料

现病史：患者女性，63 岁，因"尿泡沫增多伴眼睑及双下肢水肿 3 个月"入院。2018 年 5 月患者无明显诱因出现泡沫尿增多，伴乏力、纳差，眼睑及双下肢水肿，无肉眼血尿，无尿量异常，无发热、无腰酸腰痛，无关节痛，无皮疹，无口干、眼干。外院查尿常规示蛋白 ++，白细胞、红细胞阴性，肾功能示血肌酐 87μmol/L，尿素、尿酸正常范围，血浆白蛋白 32g/L，24 小时尿蛋白定量 5.2g。7 月 10 日查尿常规示蛋白 3+，红细胞 10.0/HPF，肌酐 98μmol/L，白蛋白 27g/L，24 小时尿蛋白定量 17.71g/1500mL，2018 年 8 月 8 日查总蛋白 49g/L，白蛋白 27g/L，尿微量白蛋白 359mg/dL，24 小时尿蛋白定量 14.73g/1250mL，合并高脂血症，血肌酐 91μmol/L，现为进一步诊治收住我科。

既往史：既往有糖尿病病史 10 余年，目前口服二甲双胍联合拜糖平治疗，血糖控制可；有高血压病史 6 年，既往血压控制基本达标，近期血压控制不佳，最高达 200/100mmHg，目前口服倍他乐克缓释片 47.5mg ＋替米沙坦 80mg ＋非洛地平缓释片 5mg/ 天控制血压。2015 年 2 月因肺癌行右肺楔形切除术＋开胸左肺上叶切除术，术后病理：左上肺：非小细胞肺癌，结合酶标结果，考虑肉瘤样癌伴有腺癌，肿瘤表面胸膜：癌紧邻胸膜，未见明显转移，全套基因检测突变阴性。2015 年 12 月开始先行 GP（吉西他滨＋顺铂）化疗 8 次。2017 年 12 月复查胸部病灶增多，疗效评估为疾病进展。2018 年 3 月 29 日开始口服阿帕替尼 850mg/ 天，5 月 10 日起阿帕替尼减量至 425mg/ 天，随访尿蛋白无明显减轻。

体格检查：T 36.8℃，P 75 次 / 分，R 20 次 / 分，BP 140/70mmHg。神清气平，轻度贫血貌，双肺呼吸音清，未闻及明显干湿性啰音，心律齐，各瓣膜听诊区未闻及明显病理性杂音，腹软，无压痛及反跳痛，双下肢轻度凹陷性水肿，四肢肌力肌张力正常，病理征阴性。

辅助检查：

尿常规：尿蛋白 +++ ↑，尿糖 + ↑，红细胞：10.00p/HPF ↑。

尿蛋白定量：17.71g/ 天（1.5L）↑。

血生化＋电解质：尿素 7.2mmol/L ↑，肌酐 98μmol/L，胱抑素 C 1.10mg/L ↑，肾小球滤过率 eGFR（MDRD）49ml/（min·1.73m²）↓，白蛋白 27g/L ↓，钙 2.06mmol/L ↓，无机磷 0.90mmol/L，钾 4.3mmol/L，钠 138mmol/L，氯 104mmol/L，葡萄糖 5.8mmol/L，糖化血红蛋白 7.20%，降钙素原 0.20ng/ml。

血沉：66mm/h ↑。

肿瘤指标：癌胚抗原 6.04ng/ml，甲胎蛋白 6.88ng/ml，糖类抗原 CA125 21.55U/ml，糖类抗原 CA153 27.25U/ml，糖类抗原 CA199 26.64U/ml，糖类抗原 CA724 29.80U/ml，铁蛋白 451.40ng/ml，细胞角蛋白 19 片段（CA211）8.53ng/ml，神经元特异性烯醇化酶 19.47ng/ml。

血脂组合：胆固醇 9.81mmol/L ↑，甘油三酯 5.40mmol/L ↑，高密度脂蛋白 1.53mmol/L，低密度脂蛋白胆固醇 6.86mmol/L ↑。

血常规＋CRP 未见明显异常。自身抗体谱（包括抗 dsDNA、抗 ENA、抗 ANA、抗 ANCA 等）均未见异常、抗 GBM 抗体阴性。

腹部超声：双肾段动脉阻力指数偏高，左肾囊肿，肝胆胰脾右肾输尿管声像图未见明显异常。

心脏超声：①主动脉弹性减退、主动脉瓣关闭不全（轻中度）；②左室心肌顺应性降低，LVEF：0.66。

动态血压：白天平均值 161/106mmHg，夜间平均值 140/93mmHg；最大收缩压 187mmHg，最大舒张压 128mmHg。

二、多学科诊疗建议

1. 多学科诊疗建议 患者因临床表现复杂,合并肾脏、糖尿病、肺部等多脏器受累,邀请多学科协助诊治。

（1）内分泌科诊疗建议：患者 2 型糖尿病诊断明确，目前降糖方案血糖控制可，可继续目前治疗，建议进一步完善眼底检查，下肢肌电图检查等评估糖尿病眼底及周围神经病变。

（2）呼吸科诊疗建议：该患者肺癌病史 4 年余，先后给予手术及多种药物治疗，目前因疾病进展调整为阿帕替尼，若排除药物相关性肾损害，可根据疗效评估调整用药方案。

（3）我科科内讨论：患者表现为肾病综合征，但合并糖尿病，肺癌，多种抗肿瘤药物使用，可完善膜性肾病相关抗体（抗 PLA2R 及 THSD7A）检测，同时建议行肾穿刺活检明确病理特点。

2. 补充检查结果　根据多学科诊疗建议，对患者完善相关检查，结果回报如下：

（1）眼底检查：糖尿病视网膜病变 I 期，下肢肌电图未见明显异常。

（2）抗体检测：抗磷脂酶 A2 受体抗体（量子点荧光免疫法）< 5RU/ml，抗 I 型血小板反应蛋白 7A 域抗体（CBA 法）阴性。

（3）肾穿刺病理：21 个肾小球，6 个球形硬化，1 个接近完全硬化伴纤维型新月体，其余小球中 7 个小球基膜皱缩，管腔开放欠佳，1 个伴纤维型新月体，1 个伴纤维细胞型新月体，部分小球囊壁显著纤维化增厚，少数小球系膜基质节段性增多，系膜细胞未见明显增生，个别节段伴微动脉瘤样结构形成，银染显示个别节段基膜双轨征形成，较多肾小管萎缩，部分近端小管扩张，伴少量蛋白管型，个别小管见钙盐结晶，间质灶性纤维化（50%），多量单个核炎症细胞（淋巴细胞、巨噬细胞）灶性及散在浸润，细动脉轻度玻变，小动脉内膜重度纤维化增厚，免疫荧光:6 个肾小球，3 个球性硬化，IgG、IgA、C1q、C3、κ、PLA2R 均为阴性，IgM、C4 系膜区 +，λ 系膜区 + ~ 2+。诊断：符合缺血性肾损伤，高度怀疑与药物有关。

（4）电镜检查：见肾小球系膜区基质中度增多，伴足突部分融合及微绒毛形成。余结构未见明显病变。未见电子致密物。符合缺血性肾损伤。

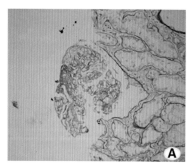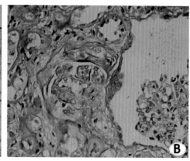

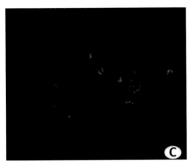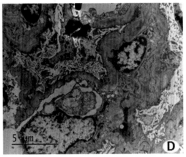

病例18图1　光镜检查

注：A. 光镜见纤维细胞性新月体形成（HE×200）；B. 光镜可见部分间质纤维化及小管萎缩（Masson×400）；C. 免疫荧光示 IgM、C4 系膜区＋；（免疫荧光×200）；D. 电镜可见肾小球系膜区基质中度增多，伴足突部分融合及微绒毛形成（电镜×200）。

三、诊断分析

1. 诊断及诊断依据

（1）诊断：肾病综合征、药物所致缺血性肾损伤。

（2）诊断依据

肾病综合征：该患者老年女性，尿泡沫增多伴水肿 3 个月，临床表现为大量蛋白尿、水肿、低蛋白血症、高脂血症。

药物所致缺血性肾损伤：患者有阿帕替尼用药史 5 个月，双肾超声未见明显肾动脉狭窄，无肾梗死依据，肾穿刺活检病理提示缺血性肾损伤。

2. 鉴别诊断

（1）糖尿病肾病：该病是糖尿病全身微血管病性合并症之一，往往同时合并其他器官或系统的微血管病如糖尿病视网膜病变和外周神经病变。1 型糖尿病病人发生糖尿病肾病多在起病 10～15 年，而 2 型糖尿病患者发生糖尿病肾病的时间则短，与年龄大、同时合并较多其他基础疾病有关。临床糖尿病肾病期表现为大量蛋白尿，约30% 患者可出现肾病综合征，GFR 持续下降。病理典型表现为 K-W 结节。该患者肾穿刺表现为硬化及新月体形成为主，无典型 K-W 结节表现，不支持糖尿病肾病。

（2）恶性肿瘤相关性肾病综合征：恶性肿瘤相关性肾病综合征其可能的机制是：淀粉样变性、肿瘤浸润以及肿瘤相关性抗原刺激宿主产生抗肿瘤抗体，抗原抗体形成免疫复合物沉积在肾小球或基底膜。在所有的肾病综合征中，有11% 的患者患有癌症，50 岁以上的肾病综合征患有均应排除恶性病变，最常见病理类型为膜性肾病，小细胞肺癌易并发肾病综合征。该患者表现为免疫荧光阴性，病理表现为缺血性肾损伤，不支持恶性肿瘤相关性肾病。

四、治疗经过及随访情况

结合患者肾穿刺病理表现及病史特点，考虑阿帕替尼所致缺血性肾病，与肿瘤科医生讨论后决定根据患者肿瘤控制情况减少阿帕替尼剂量，同时加用贝前列素钠改善肾脏缺血，辅以抗凝及小剂量利尿剂利尿营养支持等治疗。

出院后 1 个月后患者水肿较前有所缓解，随访 24 小时尿蛋白定量由 17.7g 降至11.6g，血浆白蛋白 30g/L，但该患者 2 个月后突发肺癌脑转移，未能监测这类疾病的进一步发展。

五、讨论

1. 概述 阿帕替尼是一种新型的抗血管内皮生长因子受体 -2（VEGFR-2）的小分子药物，通过高度选择性竞争细胞内受体 -2 的 ATP 结合位点，阻断下游信号转导，抑制酪氨酸激酶的生成从而抑制肿瘤组织新血管的生成，最终达到治疗肿瘤的目的。2014 年获中国 FDA 批准用于胃癌二线化疗进展患者的三线治疗，越来越多的临床试验研究它在其他类型癌症（肝癌、肺癌、乳腺癌）的应用，口服阿帕替尼与安慰剂相比显著可延长晚期或转移性胃癌或其他晚期肿瘤患者的中位无进展生存期和总生存期，对于化疗后进展或复发的成年晚期胃腺癌或其他类型的实体肿瘤患者来说，阿帕替尼是一个重要的、新兴的治疗选择[1]。

阿帕替尼几乎没有化疗药物的典型毒性，但在 Ⅱ 期及 Ⅲ 期临床实验中均观察到其他副作用，如高血压、蛋白尿和手足综合征，可导致生活质量下降或治疗中断[2]。一项共纳入 7 项前瞻性试验的 820 名癌症患者的荟萃分析指出，蛋白尿阳性和大量蛋白尿发生率分别为 45.1% 和 3.7%，蛋白尿多发生于阿帕替尼使用 3 周左右[3]。国内一项研究共纳入 40 例使用阿帕替尼出现不良反应的患者，经统计分析发现表现最多的是血压升高、胃肠道反应、乏力和肝功能异常[4]。另一项纳入 26 篇文献报道阿帕替尼不良反应共 30 例的研究指出，患者年龄主要集中在 41 ~ 60 岁（53.5%）；多发生在用药后 8 ~ 30d（45.7%）；以心血管系统（32.6%）与皮肤及附件（21.7%）损害较为多见。ADR 主要表现为高血压（13 例）、手足皮肤反应（6 例）、蛋白尿（5 例）等[5]。

2. 病因及发病机制 阿帕替尼引起蛋白尿的发病机制目前尚未完全明确。VEGF在肾小球足细胞表达，VEGF 受体存在内皮，系膜、管周毛细血管细胞。蛋白尿似乎与 VEGFR 的抑制有关，且治疗剂量减少蛋白尿有望恢复正常[6]。目前认为其主要机制有：①干扰肾小球足细胞性 VEGFR 信号：研究认为 VEGF-VEGFR 信号通路参与调节肾小球血管通透性，VEGF 由足突细胞产生，通过 VEGFR-2 作用于内皮细胞，对维持正常的内皮细胞功能有重要作用，VEGF 抑制后引起内皮细胞肿胀、脱落和足细胞功能异常。有研究表明，VEGF-VEGFR 下游途径 RAF/MAPK/ERK 的抑制在很大程度上与肾小管间质损伤有关，下游途径 mTOR 的抑制最常与白蛋白尿和足细胞损伤有关，但也与肾脏特异性 TMA 有关［Therapeutic Inhibition of VEGF Signaling and Associated Nephrotoxicities.J Am Soc Nephrol，2019，30（2）：187-200］；②改变肾小球血流动力学：VEGF 抑制剂可导致一氧化氮合酶及 NO 释放减少，肾脏小动脉及毛细血管减少，血管收缩物质增多，从而导致肾血流下降；③下调足细胞连接蛋白表达；④诱发亚急性血栓性微血管病，导致正常滤过功能丧失，最终蛋白尿产生，肾小管上皮细胞内所含的蛋白水解酶丢失，引起肾小管功能障碍，肾小管重吸收能力下降[7]。

3. 治疗 吉西他滨（Gemcitabine）为一种新的胞嘧啶核苷衍生物。其主要代谢物在细胞内掺入 DNA，主要作用于 G_1/S 期，还能抑制核苷酸还原酶，导致细胞内脱氧核苷三磷酸酯减少，从而抑制肿瘤细胞的增生，其剂量限制性毒主要是骨髓抑制和消化道症状，少数患者也会出现蛋白尿、血尿；有报道一例急性肾损伤（AKI）并发肾病综合征、溶血性贫血和血小板减少，肾穿刺活检病理为血栓性微血管病，其原因可能与直接的内皮细胞损伤有关，具体机制尚不清楚[8]。顺铂对肾脏的损伤主要损害肾近曲小管，使细胞空泡化、上皮脱落、管腔扩张，出现透明管型，血中尿酸过多，常发生于给药后 7~14 日。DDP 肾小管的损伤在一般剂量下多为可逆性的，但剂量过大或用药过频，可引起药物在体内的蓄积，使肾小管损伤为不可逆的。越来越多的证据证实顺铂亦可引起内皮功能障碍和血管自身调节受损引起的肾血管收缩导致急性肾损伤。在临床实践中，顺铂可引起血栓性微血管病变、心肌梗死等多种类型的血管毒性，血管内皮损伤是顺铂诱导 AKI 的重要原因[9]。该肺癌患者首选吉西他滨＋顺铂方案治疗，从文献报道可以看出吉西他滨及顺铂均可能导致内皮细胞损伤，但该患者肾穿刺病理并非典型的血栓性微血管病改变，不考虑由这两种药物为主要致病因素。

目前针对阿帕替尼不良反应无证据充足的治疗方案，主要通过剂量下调和对症处理实现控制和逆转，合并蛋白尿的患者，可考虑给予血管紧张素转化酶抑制剂（ACEI）或血管紧张素受体阻滞剂（ARB），本病例表现为缺血性肾损害，ACEI 或 ARB 可能在减轻蛋白尿的同时加速肾功能进展，治疗方案选择上存在分歧。近期国内有研究开始探索中药对阿帕替尼所致的蛋白尿的疗效，一项使用清热利湿方法（车前草、栀子、萹蓄、瞿麦、滑石、白术、山药、黄芪、白花、蛇舌草）干预阿帕替尼导致蛋白尿患者 12 周发现可以降低治疗组蛋白尿及胱抑素 C 水平[10]，其机制尚需进一步探索。

六、专家点评

肿瘤靶向药物的肾毒性问题日益增多，肾脏科和肿瘤科医师均需重视。抗血管内皮生长因子（VEGF）及其受体（VEGFR）肿瘤靶向药物所导致的肾脏不良反应主要为蛋白尿、高血压、血栓性微血管病（TMA）及肾功能损伤，其中蛋白尿与高血压最常见，TMA 最为严重。肾损伤病理改变包括小球硬化、内皮增生，系膜增生性肾小球肾炎，冷球蛋白血症肾小球肾炎，毛细血管外增生性肾小球肾炎，免疫复合物介导的局灶肾小球肾炎，血栓性微血管病（TMA）等。近年来研究发现血栓性微血管病变（TMA）和微小病变性肾病（MCD）/局灶节段性肾小球硬化（FSGS）是肾脏受累主要的两种病理类型。用药史与肾脏不良反应的时间相关性及肾穿刺活检病理检查是肿瘤相关性肾病诊治的关键，正确识别和及时处理这些毒性反应有助于肿瘤患者的治疗及改善预后。

本案例患者出现血压控制欠佳、肾病综合征与阿帕替尼治疗有时间先后关系，但同时合并糖尿病、肺癌，多种抗肿瘤药物使用，需排除糖肾、肿瘤继发性膜性肾病及其他抗肿瘤药物相关肾损伤等，进一步完善膜性肾病相关抗体（抗 PLA2R 及 THSD7A）检测结果阴性，余肾病继发因素检查均阴性，同时行肾穿刺活检病理符合缺血性肾损伤，药物减量后蛋白尿较前有缓解，最终诊断考虑阿帕替尼相关性肾病。由于患者发病近期血压控制欠佳，且早期出现尿中泡沫增加及水肿未重视，未及时规范诊治，蛋白尿未得到控制发展至肾病综合征。目前没有针对靶向 VEGF/VEGFR 的药物所致蛋白尿的治疗指南，该病例提示我们对于所有接受 VEGF 抑制治疗的患者，均应在治疗期间密切监测肾功能、蛋白尿，并在开始治疗前对肾功能进行全面评估，包括微量白蛋白尿、血尿和血清肌酐，特别是对于既往有高血压病、肾脏疾病及糖尿病病史的患者，更需要严密观察随访，以确保临床用药安全有效，可经验性使用血管紧张素转换酶抑制剂（ACEI）/血管紧张素 II 受体拮抗剂（ARB）类药物，在出现难控制高血压和发生肾病综合征时，抗肿瘤治疗药物需减量或终止。

鉴于轻度的蛋白尿症状与严重的肾脏组织损伤可能存在不一致性，即临床表现不能准确反映肾损害严重程度和提示病因，肾穿刺活检检查对于肿瘤相关性肾病的诊治至关重要。目前仅有极少数抗血管生成治疗的患者接受肾穿刺活检，VEGF 信号通路抑制剂导致的 TMA 可能存在诊断不足。当从临床角度判断 TMA 局限在肾脏的概率＞50%，或者 VEGF 信号通路抑制剂诱导的蛋白尿不明原因持续加重，尤其是伴有急性肾功能下降，或者蛋白尿可能是肿瘤继发膜性肾病的表现时，建议行肾活检明确病理诊断，以便及时给予更具针对性的治疗改善预后。

（复旦大学附属闵行医院　刘　萍　徐旭东）

参考文献

[1]Lesley J Scott.Apatinib：A Review in Advanced Gastric Cancer and Other Advanced Cancers.Drugs，2018，78（7）：747-758.

[2]Li J，Qin S，Xu J，et al.Randomized，Double-Blind，Placebo-Controlled Phase Ⅲ Trial of Apatinib in Patients With Chemotherapy-Refractory Advanced or Metastatic Adenocarcinoma of the Stomach or Gastroesophageal Junction.J Clin Oncol，2016，34：1448-1454.

[3]Li J，Zhao X，Chen L，et al.Safety and pharmacokinetics of novel selective vascular endothelial growth factor receptor-2 inhibitor YN968D1 in patients with advanced malignancies.BMC Cancer，2010，10：529.DOI：10.1186/1471-2407-10-529.

[4] 张夏兰，沈夕坤，等，40 例甲磺酸阿帕替尼致不良反应评价分析 [J]. 中国药物警戒，2019，2（16）：741-746.

[5] 司福国，崔佳，等 . 阿帕替尼致 30 例不良反应分析 [J]. 中国新药杂志，2020，9（4）：477-480.

[6] 马兴群，成远，陈映霞 .VEGF 信号通路抑制剂相关蛋白尿的研究进展 [J]. 临床肿瘤学杂志，2015，20（4）：357-362.

[7]Bollée G，Patey N，Cazajous G，et al.Thrombotic microangiopathy secondary to VEGF pathway inhibition by sunitinib[J]. Nephrology Dialysis Transplantation，2009，24（2）：682-685.

[8]Katagiri D，Hinoshita F.Gemcitabine-induced thrombotic microangiopathy with nephrotic syndrome[J].CEN Case Reports，2018，7（2）：217-220.

[9]Ozkok A，Edelstein CL.Pathophysiology of cisplatin-induced acute kidney injury[J]. BioMed research international，2014，2014.

[10] 刘春秋，李国欢，等 . 清热利湿法预防阿帕替尼引起的蛋白尿的临床研究 [J]. 中国医药导刊 2019，21（12）：723-726.

病例 19

草酸盐肾病

一、临床资料

现病史：患者男性，60岁，因"腰酸伴纳差1周"入院。患者于入院前1周出现纳差伴恶心、呕吐，以干呕为主，伴有双侧腰部酸痛。病程中无呕血，无黑便，无全身水肿，无畏寒、寒战，无尿量减少，无黑矇、晕厥，无全身皮肤瘙痒，无胸闷、胸痛，无头晕、头痛，无腹痛、腹泻等，来我院门诊就诊，查肾功能发现 BUN 13.76mmol/L，Scr 435.3μmol/L，UA 441mmol/L，血钾 3.66mmol/L，血常规：白细胞 9.85×10⁹/L，中性粒细胞百分比 76.8%，血红蛋白 138g/L，尿常规无异常，现为进一步诊治，拟"急性肾衰竭"收治入院。本次发病以来，患者精神软，胃纳差，大小便正常，睡眠可，近期无明显体重减轻。追问病史：患者回忆发病前曾一周内曾食尽一整罐核桃粉（约350g），据称刚过期。

既往史：有糖尿病史15年，口服阿卡波糖、格列美脲降糖治疗，血糖控制平稳。有青霉素过敏史。否认烟酒嗜好史。从事财务工作数十年，刚退休。父母去世多年，已婚，育有一女，目前妻女在美国生活，患者自己生活在上海，近期生活状态无明显改变，每年体检，3个月前体检指标包括肝肾功能基本正常。

体格检查：BP 150/80mmHg，神清语利，气平，体型偏瘦，全身淋巴结未及肿大，双肺无殊，HR 80次/分，律齐，双下肢无水肿。

辅助检查：

血常规：白细胞 8.95×10⁹/L，血红蛋白 128g/L，血小板 199×10⁹/L。

血生化＋电解质：总胆固醇 5.26mmol/L，甘油三酯 1.16mmol/L，肌酐 466.00μmol/L，尿酸 473.04μmol/L，尿素 16.33mmol/L，ALT 20U/L，白蛋白 41.7g/L，钙 2.41mmol/L，磷 1.43mmol/L，血清铁 8.51μmol/L，钾 3.75mmol/L。

钙磷骨质疏松相关：甲状旁腺素 2.05pmol/L，25羟基维生素 D 52.77nmol/L，总Ⅰ型原胶原 N 端延长肽 36.33ng/ml，骨钙素 N 端中分子片段 8.80ng/ml，β-胶原降解产物 0.35ng/ml。

心衰 BNP 检测 50.10pg/ml。

血沉 57.00mm/h。

C 反应蛋白 53.09mg/L。

糖化血红蛋白 8.90%。

自身免疫抗体、补体、免疫球蛋白均阴性；肝炎标志物、HIV、RPR 均阴性。

尿液：尿微量白蛋白 15.76mg/L，尿 ACR 33.3mg/g，尿蛋白定量 0.06g/24h，尿 β_2 微球蛋白 7.52mg/L；尿常规葡萄糖 3+，尿蛋白 −，隐血 −。

粪常规：OB：正常。

超声：心脏超声：左室舒张功能减退；血管 B 超：双下肢动脉未见明显异常；甲状腺 B 超：甲状腺左侧叶囊性结节；肾脏 B 超：双肾大小结构正常。腹部：肝左叶囊肿。胆囊息肉样病变。

二、多学科诊疗建议

1. 科室内讨论意见　患者血肌酐高，病因不明确，肾脏大小结构正常，有穿刺指征；无出血倾向，血压可控，无穿刺禁忌。于 2020 年 12 月 26 日行肾穿刺病理检查。

2. 补充检查

（1）肾穿刺病理：（仁济病理号 16183）慢性草酸盐肾病。

（2）荧光检查：镜下共见 2 只肾小球，其中 1 只小球呈球性硬化 IgG−，IgA−，IgM+，C3−，C1q−，Alb−，Fibrinogen−，IgG1−，IgG2−，IgG3−，IgG4−。

（3）光镜检查（病例 19 图 1）：镜下共见 10 只肾小球，其中 3 只小球呈球性硬化或接近球性硬化，个别小球系膜细胞和基质节段性轻度增多，部分小球包氏囊壁纤维性增厚，毛细血管襻呈轻度缺血，重度小管间质病变，小管多灶性萎缩变性，可见蛋白管型，部分管腔内可见草酸盐结晶沉积，间质片状炎症纤维化，以单个核细胞为主，少量嗜酸性粒细胞，小动脉管壁节段性透明变性。

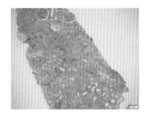

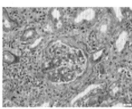
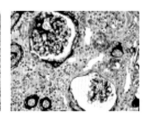

PAS×100　　　　PAS×400　　　　PASM×400

病例 19 图 1　光镜检查结果

（4）电镜检查（病例19图2）：未见小球。

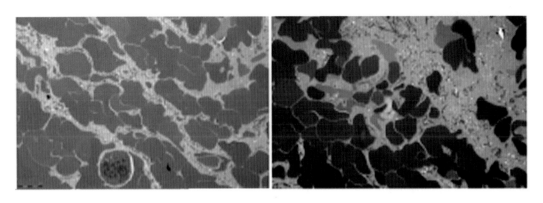

病例19图2　电镜检查结果

三、诊断分析

（一）诊断及诊断依据

1. 诊断　急性肾损伤3期、继发性草酸盐肾病。

2. 诊断依据

（1）急性肾损伤3期：患者中年男性，否认慢性肾脏病史，发病前3个月曾行体检查肾功能正常，本次发病前曾1周内食用过期核桃蛋白粉约350g后出现纳差乏力等不适，查血肌酐升高，最高达466.0μmol/L，超声提示双肾大小体积正常。

（2）继发性草酸盐肾病：患者入院后肾穿刺病理诊断为草酸盐肾病，故符合草酸盐肾病，患者为中年男性，无家族遗传病史，否认反复发生的尿石症、进行性发展的肾钙质沉着症，支持继发性草酸盐肾病诊断。

（二）鉴别诊断

1. 糖尿病肾病　好发于中老年，常见于病程10年以上的糖尿病患者。早期可发生尿微量白蛋白排出增加，以后逐渐发展成大量蛋白尿、终末期肾脏病。也有一部分的糖尿病肾病患者尿白蛋白排泄正常，仅表现为肾小球滤过率下降，肾脏病理检查是诊断和鉴别诊断的金标准。该患者虽有糖尿病史多年，现有的肾穿病理无糖尿病肾病的典型病理表现，虽然电镜未显示小球，结合患者的病史及转归，糖尿病肾脏疾病的诊断依据不足。

2. 肾淀粉样变性　好发于中老年，肾淀粉样变性是全身多器官受累的一部分。原发性淀粉样变性病因不清，主要累及心、肾、消化道（包括舌）、皮肤和神经；继发性淀粉样变性常继发于慢性化脓性感染、结核、恶性肿瘤等疾病，主要累及肾脏、肝和脾等器官。肾受累时体积增大，常呈大量蛋白尿肾病综合征表现。该患者肾穿刺活检能排除肾淀粉样变性。

3. 狼疮性肾炎　好发于青、中年女性，常有发热，蝶形红斑及光过敏，口腔黏膜溃疡，多发性浆膜炎等表现，依据多系统受损的临床表现和免疫学检查可检出多种自身抗体，血清免疫学检查有助鉴别，该患者自身免疫抗体均阴性，肾穿刺病理不支持。

4. 骨髓瘤性肾病　好发于中老年男性病人，可有骨痛，易反复感染，可有多发性骨髓瘤的特征性的血尿免疫蛋白电泳的异常，骨髓象显示浆细胞异常增生。本病例不具备上述特点。

5. 其他晶体性肾病

（1）尿酸盐肾病：集合管腔内成簇的双折光尿酸盐结晶形成直线样条纹，在无水酒精固定或冰冻组织中有针样双折光单钠尿酸盐结晶，HE 下呈蓝色。

（2）磷酸盐肾病：沉积于远端小管和集合管，von Kossa 染色阳性，偏振光阴性。

（3）管型肾病：多见于远端小管，边缘锐利，具有"骨折线"样特点，周边可见多核巨细胞反应，免疫荧光可见单克隆轻链。

2，8-DHA：常染色体隐性遗传，由腺嘌呤磷酸核糖转移酶（APRT）缺陷所致，HE 下呈棕色，偏振光阳性。

四、治疗经过及随访情况

入院后完善相关检查，予改善微循环（己酮可可碱）；改善肾功能（肾衰宁、金水宝）；补充营养（复方 α-酮酸）；降糖（诺和平、诺和锐、利格列汀）等治疗，完善肾穿刺活检术，术后病理明确为草酸盐肾病，停食高草酸食物，给予充分水化、碱化尿液，卧床休息，给予维生素 B_6 口服等。两周后复查血肌酐 283μmol/L，患者病情缓解出院随访。

肾内科门诊 1 个月后复查血肌酐 128μmol/L，2 个月后复查血肌酐 90μmol/L。

五、讨论

（一）概述

该病例以肾衰竭入院，消化道症状较为明显，入院后血肌酐有小幅上升，原因不明，患者及家属都非常焦虑，一度要求透析治疗。后经全科讨论，结合病史及超声评估，给予了肾穿检查，明确了诊断。结合本例患者的年龄和疾病的转归，考虑为继发性高草酸尿症导致的肾损伤，经积极处理，疾病得到很好缓解。遗憾的是本例患者未行血尿草酸水平的检测，导致草酸异常的原因也不清楚，是否和过期的保健品有关尚不明确。

草酸盐肾病是草酸盐结晶大量沉积在肾脏内，导致肾脏结构和功能受损的一类疾病，又称为草酸盐沉积症[1]。文献报道，草酸盐肾病占肾活检病理类型约1%[2]。

高草酸尿症是导致草酸盐肾病发生的重要条件，以尿草酸＞0.45～0.50mmol/天（或＞40～45mg/天）为诊断标准[3]，分为原发性和继发性两类。

原发性高草酸尿症（PH）是一种常染色体隐性遗传病，由于患者肝脏代谢异常导致内源性草酸盐产生过多，过量的尿草酸盐从肾脏排泄，其特征性表现为显著的高草酸尿、早期而反复发生的尿石症、进行性发展的肾钙质沉着症，是导致原发性草酸盐肾病的原因。分为三型，PH1型较多见，为肝内丙氨酸乙醛酸氨基转换酶缺乏导致的代谢异常；PH2型较少见，由于羟基丙酮酸盐代谢异常导致，肾损伤较轻；PH3型则由于胃肠过吸收草酸盐所致。原发性高草酸尿症多见于青少年。

继发性高草酸尿症（SH）是由于获得性草酸代谢紊乱导致尿草酸排泄过多、草酸钙晶体沉积的一种多因素代谢性疾病，其发病因素包括草酸盐及其前体物质的摄入增加、肠道对草酸盐的吸收增加、肠道菌群失调等。

继发性草酸盐肾病指存在发生高草酸尿症的危险因素，经肾活检证实存在草酸钙结晶肾脏内沉积伴肾功能受损，且能排除特定的遗传基因突变致病的一类疾病。临床可表现为AKI，也可以表现为在原有CKD基础上出现的急性加重。继发性草酸盐肾病在临床上较原发性草酸盐肾病常见，发病无年龄差别。

高草酸负荷是导致肾损伤的基础，机制复杂。尿中高浓度草酸可引起肾小管上皮细胞损伤，促进草酸盐晶体的形成、黏附和炎症反应的加剧，诱导肾间质纤维化[4]。同时，高浓度草酸可损伤血管内皮、抑制内皮细胞增殖和迁移、诱导细胞凋亡、影响受损血管的再内皮化，促进动脉硬化发生，加重肾缺血和肾损伤。

该患者病理表现以小管间质病变为主，小动脉有透明样变性，考虑高草酸引起肾小管上皮所致。

（二）诊断

1. 血尿草酸盐测定

（1）尿草酸盐浓度：原发性草酸盐肾病尿草酸盐浓度＞1.0mmol/（d·1.73m^2）；继发性尿草酸盐浓度0.45～1.0mmol/（d·1.73m^2）。

（2）血草酸盐测定：原发性血草酸盐浓度＞80μmol/L，继发性血草酸盐浓度为30～80μmol/L。

2．肾活检是诊断的金标准 光镜下肾小管内特别是近端小管内出现针状或无定形结晶，肾小管严重损伤、萎缩、破裂，肾间质内可出现草酸盐结晶和纤维化，草酸盐和钙结合时呈褐色，偏振光显微镜下可呈现绿色折光，是诊断的重要依据。免疫病理无特异表现。电镜肾小管上皮细胞和肾小球上皮细胞乃至肾间质出现有棱角的晶体状结构。

3．影像学检查 可见尿路结石、肾钙质沉积。

4．基因学检测 对原发性高草酸尿症患者，AGT、GRHPR、HOGA1 等基因的活性异常。

（三）治疗

1．原发性草酸盐肾病的治疗[5]

（1）保护性治疗：①大量液体摄入：液体摄入推荐每日＞2L/m^2（可达 3L/m^2）；②饮食：口服钙可结合肠内的草酸，钙的摄入应该保持每日 600～1200mg；③防止草酸钙结晶：枸橼酸盐通过形成复合物可以减少尿中草酸的饱和度，枸橼酸推荐的剂量是每日 100～150mg/kg；④利用乳酸菌降解草酸：对于市场上酸奶中常见的 3 种菌（乳酸杆菌、保加利亚乳杆菌、嗜热链球菌）实验证实均有不同程度降解草酸的能力。在草酸配置浓度相同情况下，嗜酸乳杆菌分解草酸的能力最强；⑤维生素 B$_6$：AGT 的辅助因子是维生素 B$_6$。使用维生素 B$_6$ 可以减少 PH 患者尿中 20%～30% 的草酸量。所有 PH1 患者甚至已经行血液透析治疗的患者，需要维生素 B$_6$ 治疗持续到肝移植。起始剂量为每日 5mg/kg，能够增至 10mg/kg。

（2）泌尿外科治疗：因为手术损伤将会进一步降低 GFR，泌尿结石的治疗应避免开放式或经皮的外科手术。

（3）透析：常规透析对于已经进入 ESRD 的患者是不充分的。联合灌流或采用高流量血液透析或长时间的每日的血液透析可能获得较好的结果。

（4）器官移植：理想的移植应该在 ESRD 和系统性草酸盐沉积发生之前。肾移植：可以显著清除尿草酸钙。但由于真正缺陷在肝脏，肝肾联合移植是 PH1 合理的治疗方案。

2．继发性草酸盐肾病的治疗[6]

（1）大量饮水＞3.0L/d。

（2）碱化尿液：维持尿 PH 6.2～6.8。

（3）出现 ESRD 时及时行肾脏替代治疗。

（4）纠正病因：①减少饮食中草酸的摄入；②在胃肠道手术前，评估引发草酸盐肾病的危险；③寻找胃肠道症状原因并积极治疗；④保护肾脏，延缓肾功能减退。

（四）其他补充

1. 草酸的来源　机体中的草酸来源于外源性摄入、肠道吸收以及内源性合成。草酸是人体的代谢终产物，主要经由肾脏排泄，部分由肠道分泌。

富含草酸或富含草酸前体的物质是外源性草酸的来源：富含草酸的食物包括菠菜、杨桃、大黄、甜菜根、坚果等 [7]。日均草酸摄入和吸收量因地区间饮食习惯和个体差异而不同，欧美国家的饮食习惯为高草酸膳食。

膳食中的其他营养物质也参与草酸的代谢。维生素 C 是内源性草酸合成的重要前体物质。近期 Fontana 等 [8] 发表了使用大剂量维生素 C 治疗新型冠状病毒性肺炎（COVID-19）后发生草酸盐肾病的个案报道。摄入过量的果糖、木糖醇也可导致草酸性肾病 [9]。Getting 等 [10] 报道了一例血肌酐基础水平为 1.5mg/dl 的 CKD 患者，在持续 6 周高草酸饮食（日均摄入草酸 1260mg）后发生急性肾损伤，肾脏病理证实为草酸盐肾病。Clark 等 [11] 也报道了一例因摄入过量杏仁奶、番茄酱、坚果等食物而发生急性草酸盐肾病的老年患者。

膳食脂肪吸收不良、摄入钙不足引起肠内可吸收草酸增多：肠道草酸主要通过细胞旁被动转运的方式吸收，在回肠的吸收能力最强，远端结肠最弱 [12]。某些消化系统疾病可使肠腔内草酸浓度增高，例如慢性胰腺炎、炎症性肠病、回肠切除、Roux-en-Y 术等 [13]，这部分患者普遍存在膳食脂肪吸收不良，肠内增加的游离脂肪酸竞争结合钙离子，导致游离的可吸收草酸盐增多。奥利司他是一种可以减少肠道脂肪酸吸收的药物，服用奥利司他后发生急性草酸盐肾病的病例不少见 [14]。

内源性草酸合成增加是高草酸负荷的另一重要来源：内源性草酸的合成是乙醛酸途径系列反应的次要反应，乙醛酸途径在糖异生和尿素生成中起着重要作用，乙醛酸可以经肝脏过氧化物酶丙氨酸 - 乙醛酸盐转氨酶（AGT）、乙醛酸还原酶（GRHPR）作用代谢为甘氨酸、乙醇酸，乙醛酸也可进一步代谢产生草酸。因 AGT、GRHPR 缺陷导致乙醛酸代谢障碍，草酸产生过载是原发性高草酸尿症的主要特征 [15]。除代谢酶缺陷外，代谢综合征也与草酸产生增多相关，例如糖尿病患者的尿草酸水平显著高于非糖尿病患者 [16]。

2. 草酸的排泄

（1）肾脏排泄：健康人体内的草酸主要经肾脏滤过由尿液排出体外，占清除量的 90%～95% [17]。草酸作为小分子终末代谢产物，可以自由通过肾小球滤过屏障经原尿排泄，被近曲小管重吸收和再分泌。SLC26A6 家族的转运子分布在肾小管上皮细胞的基底侧和管腔侧，受血草酸浓度的调节转运草酸[18]。大鼠模型中，小肠切除导致的低钙血症，通过刺激甲状旁腺素分泌，使钠离子依赖性二羧酸协同转运蛋白1（NaDC-1）表达增加，使与之耦联的SLC26A6外排草酸，从而增加尿草酸排泄。

（2）消化道排泄：草酸经消化道的排泄占比不足10%。SLC26A6是肠道介导草酸分泌的重要蛋白[19]。研究发现CKD小鼠肠道SLC26A6 mRNA和蛋白表达均明显增加[20]，提示SLC26A6介导的肠道草酸分泌在降低CKD小鼠草酸负荷中起重要作用。随着eGFR的下降，肠道草酸排泄代偿性增加。CKD进展至中晚期〔eGFR < 30ml/（min·1.73m²）〕，肠道代偿不足，才会出现血草酸上升，增加全身草酸盐沉积的风险[21]。

3. 肠-肾轴在草酸稳态中的作用　哺乳类动物无法分解草酸，主要通过其肠道中的食草酸杆菌来降解草酸。高草酸尿症结石患者的肠道食草酸杆菌菌群丰度低于非高草酸尿结石组和健康对照组[22]，故推测食草酸杆菌可能在草酸稳态、肾结石形成的过程中发挥重要作用。新近观点认为，以食草酸杆菌为核心的肠道菌群网络而非其本身对草酸稳态起重要作用[23]，其具体机制还需更多研究进一步阐明。

六、专家点评

该病例以急性肾损伤发病，既往肾功能正常，血肌酐短期内快速升高，入院后肾脏穿刺病理提示有草酸盐沉积，排除原发性病因，诊断继发性草酸性肾病明确，治疗干预及时，肾脏病变及时得到救治；文献报道的草酸性肾病发生率较低，国内目前缺乏草酸性肾病发病率的流行病学调查数据；受肾活检指证及该类患者肾功能快速损伤的影响，草酸性肾病的发病率可能被低估；荟萃分析也提示，草酸性肾病的肾脏预后很差，58%的患者最终进展到ESRD期，需要维持性肾脏替代治疗；本病例提供了一个很好的视角，对于原因不明的慢性肾脏病及急性肾损伤，应积极创造条件早期完善肾脏穿刺活检；该病例患者良好的治疗效果得益于早期肾脏穿刺活检，明确诊断及积极的精准干预。

（浦南医院　漆映辉　张善宝）

参考文献

[1]SalyerWR，KerenD.Oxalosis as a complication of chronic renal failure[J].Kidney Int，1973，4（1）：61-66.

[2]BuysschaertB，AydinS，MorelleJ，et al.Etiologies，clinical features，and outcome of oxalate nephropathy[J].Kidney Int Rep，2020，5（9）：1503-1509.

[3]RobijnS，HoppeB，VervaetBA，et al.Hyperoxaluria：a gut-kidney axis？ [J]. Kidney Int，2011，80（11）：1146-1158.

[4]VervaetBA，VerhulstA，DauweSE，et al.An active renal crystal clearance mechanism in rat and man[J].Kidney Int，2009，75（1）：41-51.

[5] 荆焰，程震. 原发性高草酸尿症 [J]. 临床内科杂志，2012，29（10）：719-720. DOI：10.3969/j.issn.1001-9057.2012.10.029.

[6]Cochat P，Hulton SA，Acquaviva C，et al.Primary hyperoxaluria Type 1： indications for screening and guidance for diagnosis and treatment[J].Nephrol Dial Transplant，2012，27（5）：1729-1736. DOI：10.1093/ndt/gfs078.

[7]AttallaK，DeS，MongaM.Oxalate content of food：a tangled web[J].Urology，2014，84（3）：555-560.

[8]FontanaF，CazzatoS，GiovanellaS，et al.Oxalate nephropathy caused by excessive vitamin C administration in 2 patients with COVID-19[J].Kidney Int Rep，2020，5（10）：1815-1822.

[9]TakayasuS，KambaA，YoshidaK，et al.Secondary oxalosis induced by xylitol concurrent with lithium-induced nephrogenic diabetes insipidus：a case report[J].BMC Nephrol，2020，21（1）：157.

[10]GettingJE，GregoireJR，PhulA，et al.Oxalate nephropathy due to juicing：case report and review[J].Am J Med，2013，126（9）：768-772.

[11]ClarkB，BaqdunesMW，KunkelGM.Diet-induced oxalate nephropathy[J].BMJ Case Rep，2019，12（9）：e231284.

[12]KnaufF，KoN，JiangZ，et al.Net intestinal transport of oxalate reflects passive absorption and SLC26A6-mediated secretion[J].J Am Soc Nephrol，2011，22（12）：2247-2255.

[13]LumlertgulN，SiribamrungwongM，JaberBL，et al.Secondary oxalate nephropathy：a systematic review[J].Kidney Int Rep，2018，3（6）：1363-1372.

[14]ForryanJ，MishraV，GibbonsE.When the cause is not crystal clear[J].N Engl J Med，2020，382（1）：74-78.

[15]HoppK，CogalAG，BergstralhEJ，et al.Phenotype-genotype correlations and

estimated carrier frequencies of primary hyperoxaluria[J].J Am Soc Nephrol，2015，26（10）：2559-2570.

[16]EfeO，VermaA，WaikarSS.Urinary oxalate as a potential mediator of kidney disease in diabetes mellitus and obesity[J].CurrOpin Nephrol Hypertens，2019，28（4）：316-320.

[17]BrzicaH，BreljakD，BurckhardtBC，et al.Oxalate：from the environment to kidney stones[J].ArhHig Rada Toksikol，2013，64（4）：609-630.

[18]RobijnS，HoppeB，VervaetBA，et al.Hyperoxaluria：a gut-kidney axis？ [J].Kidney Int，2011，80（11）：1146-1158.

[19]JiangZ，AsplinJR，EvanAP，et al.Calcium oxalate urolithiasis in mice lacking anion transporter Slc26a6[J].Nat Genet，2006，38（4）：474-478.

[20]Neumeier LI，Thomson RB，Reichel M，et al.Enteric oxalate secretion mediated by Slc26a6 defends against hyperoxalemia in murine models of chronic kidney disease[J].J Am Soc Nephrol，2020，31（9）：1987-1995.

[21]MillinerDS，McGregorTL，ThompsonA，et al.End points for clinical trials in primary hyperoxaluria[J].Clin J Am Soc Nephrol，2020，15（7）：1056-1065.

[22]TavasoliS，AlebouyehM，NajiM，et al.Association of intestinal oxalate-degrading bacteria with recurrent calcium kidney stone formation and hyperoxaluria：a case-control study[J].BJU Int，2020，125（1）：133-143.

[23]TicinesiA，NouvenneA，MeschiT.Gut microbiome and kidney stone disease：not just an Oxalobacter story[J].Kidney，2019，96（2）：25-27.

病例 20

质子泵抑制剂相关性肾损伤

一、临床资料

现病史：患者中年女性，主因"腰酸、纳差、乏力2年，加重1周"收治入院。患者2年前无明显诱因出现下肢水肿，伴腰酸乏力，食欲减退，无尿量减少，无皮肤瘙痒，无关节痛，无意识障碍等，当时在我院检查有肾功能减退（具体血肌酐水平不详），当时未行肾穿刺及进一步积极治疗，给予口服药物保守治疗2周后患者自行停药。入院半年前患者出现纳差、乏力表现，查血肌酐200μmol/L，仍未重视。1周前患者上述症状加重，轻微体力活动后有胸闷不适，无发热，无胸痛，无呕吐、腹泻、无畏寒、发热，无尿频、尿急、尿痛等，来我院就诊，2021年3月9日急诊尿液检验报告：葡萄糖3+↑，蛋白质1+↑，白细胞127/μL↑。临检血液检验报告：中性粒细胞比率66.00%，血红蛋白86g/L↓，白细胞5.64×10⁹/L。血生化检验报告：尿酸169.39μmol/L，肌酐352.00μmol/L↑，尿素10.46mmol/L↑，直接胆红素1.67μmol/L↓，白蛋白42.00g/L，肾小球滤过率估算值12ml/（min·1.73m²）↓，总二氧化碳18.46mmol/L↓，氯117.80mmol/L↑，钾3.35mmol/L，为进一步治疗，以"慢性肾脏病5期"收入院。

患者本次起病以来精神萎靡，纳差，睡眠欠佳，尿量1000～1500ml/天，2个月来体重下降10斤。

既往史：患者近几年来有慢性胃病史，因上腹部不适长期服用奥美拉唑、兰索拉唑等治疗。入院1个月前患者经胃肠镜行胃肠息肉摘除术，术后一直口服雷贝拉唑；否认高血压、糖尿病、冠心病、慢性支气管炎疾病病史。

体格检查：BP 120/70mmHg，神志清楚，精神稍萎，慢性肾脏病面容，上眼睑水肿，呼吸尚平稳，颈静脉充盈，双肺呼吸音粗，可闻及少许湿啰音。心率70次/分，心律齐。全腹软，无压痛，无反跳痛无肌卫，双下肢可凹性水肿（+）。四肢肌力肌张力正常，生理反射存在，病理反射未引出。

辅助检查：

尿常规：葡萄糖 3+，蛋白质 1+，粒细胞酯酶 1+，上皮细胞 18/μL↑，白细胞 127/μL↑。

血常规：中性粒细胞比率 66.00%，血红蛋白 86g/L↓，白细胞 5.64×10⁹/L。

血生化：尿酸 169.39μmol/L，肌酐 352.00μmol/L↑，尿素 10.46mmol/L↑，直接胆红素 1.67μmol/L↓，白蛋白 42.00g/L，肾小球滤过率估算值 12ml/(min·1.73m²)↓。

血沉：59.00mm/h↑。

其他：糖化血红蛋白 5.10%，脑钠肽前体 334.00pg/ml，纤维蛋白原 4.66g/L↑，结合铁 29.54μmol/L↓，同型半胱氨酸 22.02μmol/L↑。

甲状旁腺素：1.17pmol/L↓。

自身抗体谱均阴性。

肾脏超声：双肾大小、形态正常，皮髓质分界清，双肾内未见异常回声，双肾集合系统未见分离，CDFI 示双肾血流分布未见明显异常。

二、多学科诊疗建议

1. 多学科诊疗建议 科室内讨论意见：患者有血肌酐升高病史 2 年，否认肾脏病史，既往无糖尿病病史，伴有血钾低、尿糖异常、血糖正常；有中度贫血，贫血原因不明确；超声检查提示肾脏大小形态及结构均正常，为明确病因，有穿刺指征；病程中无出血倾向，凝血功能正常，血压正常，无明显肾脏穿刺禁忌，于 2021 年 3 月 18 号行肾脏穿刺病理检查。

2. 补充检查结果

（1）肾穿刺病理（2021 年 3 月 23 日）：亚急性间质性肾炎。

（2）光镜检查：镜下共见 11 只肾小球（病例 20 图 1），其中 1 只小球呈球性硬化，余各小球系膜细胞和基质未见明显增多，部分小球包氏囊壁纤维性增厚，毛细血管襻呈轻度缺血，重度小管间质病变，小管多灶性萎缩，间质片状炎症细胞浸润，以单个核细胞为主，偶见嗜酸性粒细胞，多灶性纤维化，小血管（−）。免疫荧光：镜下共见 3 只肾小球，IgG−，IgA−，IgM−，C3−，C1q−。电镜：送检电镜标本经反复半薄切片（病例 20 图 2），未找见肾小球。肾小管−间质：肾小管上皮细胞轻度空泡变性，可见小管炎，部分肾小管萎缩、基底膜增厚，可见多个管型形成。肾间质胶原纤维增生伴多量淋巴、单核细胞浸润。

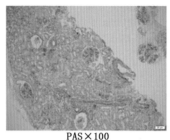 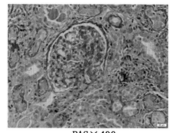 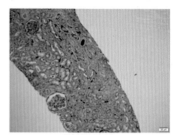

PAS×100　　　　　　　PAS×400　　　　　　　PASM×100

病例 20 图 1　光镜检查结果

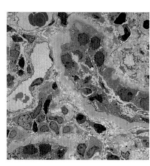 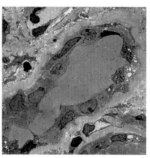

病例 20 图 2　电镜检查结果

三、诊断分析

1. 诊断及诊断依据

（1）诊断：亚急性间质性肾炎，慢性肾脏病 4 期，肾性贫血。

（2）诊断依据：患者中年女性，2 年前出现下肢水肿，伴腰酸乏力，食欲减退。半年前患者再次出现纳差、乏力等表现，当时查血肌酐 200μmol/L，1 周前患者上述症状加重，水肿明显，尿量减少，肌酐上升至 352.00μmol/L，估算肾小球滤过率 GFR 为 11ml/（min·1.73m²），结合患者病史，符合慢性肾脏病的诊断标准。完善肾图检查，肾小球滤过率 GFR 为 23ml/（min·1.73m²），符合慢性肾脏病的诊断；患者入院前查血红蛋白低，结合患者病史，考虑肾性贫血。入院后行肾穿刺病理组织活检明确为亚急性间质性肾炎。

2. 鉴别诊断

（1）肾淀粉样变性：好发于中老年，肾淀粉样变性是全身多器官受累的一部分。原发性淀粉样变性主要累及心、肾、消化道（包括舌）、皮肤和神经；继发性淀粉样变性常继发于慢性化脓性感染、结核、恶性肿瘤等疾病，主要累及肾、肝和脾等器官。肾受累时体积增大，常呈 NS。肾淀粉样变性常需肾活检确诊，该病例肾脏形态大小正常，病理检查可排除。

（2）骨髓瘤性肾病：好发于中老年，男性多见，患者可有多发性骨髓瘤的特征性临床表现，如骨痛、血清单株免疫球蛋白增高、蛋白电泳有 M 蛋白及尿本周蛋白阳性，骨髓象显示浆细胞异常增生，扁平骨有虫蚀样改变。累及肾小球时可出现 NS。该患者临床资料不支持。

四、治疗经过及随访情况

考虑该患者肾功能异常有 2 年，肾损伤渐进性发生，肾穿结果显示为亚急性改变，未予激素积极治疗。给予停用 PPIs 制剂治疗（对因治疗）；保肾（肾衰宁、酮酸）；纠正肾性贫血（怡宝）；补钾（氯化钾）对症治疗。出院后随访患者血肌酐水平稳定在 200 ～ 300μmol/L，血红蛋白稳定在 100 ～ 110g/L。

五、讨论

急性间质性肾炎（AIN）是急性肾损伤的常见原因，占肾活检的 15 ～ 27%。其特征是间质内存在炎性浸润和水肿，通常会伴有肾功能的急性恶化，是急性肾功能障碍的常见原因[1]。

AIN 的主要原因可分为药物诱导的、感染相关的、特发性的（包括肾小管间质性肾炎和葡萄膜炎综合征（TINU）和抗肾小管基底膜（Anti-TBM）病），以及与结节病和其他全身性疾病（系统性红斑狼疮、恶性肿瘤）相关的 AIN。目前药物诱导的 AIN 占病例的 2/3 以上，感染相关的 AIN 占 15%，特发性 AIN 占 10%，TINU 占 4%，其余的与系统性疾病有关。药物诱导的 AIN 的患病率在过去几年有所上升。理论上任何药物都可以诱发 AIN 发生，但目前大多数病例仍是由抗菌药物和非甾体抗炎药物（NSAIDs）引起的。近年来对质子泵抑制剂导致的肾损伤报道日趋增多[2]。

与其他药物引起的 AIN 不同，质子泵抑制剂相关性急性肾损伤（PPIs-AIN）很少出现典型三联征（发热、皮疹和嗜酸性粒细胞增多），其更常见的是疲倦、恶心、嗜睡和体重减轻等非特异性症状，尿液表现包括无菌脓尿、血尿、嗜酸细胞尿和白细胞[3]。从开始使用 PPIs 治疗到临床 AIN 发展时间呈现出较大的个体差异性，时间波动在 1 周至 9 个月（平均为 9.9 周），在此期间需监测血肌酐浓度[4]。高龄是 PPIs-AIN 的危险因素，较其他药物引发的 AIN，PPIs-AIN 患者年龄更大，症状更少，药物暴露时间更长[5]。PPIs-AIN 病理表现为肾间质炎性细胞浸润、水肿，可见嗜酸性粒细胞和单核细胞浸润。炎细胞多分布在皮髓质交界处，肾小管可见不同程度受损，肾小球和血管则无嗜酸性粒细胞浸润[6]。由于缺乏特异性症状、体征或实验室检查，PPIs-AIN确诊通常需要肾活检和组织学检查，因此临床上 PPIs-AIN 容易造成漏诊及误诊。现在普遍认为患者在诊断不明确、停用 PPIs 后病情无明显改善且无禁忌证时应行肾活检进一步明确病情。

2017 年，美国胃肠病学会（American College of Gastroenterology，AGA）组织专家根据现有的研究证据提出长期使用 PPIs 的剂量应进行周期性评估，以期能以最低有效 PPIs 剂量控制病情[7]。当确诊为 PPIs-AIN 时，首先应立即停用 PPIs，并采取其他替代措施包括改变生活方式、使用 H2RA 或者手术干预等。部分研究证实了早期应用糖皮质激素可减轻肾损伤进展，有利于肾功能恢复，而对于其他免疫抑制剂的使用尚存在争议[8~10]。此外，曾有文献报道 PPIs-AIN 患者再度使用另一种 PPIs 治疗导致病情复发的案例[11]，因此应避免再次使用 PPIs。针对 PPIs-CKD 目前尚缺乏特定的治疗方案，临床上无论是否有 PPIs-AIN 发生，有必要定期监测使用 PPIs 患者的肾功能，尤其是高龄、长期服药、合并用药或患有其他基础疾病的患者，同时应警惕艰难梭状芽孢杆菌感染及低镁血症病情发展。一般而言，大多数 PPIs 治疗区间约控制在 4 ~ 8 周时不良风险最小，而对于需要长期服用 PPIs 的患者，建议每年监测 1 次 eGFR。

六、专家点评

急性间质性肾炎（AIN）是急性肾损伤的常见原因，占肾活检的 15% ~ 27%。近年来日益引起临床的重视，其特征是间质内存在炎性浸润和水肿，通常会伴有肾功能的急性恶化，是急性肾功能障碍的常见原因，主要原因可分为药物诱导的、感染相关的、特发性。质子泵抑制剂临床使用普遍，导致的肾损伤报道也日趋增多。

与其他药物引起的 AIN 不同，质子泵抑制剂相关性急性肾损伤（PPIs-AIN）很少出现典型发热、皮疹和嗜酸性粒细胞增多的三联征表现，而以疲倦、恶心、嗜睡和体重减轻等非特异性症状居多，从开始使用 PPIs 治疗到临床 AIN 发展时间呈现出较大的个体差异性。

该患者为中老年女性患者，有长期间断服用质子泵抑制剂的病史，后经积极肾脏穿刺证实病变为小管间质病变，符合 PPIs-AIN。但病程较长，病理提示亚急性，最终选择保守治疗，血肌酐水平虽稳定不再继续增长期，肾脏亦是不可逆，因此临床诊疗中需认真询问相关疾病及用药史，对老年肾损伤病因不清楚且有长期服药史的患者，在无禁忌的前提下及早行肾穿明确诊断，指导治疗。因病情需要服用 PPIs 制剂，要周期性检测肾功能，尽量缩短用药时间，如出现肾损伤，及时明确早期可行激素治疗。

（浦南医院　漆映辉　潘林蓉）

参考文献

[1]Cameron JS.Allergic interstitial nephritis：clinical features and pathogenesis.QJM ed，1998，66：97-115.

[2]Haas M，Spargo BH，Wit EJ，et al.Etiologies and outcome of acute renal insufficiency in older adults：a renal biopsy study of 259 cases.Am J Kidney Dis，2000，35：433-447.

[3]Moledina DG，Perazella MA.PPIs and kidney disease：From AIN to CKD[J].J Nephrol，2016，29（5）：611-616.

[4]Brewster UC，Perazella MA.Acute kidney injury following proton pump inhibitor therapy [J].Kidney Int，2007，71（6）：589-593.

[5]Berney-Meyer L，Hung N，Slatter T，et al.Omeprazole-induced acute interstitial nephritis：A possible Th1-Th17-mediated injury？ [J].Nephrology（Carlton），2014，19（6）：359-365.

[6]Geevasinga N，Coleman PL，Roger SD.Rabeprazole-induced acute interstitial nephritis [J].Nephrology（Carlton），2005，10（1）：7-9.

[7]Freedberg DE，Kim LS，Yang YX.The risks and benefits of long-term use of proton pump inhibitors：Expert review and best practice advice from the american gastroenterological association[J].Gastroenterology，2017，152（4）：706-715.

[8]Ramachandran R，Kumar K，Nada R，et al.Drμg-induced acute interstitial nephritis：A clinicopathological study and comparative trial of steroid regimens[J].Indian J Nephrol，2015，25（5）：281-286.

[9]Surendra M，Raju S，Chandragiri S，et al.Steroid therapy in drμg induced acute interstitial nephritis retrospective analysis of 83 cases[J].Saudi J Kidney Dis Transpl，2019，30（1）：157-165.

[10]González E，Gutiérrez E，Galeano C，et al. Early steroid treatment improves the recovery of renal function in patients with drμg-induced acute interstitial nephritis [J].

Kidney Int，2008，73（8）：940-946.

[11]Torlot FJ，Whitehead DJ.Acute interstitial nephritis caused by two different proton pump inhibitors[J].Br J Hosp Med（Lond），2016，77（1）：50-51.

病例 21

局灶节段肾小球硬化症合并乙肝

一、临床资料

现病史：患者男性，36 岁，因"双下肢水肿 1 周"入院。患者 1 周前无明显诱因下出现双下肢水肿，尿量较前略减少，无肉眼血尿，无发热，无头晕、头痛，无胸闷、胸痛，无心悸、气促，无咳嗽、咳痰，无腹痛、腹胀，无恶心、呕吐，无腹泻、便秘，无关节痛，无皮疹，无光过敏等其他不适。2020 年 8 月 18 日查尿系列蛋白示"尿免疫球蛋白 G 26.87mg/L ↑，尿转铁蛋白 56.76mg/L ↑，尿微量白蛋白 68.16mg/L ↑，β_2- 微球蛋白 821μg/L ↑，尿 N- 乙酰氨基 -B-D- 葡萄糖苷酶 71.2U/L ↑，α_1 微球蛋白 156.32mg/L ↑，尿白蛋白肌酐比值 34.22mg/g ↑"；查尿常规示：隐血 ++，蛋白质 +++，pH 7，红细胞（镜检）4 ~ 5 个 /HP，白细胞（镜检）0 个 /HP，异形红细胞 -；查肾功能、电解质示：钾 4.4mmol/L，钠 137mmol/L，氯 106mmol/L，尿素 6.3mmol/L，肌酐 72μmol/L，尿酸 352μmol/L，肾小球滤过率 112.98ml/（min·1.73m^2）；查 CRP、血常规示正常范围，查肝功能示：肝酶及胆红素正常，总蛋白 47g/L，白蛋白 20g/L ↓。现为进一步诊治，收入我科。

既往史：否认高血压、糖尿病、心脏病、慢性支气管炎等慢性病史；有乙肝大三阳病史 20 年，长期口服恩替卡韦抗病毒治疗 5 年余。否认结核等其他传染病史，否认手术史。

个人史：出生于原籍，无疫水疫区接触史。患者有吸烟史，半包 / 天 ×16 年，无饮酒史。

家族史：否认家族遗传病史。

体格检查：T 36.6℃，P 70 次 / 分，R 18 次 / 分，BP 120/80mmHg。神清，气平，两肺呼吸音粗，两肺未及干湿啰音，腹软，无压痛及反跳痛，肾区叩痛（-），双下肢压陷性水肿（++）。

辅助检查：

血生化：肌酐 59μmol/L，总蛋白 33g/L ↓，白蛋白 12g/L ↓，总胆固醇 12.47mmol/L ↑，

甘油三酯 2.33mmol/L ↑，低密度脂蛋白胆固醇 7.89mmol/L ↑，总胆红素 5μmol/L，直接胆红素 0.7μmol/L，丙氨酸氨基转移酶 17U/L，天门冬氨酸氨基转移酶 21U/L。

尿蛋白定量：24h 尿量 1.2L，24h 尿蛋白定量 11.68g/24h ↑。

传染病：乙肝两对半：乙型肝炎病毒表面抗原 705.41（+）ng/ml ↑，抗乙型肝炎病毒表面抗体＜ 0.01（－）mIU/ml，乙型肝炎病毒 e 抗原 43.51（+）↑，抗乙型肝炎病毒 e 抗体 1.89（－），抗乙型肝炎病毒核心抗体 0.00（+），提示乙肝大三阳，HBV DNA（高敏）＜ 100U/ml。

其他：甲状腺功能、肿瘤标志物、免疫固定电泳、自身抗体、补体均正常范围。

腹部超声：肝脏未见明显异常，胆囊未见明显异常，胰腺未见明显异常，脾脏未见明显异常，双侧肾脏未见明显异常，双侧输尿管未见明显异常，前列腺饱满，腹腔积液。

胸部 CT：右肺中叶、下叶少许纤维灶。右侧少许胸腔积液。

二、多学科诊疗建议

1. 多学科诊疗建议　因患者肾病综合征合并乙肝病毒感染，邀请多学科协助诊治。

（1）肝病科会诊建议：患者明确诊断慢性乙型病毒性肝炎、乙肝大三阳，长期使用恩替卡韦抗病毒治疗，目前肝功能、HBV–DNA 及影像学检查未见明显异常，若使用免疫抑制治疗，建议定期监测 HBV–DNA、肝纤维化、肝功能指标、腹部彩超等。

（2）我科科内讨论：患者慢性乙型病毒性肝炎、乙肝大三阳，长期抗病毒治疗，突发大量蛋白尿、低蛋白血症、高脂血症、双下肢水肿，因此肾病综合征诊断明确，但需排除继发性可能，如乙肝相关性肾炎，故有行肾穿刺活检术的强烈指征，通过病理明确诊断，指导治疗，判断预后。

2. 补充检查结果

（1）肾穿刺活检：免疫荧光示 IgM（+）、C1q（+），IgG、IgA、C3、C4、K、λ 均（－）。光镜（病例 21 图 1）示 18 个小球，3 个硬化，其余小球基本正常，少数节段有系膜细胞及基质轻度增生，个别节段与球囊壁粘连，未见明显节段性硬化灶，肾小管上皮细胞少量肿胀变性、脱落坏死，较多小管再生，间质少量单个核炎症细胞（以淋巴细胞为主）散在浸润，肾血管结构完整未见明显损伤。特殊染色未见异常。

（2）免疫组化：HBS 及 HBC 均未见免疫复合物沉积。

（3）电镜检查（病例 21 图 2）：示肾小球足细胞足突广泛融合伴多量微绒毛形成，上皮下、内皮下和系膜区未见电子致密物沉积，系膜区未见明显基质增多。病理诊断为局灶节段性肾小球硬化症。

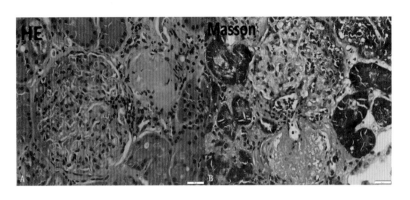

病例21 图1　光镜表现

注：HE 及 Masson 染色均可见系膜细胞增生不明显，部分节段与球囊壁粘连，但未形成节段性硬化灶，1个小球全球硬化，周围肾近曲小管上皮细胞肿胀，部分细胞脱落。

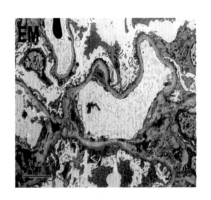

病例21 图2　电镜表现

注：肾小球足细胞足突广泛融合，较多微绒毛形成，上皮下、内皮下及系膜区均未见电子致密物沉积。

三、诊断分析

1. 诊断及诊断依据

（1）诊断：肾病综合征（局灶节段性肾小球硬化症 FSGS）；慢性乙型病毒性肝炎、乙肝大三阳。

（2）诊断依据：肾病综合征（局灶节段性肾小球硬化症 FSGS）：患者青年男性，突发双下肢水肿，24h 尿蛋白定量 11.68g/24h，白蛋白 12g/L，以及高脂血症，肾病综合征诊断明确。根据肾穿刺活检病理结果为局灶节段性肾小球硬化症，免疫组化及电镜检查未见 HBV 抗原在肾组织沉积，在排除其他继发因素后，诊断为原发性局灶节段性肾小球硬化症。慢性乙型病毒性肝炎、乙肝大三阳：患者青年男性，长期有慢性乙型病毒性肝炎病史，乙肝两对半：乙型肝炎病毒表面抗原 705.41（+）ng/ml↑，乙型肝炎病毒 e 抗原 43.51（+）↑，抗乙型肝炎病毒核心抗体 0.00（+），提示乙肝大三阳，口服抗病毒药物 5 年余，故诊断。

2. 鉴别诊断

（1）乙肝相关性肾炎：多见于儿童及青少年，男性居多，多有慢性乙型肝炎病史，起病隐匿，临床表现有镜下血尿、蛋白尿、水肿及乏力，40% 有血压升高，20% 合并肾功能不全。肾脏病理表现为膜性肾病或膜增生性肾炎，肾组织切片上找到 HBV 抗原是关键因素。本病例患者有乙肝大三阳病史，但肾脏病理表现为 FSGS，且免疫组化未见 HBV 抗原表达，电镜示上皮下、内皮下和系膜区未见电子致密物沉积，故乙肝相关性肾炎诊断依据不足。

（2）IgA 肾病：好发于 20～30 岁男性青壮年，多在上呼吸道感染后发生，临床表现为反复发作性肉眼血尿或镜下血尿，可伴有不同程度蛋白尿，部分患者出现严重高血压或肾功能不全，病理免疫荧光以 IgA 在肾小球系膜区沉积为主，光镜下常见弥漫性系膜增生或局灶节段增生性肾小球肾炎。也可继发于过敏性紫癜、病毒性肝炎、系统性红斑狼疮、克罗恩病、肿瘤等。本病例患者肾小球系膜区无 IgA 为主的免疫沉积，因此不考虑该诊断。

（3）冷球蛋白血症性肾小球肾炎：是一种系统性小血管炎，多见于肿瘤、自身免疫性疾病、病毒（HCV、HBV）、细菌及寄生虫感染。常合并肾外多系统损害，典型三联症为皮肤紫癜、乏力、关节炎。临床表现为肾病范围的蛋白尿、镜下血尿或肉眼血尿，伴有不同程度的肾功能减退，甚至急进型肾炎综合征。病理改变为 I 型膜增生性病变最常见，肾小球毛细血管襻内见冷球蛋白组成的"假血栓"，常伴单核细胞和中性粒细胞浸润，内皮下见大量沉积物。免疫荧光以 IgM、IgG 沉积为主，电镜内皮下可见大量电子致密物，呈直径约 30nm 的管状结构。本病例患者病理及临床表现均不符合，故不考虑该诊断。

四、治疗经过与随访情况

排除相关禁忌，予以泼尼松片 24mg［0.5mg/（kg·d）］口服＋环磷酰胺 0.8g 冲击治疗，第二次冲击时患者出现泌尿道感染，大量蛋白尿、低蛋白血症及双下肢水肿的情况加重，在抗生素保护下使用甲强龙每天 40mg 静脉滴注＋环磷酰胺 0.4g 每 2 周一次冲击，过程中患者低蛋白血症未见缓解，并出现重度水肿，尿量减少至 400～500ml/d，肌酐升至 99μmol/L，遂予以临时血透置管单纯超滤水分，患者双下肢水肿情况逐渐改善，肾功能逐渐恢复（病例 21 图 3、4），尿量逐渐增多。将甲强龙 40mg 静脉滴注改为泼尼松片每天 0.75mg/kg 口服出院，每月 1 次环磷酰胺 0.6～0.8g 冲击治疗，同时激素逐渐减量，目前环磷酰胺累积量 8.2g，患者已进入缓解期（病例 21 图 3、4）。考虑患者慢性乙肝，继续服用恩替卡韦抗病毒定期复查乙肝两对半、HBV-DNA、肝纤维化、肝功能等指标，未发现乙型肝炎病毒活动迹象。

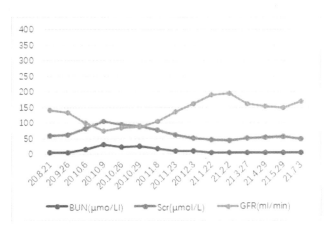

病例 21 图 3　病情迁延过程中的肾功能变化

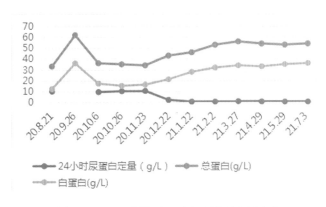

病例 21 图 4　病情迁延过程中的蛋白尿变化

五、讨论

1. 概述　局灶节段性肾小球硬化症（focal segmental glomerulosclerosis，FSGS）是常见的原发性肾小球组织学病变，也是进入终末期肾病（end-stage renal disease，ESRD）的主要原因之一。FSGS 根据病因可分为原发性、继发性、遗传性和原因不明性[1, 2]。原发性 FSGS 可能由循环因子[3]引起，表现为弥漫性足细胞损伤，90% 以上的足突融合[4]。循环因子可溶性尿激酶型纤溶酶原激活剂受体被认为参与了足细胞β3整合素的激活和肌动蛋白细胞骨架的重塑[5]。原发性 FSGS 对糖皮质激素、免疫调节剂、血浆置换或免疫吸附治疗敏感[6]，但容易在肾移植后复发。继发性 FSGS 继发因素包括病毒感染（HIV、HBV 等）[7]、药物中毒（海洛因、干扰素、锂等）[8]、肾发育不全、肾脏手术、孤立肾、肾小球巨大稀少症、肥胖、糖尿病、发绀型先天性心脏病等，通过抗感染、停用可疑致病药物、治疗原发病能够得到缓解。遗传性 FSGS 可表现为散发性或家族性疾病，具有常染色体显性、常染色体隐性、X 连锁或线粒体（母系）的遗传模式。遗传性 FSGS 的发病年龄通常是幼儿期，但随着越来越多 FSGS 相关突变的发现，成人遗传性 FSGS 也引起了业内更多的关注。遗传性 FSGS 通常对免疫抑制剂治疗无反应，有家族史、儿童或幼儿时期发病、治疗效果不好以及有眼耳肾等综合征表现的患者建议做基因检测。原因不明性 FSGS 多表现为蛋白尿，但多不伴肾病综合征，肾组织电镜下可见节段性足突融合，诊断需排除继发性和遗传性 FSGS[9]。

2. 病因及发病机制　尽管 FSGS 的病因和发病机制各不相同，但临床和病理表现存在相似性。FSGS 主要表现为不同程度的蛋白尿，其中 70% 的患者表现为肾病范围蛋白尿，可伴有镜下血尿，肾功能下降，30%~45% 的患者可发生高血压。硬化性病变仅累及部分肾小球（< 50%）和部分毛细血管襻（< 50%），早期病变仅累及皮髓交界处肾小球。免疫病理主要为 IgM 伴或不伴有 C3 在肾小球系膜区 / 血管襻成团块状沉积。光镜下 FSGS 分为五型，包括非特殊型、门周型、细胞型、顶端型和塌陷型。FSGS 肾小球病变表现多样，各类型对治疗的反应和预后也大不相同。目前认为细胞型、顶端型对治疗反应好，但非特殊型、门周型和塌陷型治疗效果不佳。

3. 治疗　FSGS 的治疗目标是蛋白尿控制达到完全缓解或部分缓解，同时保护肾功能。对于临床表现为非肾病综合征的 FSGS，在血管紧张转换酶抑制剂（ACEI）和血管紧张素 II 受体拮抗剂（ARB）治疗的基础上，可给予饮食控制、降脂、抗凝等治疗。而对于表现为肾病综合征的原发性 FSGS 患者，由于自发缓解罕见，总体预后较差，故建议给予激素或激素加免疫抑制剂治疗。

通常情况下，原发性 FSGS 合并肾病范围蛋白尿的初始治疗是长程、足剂量糖皮质激素治疗。糖皮质激素是廉价、有效的免疫抑制剂，常用的足剂量给药方案是泼尼松每日 1mg/kg，或隔天 2mg/kg[10, 11]。

40%~70% 的 FSGS 患者对激素耐药，预示着预后不佳[11]。对激素耐药的 FSGS 患者，可考虑应用钙调神经磷酸酶抑制剂（Calcineurin inhibitor，CNI），包括环孢素 A（Cyclosporine A，CsA）和他克莫司（Tacrolimus，FK506）。两项高质量的成人随机对照试验表明，CsA 在减少或缓解蛋白尿方面优于保守或安慰剂治疗[12, 13]。其中北美肾病综合征研究小组开展的一项大规模研究，将 49 名激素耐药的 FSGS 患者随机分为 CsA ＋小剂量泼尼松组及安慰剂＋泼尼松组，各治疗 26 周。在 CsA ＋泼尼松组中，有 70% 的患者在 26 周后出现部分或完全缓解，而安慰剂＋泼尼松组中只有 4% 的患者出现部分或完全缓解，CsA 组的肾功能得到了更好的保护。但 FSGS 缓解后出现复发的比例较高，60% 的患者在 78 周前就出现了复发。延长治疗时间（至少超过 12 个月）可以部分降低复发的风险，但这种方法增加了 CsA 所致肾毒性的风险[13]。目前的指导方针建议，复发的患者可使用最初缓解时相同的药物和治疗时间。FK506 生物学效应与 CsA 相似，而副作用较 CsA 少，停药后复发率也较高。

环磷酰胺（Cyclophosphamide，CTX）作为经典的细胞毒药物，在难治性肾病综合征中常与激素联合应用，其治疗 FSGS 也缺乏强有力的循证医学证据。在激素耐药患者中单独使用霉酚酸酯（Mycophenolate mofetil，MMF）的研究显示，药物应答率为15% ~ 20%。一项入组了 138 名 FSGS 儿童和成人的随机对照研究，比较了 MMF 加口服地塞米松和 CsA 治疗 1 年的效果[14]。在 52 周结束时，缓解率无统计学差异（完全＋部分缓解：46% CsA vs 33% MMF ＋地塞米松，但 95% 的置信区间很宽，为 0.30 ~ 1.18），可能与失随访率过高有关，降低了 CsA 的实质性作用。而利妥昔单抗(Rituximab，RTX）疗法也进行了 FSGS 的小型、非对照研究，在儿童 FSGS 中发现有显著的应答率，但成人患者的应答却更为复杂，RTX 在激素敏感的 FSGS 患者中有潜在疗效，但在激素抵抗的患者中似乎基本无效[15]。关于 RTX 治疗 FSGS 的研究有限，2021 年 KDIGO指南推荐，激素敏感的原发性 FSGS 复发后治疗，以前使用过 CTX 但希望避免再次使用，激素抵抗的原发性 FSGS，CNI 不耐受或有禁忌证的患者，可以考虑 RTX 单药治疗[1]。血浆置换侧重于清除循环因子，也被推荐作为辅助治疗手段。尽管 KDIGO 关于肾炎的指南表明，没有足够的证据支持在治疗 FSGS 时使用 CTX、MMF 或 RTX，但这些药物可能对常规治疗耐药或药物不耐受的患者发挥一定的疗效。

非特异治疗中除了经典的肾素 – 血管紧张素 – 醛固酮系统（Renin-angiotensin-aldosterone system，RAAS）抑制剂之外，也有研究表明新型降糖药钠 – 葡萄糖转运蛋白 2（Sodium-glucose co-transporter 2，SGLT2）抑制剂可能对 FSGS 有益。在 DAPA-CKD 临床试验的亚组分析中发现，115 名患者为 FSGS，接受 SGLT2 抑制剂联合治疗的患者主要复合终点事件风险（eGFR 持续下降＞ 50%、ESRD 或因肾脏疾病或心血管疾病死亡）较安慰剂降低了 55%，eGFR 下降减慢，但 SGLT2 抑制剂对 FSGS 的治疗获益，需要大规模的针对 FSGS 的临床试验进一步证实[16, 17]。

蛋白尿的水平和持续时间是预测疾病预后的重要指标。持续性非肾病蛋白尿的患者一般预后良好，仅接受保守治疗在 5 ～ 10 年后肾脏存活率远高于 90%[18, 19]。对于持续性肾病蛋白尿，5 年和 10 年肾脏存活率分别约为 65% 和 35%，而达到部分缓解可将 ESRD 的发生风险降低至少一半 [18 ～ 20]。

另外，本例治疗的顾虑之处是患者同时合并乙肝大三阳，在使用激素及免疫抑制剂时均需考虑肝脏疾病情况。对于乙肝相关性肾炎，多数学者认为激素在减少尿蛋白治疗上虽可获得短期效果，但多数无效，这可能与 HBV 相关性肾炎多为膜性肾病或膜增生性肾炎有关。激素或免疫抑制剂可延迟中和抗体的产生、促进 HBV-DNA 的复制及病情活动,故此药需慎用。肾脏病临床实践指南建议，一般在抗病毒治疗的保护下，肝炎病毒复制指标阴性，且肾病严重时（如大量蛋白尿）可考虑激素或免疫抑制剂的使用，忌单独使用。建议中小剂量激素作为起始剂量，肾病病情缓解后逐渐减量，一般疗程 6 ～ 12 个月。当出现急性黄疸、严重消化道症状、出血倾向等急性重症肝炎表现,应立即停止使用激素。可同时选用对肝细胞毒性较小的免疫抑制剂(如霉酚酸酯，0.50 ～ 0.75g/ 天，每天 2 次) 治疗，一般疗程 6 ～ 12 个月。其他免疫抑制剂如 CTX、来氟米特等容易影响肝功能，要密切随访肝功能 [21]。

本病例患者血清存在乙肝病毒感染，但肾组织未见 HBV 抗原沉积，考虑原发性 FSGS 合并慢性乙型病毒性肝炎。对于该类患者激素及免疫抑制剂的使用对肾脏疾病的预后有明确的益处，相对更为积极，但使用时同样需要考虑肝脏疾病的具体情况。慢性乙型肝炎防治指南（2019 年版）[22] 建议：慢性 HBV 感染者接受肿瘤化学治疗或免疫抑制剂治疗有可能导致 HBV 再激活，重者可导致肝衰竭甚至死亡。20% ～ 50% 的 HBsAg 阳性、抗 -HBc 阳性肿瘤患者，8% ～ 18% 的 HBsAg 阴性、抗 -HBc 阳性肿瘤患者，在抗肿瘤治疗后发生 HBV 再激活。预防性抗病毒治疗可以明显降低乙型肝炎再激活发生率。建议选用强效低耐药的恩替卡韦（Entecavir，ETV）、富马酸替诺福韦酯（Tenofovir disoproxil fumarate，TDF）或富马酸丙酚替诺福韦片（Tenofovir alafenamide fumarate tablets，TAF）治疗。

所有接受化学治疗或免疫抑制剂治疗的患者，起始治疗前应常规筛查 HBsAg、抗 -HBc。HBsAg 阳性者应尽早在开始使用免疫抑制剂及化学治疗药物之前(通常为 1 周)或最迟与之同时应用 NAs（ETV、TDF 或 TAF）抗病毒治疗。HBsAg 阴性、抗 -HBc 阳性患者，若 HBV DNA 阳性，也需要进行预防性抗病毒治疗；如果 HBV DNA 阴性，可每 1 ～ 3 个月监测 ALT 水平、HBV DNA 和 HBsAg，一旦 HBV DNA 或 HBsAg 转为阳性，应立即启动抗病毒治疗。HBsAg 阴性、抗 -HBc 阳性患者，若使用 B 细胞单克隆抗体或进行造血干细胞移植，HBV 再激活风险高，建议预防性使用抗病毒药物治疗。应用化学治疗和免疫抑制剂的慢性乙型肝炎（chronic hepatitis B，CHB）或肝硬化患者，NAs 抗病毒的疗程、随访监测和停药原则与普通 CHB 或肝硬化患者相同。处于免疫耐受和免疫控制状态的慢性 HBV 感染患者，或 HBsAg 阴性、抗 -HBc 阳性、需要采用 NAs 预防治疗的患者，在化学治疗和免疫抑制剂治疗结束后，应继续 ETV、TDF 或 TAF 治疗 6 ~ 12 个月。对于应用 B 细胞单克隆抗体或进行造血干细胞移植患者，在免疫抑制治疗结束至少18个月后方可考虑停用NAs。NAs停用后可能会出现HBV复发，甚至病情恶化，应随访 12 个月，其间每 1 ~ 3 个月监测 HBV DNA。

六、专家点评

我国"乙肝"感染率较高，据报道慢性乙肝表面抗原阳性者 5% ~ 30%，对于此类病人出现大量蛋白尿甚至肾病综合征，肾穿刺明确病理诊断十分关键。乙肝相关性肾病主要是治疗原发病，而原发性肾病综合征则需要使用激素、免疫抑制剂。本例患者系 FSGS 合并慢性乙肝，治疗过程中严密观察有无病毒复制，合并使用抗病毒药物治疗是不可或缺的。治疗方案选择中等剂量糖皮质激素联合细胞毒药物（CTX），目前治疗已达到部分缓解，激素减量过程未再复发，CTX 累积剂量达到 8g 以上未见明显副反应，监测 HBV-DNA、肝功能等肝炎相关指标维持稳定，证明此方案有效且可控，总体预后良好。

（普陀区中心医院　黄洁波　朱冰冰　王　浩）

参考文献

[1]Kidney Disease：Improving Global Outcomes Glomerular Diseases Work G. KDIGO 2021 Clinical Practice Guideline for the Management of Glomerular Diseases[J].Kidney Int，2021，100（4S）：S1-S276.

[2]Rovin BH，Adler SG，Barratt J，et al.Executive summary of the KDIGO 2021 Guideline for the Management of Glomerular Diseases[J].Kidney Int，2021，100（4）：753-779.

[3]Kachurina N，Chung CF，Benderoff E，et al.Novel unbiased assay for circulating podocyte-toxic factors associated with recurrent focal segmental glomerulosclerosis[J].Am J

Physiol Renal Physiol，2016，310（10）：F1148-1156.

[4]Stokes M B，D'agati V D.Morphologic variants of focal segmental glomerulosclerosis and their significance[J].Adv Chronic Kidney Dis，2014，21（5）：400-407.

[5]Wei C，El Hindi S，Li J，et al.Circulating urokinase receptor as a cause of focal segmental glomerulosclerosis[J].Nat Med，2011，17（8）：952-960.

[6]Allard L，Kwon T，Krid S，et al.Treatment by immunoadsorption for recurrent focal segmental glomerulosclerosis after paediatric kidney transplantation：a multicentre French cohort[J].Nephrol Dial Transplant，2018，33（6）：954-963.

[7]Chandra P，Kopp JB.Viruses and collapsing glomerulopathy：a brief critical review[J].Clin Kidney J，2013，6（1）：1-5.

[8]Izzedine H，Launay-Vacher V，Bourry E，et al.Drμg-induced glomerulopathies[J].Expert Opin Drμg Saf，2006，5（1）：95-106.

[9]上海市医师协会肾脏内科医师分会局灶节段性肾小球硬化专家协作组.成人局灶节段性肾小球硬化诊治专家共识[J].中华内科杂志，2021，60（9）：791-796.

[10]D'agati VD，Kaskel FJ，Falk RJ.Focal segmental glomerulosclerosis[J].N Engl J Med，2011，365（25）：2398-2411.

[11]David CH，Sophie D，William GC，et al.Chapter 6：Idiopathic focal segmental glomerulosclerosis in adults[J].Kidney Int Suppl（2011），2012，2（2）：181-185.

[12]Ponticelli C，Rizzoni G，Edefonti A，et al.A randomized trial of cyclosporine in steroid-resistant idiopathic nephrotic syndrome[J].Kidney Int，1993，43（6）：1377-1384.

[13]Cattran DC，Appel GB，Hebert LA，et al.A randomized trial of cyclosporine in patients with steroid-resistant focal segmental glomerulosclerosis.North America Nephrotic Syndrome Study Group[J].Kidney Int，1999，56（6）：2220-2226.

[14]Gipson DS，Trachtman H，Kaskel FJ，et al.Clinical trial of focal segmental glomerulosclerosis in children and young adults[J].Kidney Int，2011，80（8）：868-878.

[15]Fernandez-Fresnedo G，Segarra A，Gonzalez E，et al.Rituximab treatment of adult patients with steroid-resistant focal segmental glomerulosclerosis[J].Clin J Am Soc Nephrol，2009，4（8）：1317-1323.

[16]Wheeler DC，Jongs N，Stefansson BV，et al.Safety and efficacy of dapagliflozin in patients with focal segmental glomerulosclerosis：A prespecified analysis of the DAPA-CKD trial[J].Nephrol Dial Transplant，2021.

[17]Heerspink HJL，Stefansson BV，Correa-Rotter R，et al.Dapagliflozin in Patients with Chronic Kidney Disease[J].N Engl J Med，2020，383（15）：1436-1446.

[18]Pathogenesis of diabetic nephropathy：experimental approaches.The Second Hyonam Kidney Laboratory International Symposium.Seoul，Korea，January 21，1995. Proceedings[J].Kidney Int Suppl，1995，51：S1-65.

[19]Korbet SM，Schwartz MM，Lewis EJ.Primary focal segmental glomerulosclerosis：clinical course and response to therapy[J].Am J Kidney Dis，1994，23（6）：773-783.

[20]Troyanov S，Wall CA，Miller JA，et al.Focal and segmental glomerulosclerosis：definition and relevance of a partial remission[J].J Am Soc Nephrol，2005，16（4）：1061-1068.

[21] 梅长林 . 肾脏病临床实践指南 [M]. 上海：上海科学技术出版社，2019：80-85.

[22] 王贵强、王福生，庄辉，等 . 慢性乙型肝炎防治指南（2019 年版）[J]. 临床肝胆病杂志，2019，35（12）：2648-2669.

病例 22

抗肾小球基底膜病

一、临床资料

现病史：患者女性，53岁，因"厌食油腻，恶心、纳差1个月"入院。2020年2月患者无明显诱因出现厌食油腻、恶心、全身无力、纳差，无腹痛、腹胀，无皮肤巩膜黄染，无双下肢水肿，无尿量减少，无尿中泡沫增多、肉眼血尿、夜尿增多，平素无关节疼痛、皮疹、黏膜溃疡、光过敏、骨痛等不适。患者到我科门诊就诊，查尿素氮19.5mmol/L↑、肌酐532μmol/L↑、肾小球滤过率7.3ml/（min·1.73m^2）↓，尿酸425μmol/L，患者既往无慢性肾脏病，未查肾功能及尿常规，患者首次发现肾功能不全，门诊考虑肾功能不全，予以完善肾脏彩超检查，提示慢性肾病声像图（肾脏：右肾大小：104mm×42mm，左肾大小：101mm×40mm。包膜完整，边界清晰，回声欠均匀增强，皮髓质分界欠清晰），予以金水宝胶囊、肾衰宁护肾，重组人促红素注射液（CHO细胞）（益比奥）及生血宝纠正贫血。现为进一步诊治收治入院。

既往史：既往否认肝炎病史，否认结核、伤寒、血吸虫等传染病史，否认药物过敏史，否认食物过敏史，否认手术外伤史，否认输血史，否认高血压、冠心病、糖尿病等慢性病史，否认肾脏病家族史。此次门诊查乙肝表面抗原阳性。

体格检查：T 36.8℃，P 72次/分，R 21次/分，BP 118/66mmHg。重度贫血貌，结膜苍白，无皮肤出血点，双肺呼吸音清，未及干湿啰音。心前区无隆起，心尖搏动无弥漫，心界无扩大，心率72次/分，律齐，各瓣膜区未及病理性杂音。腹肌软，无压痛，无肌卫、反跳痛，双下肢无明显凹陷性水肿。

辅助检查：

血常规：白细胞$2.6×10^9$/L↓，中性粒细胞百分比71.6%，血红蛋白56g/L（正细胞正色素性）↓，血小板$83×10^9$/L↓。

尿常规：pH 6.0，Pro+↑，比重1.009，BLD +++↑，白细胞总数12.1/μL，红细胞计数3088.40/μL↑，病理性管型检查阴性，尿渗透压135mOsm/Kg。尿ACR 492.2mg/g↑，尿PCR 1864.0mg/gcr↑，24小时UP1063mg↑。

粪常规：OB（－）。

血生化＋电解质：血清白蛋白 33g/L↓，尿素 29.2mmol/L↑，肌酐 758μmol/L↑，尿酸 380μmol/L，K^+ 4.6mmol/L，Na^+ 140mmol/L，Cl^- 109mmol/L↑，Ca^{2+} 2.17mmol/↓，P^+ 1.97mmol/L↑。

自身抗体：抗 RO-52 抗体阳性↑，抗 SS-A 抗体阳性↑，抗核抗体颗粒型 1：320↑，抗肾小球基底膜抗体 816AU/ml↑，余正常。抗心磷脂抗体、ANCA4 项（－）。

免疫球蛋白＋补体：IgG 19.30g/L↑，IgM 2.32g/L↑，补体 C3 0.88g/L↓，余正常。

血沉：36mm/h，CRP 5.6mg/L。

传染病：门诊查乙肝表面抗原 1.13U/ml，乙肝表面抗体 77.58mIU/ml↑，余正常。入院查乙肝表面抗原 0.00U/ml、乙肝表面抗体 498.72mIU/ml↑，余正常。HBV-DNA ＜ 100U/ml。HCV 抗体、梅毒、HIV（－）。

凝血：凝血酶原时间 15.10 秒↑，INR 1.16，APTT 72.40 秒↑，凝血酶时间 17.00 秒，纤维蛋白原 3.75g/L，D- 二聚体 0.62mg/LFEU。

血免疫固定电泳：均阴性。

甲状腺功能、血糖：甲功 5 项、血糖谱正常。

肿瘤标记物：血甲胎蛋白、癌胚抗原、糖类抗原 CA199 正常范围。

心电图：心电图正常。

腹部 B 超：肝胆胰未见异常，脾内囊肿，慢性肾病声像图（肾脏：右肾大小：104mm×42mm，左肾大小：101mm×40mm。双侧肾脏形态正常，包膜完整，边界清晰，回声欠均匀增强，皮髓质分界欠清晰，集合系统未见分离。输尿管：双侧输尿管未见明显扩张）。

泌尿系 CT：左肾高密度灶，复杂囊肿可能，脾脏低密度灶。

心动超声：左室舒张功能欠佳，轻度肺动脉高压，极少量心包积液。

二、多学科诊疗建议

患者临床表现较重，伴重度贫血、口干、眼干，邀请多学科协助诊治。

1. 多学科会诊建议

（1）风湿科诊疗建议：患者临床表现有口干、眼干，入院查自身抗体谱：抗 RO-52 抗体阳性↑，抗 SS-A 抗体阳性↑，抗核抗体颗粒型 1：320↑，血沉增快。建议完善泪腺分泌试验、唇腺活检等检查。

（2）血液科诊疗建议：患者重度贫血、凝血功能异常、免疫球蛋白增高，建议完善骨髓穿刺活检，予以促红素、生血宝纠正贫血等对症支持治疗。

（3）营养科诊疗建议：患者体型消瘦，蛋白质–热能营养不良，每日供能 25～30kcal/（kg·d），增加食物中优质蛋白质类食物，监测营养状况。

（4）我科科内讨论：患者入院后出现血尿、少尿、肾功能急进性进展，需考虑急进性肾炎可能，待病情允许进一步完善肾穿刺活检。伴口干、眼干、自身抗体谱异常，需考虑干燥综合征可能，进一步完善唇腺活检。

2. 补充检查结果　根据多学科诊疗建议，进一步完善骨髓穿刺活检、唇腺活检及肾穿刺检查，结果如下。

（1）骨髓穿刺：镜下造血组织与脂肪比约占 50%，造血组织三系细胞均可见到，巨核系细胞约占骨髓有核细胞数 3%，可见体积小巨核系细胞，细胞分布未见异常；有核红细胞约占骨髓有核细胞数 30%，细胞形态、数目及分布未见异常；粒系细胞约占骨髓有核细胞数 45%，细胞形态、数目及分布未见异常。免疫组化结果示 T、B 淋巴细胞均稍增多，考虑淋巴细胞反应性增生；浆细胞数目稍增多，约占骨髓有核细胞数 4%，呈多克隆性增生，考虑浆细胞反应性增生；未见浆细胞肿瘤证据。特染（T2020-0198）：网染示网状纤维不增生（－）。免疫组化（2020-0525）：EMA（少数 +），CD3 少数 +），CD20（少数 +），CD79a（少数 +CD34（个别 +），CD56（－），CD61（巨核细胞 +），CD138（少数 +），CD235a（+），MPO（+），Cyclin--d1（－），Ki-67（30%+），κ（少数 +），λ（少数 +）。

唇腺活检：镜下涎腺组织小叶结构存在，导管周围见簇状淋巴细胞浸润（4 灶，50 个 / 灶），见病例 22 图 1。

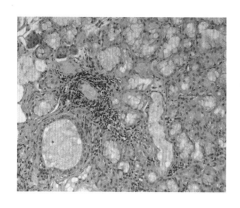

病例 22 图 1　患者涎腺导管周围见簇状淋巴细胞浸润

（2）肾穿刺活检：免疫荧光示 2 个肾小球，沉积部位：系膜区、血管襻。IgG、FN 线性沉积，IgG（+ ~ ++），IgA（-），IgM（±），C3（+），C4（-），Fib（+ ~ ++），Kappa（+），Lambda（+），IgG1（++），IgG2（±），IgG3（±），IgG4（-），PLA2R（-），HBsAg（-），HBcAg（-）。见病例 22 图 2。

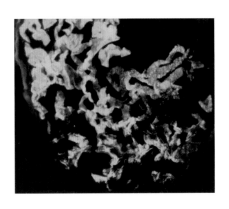

病例 22 图 2　IgG 沿系膜区、血管襻线样沉积

（3）光镜检查：全片可见 19 个肾小球，7 个球性硬化，有 4 个细胞纤维性大新月体形成，有 2 个细胞性大新月体形成，其余小球节段系膜细胞轻 - 中度增生，伴系膜基质轻度增多，节段毛细血管内皮细胞增生，部分与球囊壁粘连；部分小管萎缩，有较多量红细胞管型形成伴红细胞管型堵塞，部分有蛋白、细胞及颗粒管型，个别小管管腔内可见中性粒细胞聚集，部分小管扩张，个别小管空泡变性，个别小管可见胆红素颗粒沉积，部分小管再生；间质轻度单个核炎症细胞散在及灶性浸润，伴少量嗜酸性粒细胞浸润，间质可见少量核碎屑，伴间质纤维组织轻度增生（约20%），部分髓间质水肿；肾血管未见特殊病变。见病例 22 图 3。

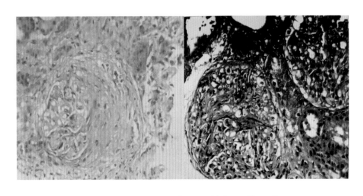

病例 22 图 3　细胞纤维性新月体形成

（4）电镜检查：肾小球：电镜下观察 2 个肾小球。肾小球毛细血管襻开放尚好，节段襻扭曲、皱缩状，襻腔内可见内皮细胞和红细胞，偶见内皮细胞成对，肾小球毛细血管襻基底膜不规则增厚，薄处厚 200 ~ 250mm，多处厚 300 ~ 650nm，最厚处达 800mm；肾小球系膜区系膜细胞和基质增生；足细胞足突弥漫融合（＞80%）；肾小囊壁层细胞无明显增生，未见新月体形成。肾小球毛细血管襻基底膜内、上皮下可见分布不均一的电子致密物沉积伴有基底膜反应；肾小球系膜区、内皮下均未见电子致密物沉积。肾小管 - 间质：肾小管上皮细胞空泡变性少数肾小管基底膜增厚。肾间质见炎症细胞浸润。肾间质血管：个别毛细血管管腔内见红细胞。见病例 22 图 4。

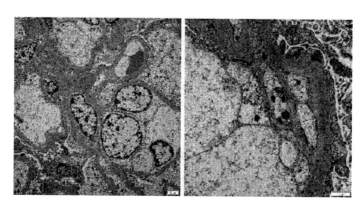

病例 22 图 4　电镜示肾小球毛细血管襻基底膜内、上皮下电子致密物沉积

（5）病理诊断：局灶节段增生性肾小球肾炎伴新月体形成、肾小球硬化，结合患者临床诊疗病史及抗 GBM 抗体（+），可符合 I 型新月体性肾小球肾炎改变。

三、诊断分析

1. 诊断及诊断依据

（1）诊断：急进性肾炎、I 型新月体性肾小球肾炎；干燥综合征；乙肝病毒携带。

（2）诊断依据：急进性肾炎 I 型新月体性肾小球肾炎：患者病情急骤进展，入院后血肌酐从 532μmol/L 上升至 720μmol/L，伴尿量减少，双肾彩超提示肾脏大小正常，尿常规提示尿蛋白（+），伴有大量红细胞，血三系下降，考虑急进性肾炎，结合患者抗肾小球基底膜抗体 816AU/ml↑，肾活检病理诊断局灶节段增生性肾小球肾炎伴新月体抗核抗体颗粒型 1：320↑，唇腺活检提示灶性淋巴细胞浸润，结合形成，故诊断。干燥综合征；患者入院查抗 RO-52 抗体阳性↑，抗 SS-A 抗体阳性↑，患者口干、眼干，故诊断。乙肝病毒携带：患者门诊查乙肝表面抗原 1.13U/ml，乙肝表面抗体

77.58mIU/ml ↑，入院查 HBV-DNA < 100U/ml，故考虑该诊断。

2. 鉴别诊断

（1）继发性肾小球疾病：包括狼疮性肾炎、ANCA 相关性小血管炎肾损害、紫癜性肾炎及肺出血肾炎综合征，临床常表现为急进性肾炎综合征。本患者自身免疫标志物提示抗肾小球基底膜抗体阳性，肾脏病理提示 I 型新月体性肾炎，故不考虑上述诊断。

（2）重症急性肾炎：表现为急性肾炎综合征，病理表现为毛细血管增生性肾炎，患者也可出现尿量减少、肾功能急进性进展，结合该患者肾脏病理结果不考虑该诊断。

（3）多发性骨髓瘤肾损害：骨髓瘤可导致轻链沉积肾小管导致肾小管损伤及 AKI。该患者查血清蛋白电泳阴性，骨髓穿刺涂片未见异形浆细胞增生。结合患者肾活检结果不考虑该诊断。

四、治疗经过及随访情况

患者入院后予改善营养、纠正贫血及对症支持治疗，明确诊断为"急进性肾炎 I 型、干燥综合征"，有急诊透析指征，予血液透析 5 次。予以甲强龙 500mg 每日静脉滴注 ×3 天 ×2 轮，间期甲强龙每日 40mg 静脉滴注，辅以护胃、预防骨质疏松的治疗，并予抗病毒等治疗。因患者血小板及白细胞较低，暂缓环磷酰胺免疫抑制治疗，后复查白细胞、血小板升高，予环磷酰胺隔日 0.2g×3 次（累计 4.8g），经治疗患者肝肾功能、血常规较前好转，尿量恢复至 1500 ~ 2900ml/d，予停止透析，复查抗 GBM 抗体 572AU/ml ↑，发病 3 个月后复查抗 GBM 抗体 90AU/ml、血肌酐 155μmol/L ↑。出院后泼尼松每日 45mg 口服，规律减量，现泼尼松减量至每日 10mg，复查抗 GBM 抗体阴性，血肌酐 98μmol/L ↑。

五、讨论

1. 概述 抗肾小球基底膜抗体相关疾病（抗 GBM）是由抗 GBM 抗体介导的，主要累及肾小球和（或）肺毛细血管的一组自身免疫性疾病，其特点为循环中可检测到抗 GMB 抗体和（或）肾脏 GBM 上有抗 GBM 抗体沉积，主要为 IgG 型。

抗 GBM 抗体疾病发病率低，既往研究在欧洲人口中发病率每年 < 1/ 百万人。2016 年一项爱尔兰的全国性研究确定了 10 多年来的所有病例，其报告发病率为每年 1.64/ 百万人，高于此前的估计[1]。其好发年龄呈双峰型，肺累及的抗 GBM 病在 20 ~ 30 岁男性中更为常见，而 60 ~ 70 岁老年人多表现为孤立的抗 GBM 肾炎，并没有显

著的性别差异[2～4]。

2. 病因及发病机制　抗 GBM 抗体疾病目前的病因及发病机制尚不明确。约 50% 以上有上呼吸道感染的前驱病史，多为病毒性感染。某些有机化学溶剂、强氧化剂和碳氢化合物如汽油，可能与该病的发生有密切联系。抗 GBM 疾病具有很强的 HLA 基因相关性，约 80% 的患者遗传 HLA-DR2 单倍型，且与 HLA-DRB1 等位基因 DRB1*1501 和 DQB*0602 密切相关[5]。近年研究发现抗 GBM 病的主要抗原决定簇位于 α3（Ⅳ）NC1 分子的氨基端[6]，且与氨基端发生反应的自身抗体的滴度与疾病的临床预后密切相关。

3. 病理　抗 GBM 抗体疾病的肾脏病理有其特征性改变。免疫荧光检查可见肾小球毛细血管壁 IgG、C3 呈典型的连续性细线状沉积，病变严重者则仅见 IgG 和 C3 呈线样不规则或颗粒状沉积。在某些糖尿病肾病、狼疮性肾炎和老年患者的高血压性肾血管疾病中也可出现上述表现。光学显微镜检查可见肾小囊内新月体形成，肾小球毛细血管襻被严重压缩，部分可见 GBM 和鲍曼囊断裂。电镜检查可见基底膜密度不均，基本无电子致密物沉积。

抗 GBM 抗体介导的新月体肾炎一般急骤起病，少数隐匿起病。常有上呼吸道感染前驱症状，伴有发热、疲乏和体重下降等非特异性症状。病情进展急骤者多表现为急性肾炎综合征（急性起病、尿少、水肿、高血压、蛋白尿、血尿），且以严重的血尿、突出的少尿及进行性肾衰竭为多见。部分患者可出现肺出血而诊断为 Goodpasture 综合征。肾外表现可有咯血、咳嗽、呼吸困难、发热及胸痛。

抗 GBM 抗体疾病也可合并其他肾脏病。约 1/3 患者血清抗 GBM 抗体和 ANCA 阳性，其中以 pANCA/MPO 阳性多见[7]。双抗体阳性者也可出现严重的肾脏疾病和（或）肺出血，但从透析依赖恢复的机会比抗 GBM 抗体单阳性的患者更大，复发率上两者相似[7, 8]。2014 年我国的一项研究表明，抗 GBM 疾病合并膜型肾病（MN）者临床也较为常见，其特点为起病相对较缓，病情相对较轻，预后相对较好[9]。而抗 GBM 抗体疾病与干燥综合征合并存在者多以个案报道为主[10]。本例患者表现为抗 GBM 抗体病合并干燥综合征，临床较为少见，经过治疗后预后较好。

4. 诊断　抗 GBM 病的诊断需结合临床表现、体格检查、实验室检查和特殊检查。临床表现以急性肾炎综合征起病，并出现严重血尿、少尿及急进性肾衰竭者应考虑本病。抗 GBM 抗体阳性为诊断抗 GBM 病的必要条件之一，目前国际通用方法为采用胶原酶处理后的可溶性人 GBM 抗原的酶联免疫吸附法，该方法敏感性和特异性达到 95% 以上。怀疑 RPGN 后需紧急行肾穿刺活检明确病理。如血肌酐过高时需根据情况适时行血液净化治疗以确保肾穿刺顺利进行。

根据 KDIGO2020 Chapter 11 的相关内容，抗 GBM 病治疗的关键环节是早识别、早治疗，对疑似病例，在确诊之前即应启动有效治疗，包括激素联合细胞毒药物及血浆置换方案（推荐等级 1C 级）。

5. 治疗　肾脏病理研究表明，抗 GBM 肾小球肾炎肾组织中大细胞新月体可在短期内迅速纤维化，形成纤维新月体，导致不可逆肾脏纤维化，这一病理特点与 KDIGO2020 早期识别，及时启动有效治疗相一致；尤其对初发血肌酐 $> 500 \mu mol/L$ 的疑似患者，在紧急启动血液净化治疗的同时，应尽快完善 ANCA 相关性血管炎、抗 GBM 病、TMA 及 SLE-LN、SS 等鉴别诊断，并排除肾前性及肾后梗阻等情况；同时评估肾脏形态、肾脏以外重要脏器（肺脏、中枢神经系统及心脏）受累情况，对外周血抗 GBM 阳性及肾脏体积无明显缩小患者，在病理确诊之前应排除治疗禁忌即可启动激素联合细胞毒药物及血浆置换治疗，并注意监测血糖、加强丙种球蛋白等支持治疗，降低感染等并发症风险；同时尽可能排除禁忌，充分知情同意下，创造条件尽早行肾穿刺活检术，明确病理诊断指导进一步治疗，改善患者预后；同时 KDIGO2020 Chapter 11 临床实践要点指出，给予血浆置换治疗剂量直到外周血抗 GBM 抗体滴度转阴；缓解后不建议维持性治疗，如果病情复发，建议尝试利妥昔单抗治疗；如外周血抗 GBM 抗体阳性合并 ANCA 阳性，缓解后应按照 ANCA 相关性血管炎维持治疗方案进行；抗 GBM 诱导的肾衰竭患者建议抗体滴度转阴后至少 6 个月才能接受肾移植。

观察性研究已证实早期使用血浆置换联合免疫抑制治疗，患者早期死亡率下降，治疗后 5 年生存率显著改善；结合本例患者临床特点，高度疑似急进型肾小球肾炎，给予积极纠正贫血并及时启动血液透析治疗，在病理诊断之前即启动甲强龙冲击联合 CTX 治疗，给药之前考虑患者三系下降，乙肝病毒携带者存在激素及 CTX 相对禁忌，机会感染及乙肝病毒复制风险，给予大剂量激素冲击治疗时予抗乙肝病毒保护性治疗，外周血象好转后再给予适当剂量 CTX 治疗，待病理诊断明确后进一步指导后续治疗，治疗过程中抗 GBM 滴度逐渐下降直至转阴，肾功能显著改善，目前未出现继发感染、乙肝病毒复制及明显骨髓抑制等不良事件，虽然患者由于经济原因，未启动血浆置换治疗，同样收到了非常好的治疗效果。

六、专家点评

抗 GBM 病属于临床较为少见的自身免疫性疾病，常起病急骤，临床表现不典型。本例患者以消化道症状起病，极容易漏诊、误诊。对于初发肾功能不全患者，需加强鉴别诊断，仔细排除常见及罕见继发因素，切不可简单按照慢性肾脏病进行保守诊治。对于需要依靠病理来明确诊断的疾病，应积极创造条件行病理活检。本例患者确诊抗GBM病合并干燥综合征，由于经济原因并未启动血浆置换治疗，同样收到较好的治疗效果，希望能为今后诊断和治疗提供新的思路。

（复旦大学附属中山医院青浦分院　白寿军）

参考文献

[1]Canney M，O'Hara PV，McEvoy CM，et al.Spatial and Temporal Clustering of Anti-Glomerular Basement Membrane Disease[J].Clin J Am Soc Nephrol，2016，11（8）：1392-1399.

[2]Savage CO，Pusey CD，Bowman C，et al.Antiglomerular basement membrane antibody mediated disease in the British Isles 1980-4[J].Br Med J（Clin Res Ed），1986，292（6516）：301-304.

[3]Fischer EG，Lager DJ.Anti-glomerular basement membrane glomerulonephritis：a morphologic study of 80 cases[J].Am J Clin Pathol，2006，125（3）：445-450.

[4]Levy JB，Turner AN，Rees AJ，et al.Long-term outcome of anti-glomerular basement membrane antibody disease treated with plasma exchange and immunosuppression[J].Ann Intern Med，2001，134（11）：1033-1042.

[5]Fisher M，Pusey CD，Vaμghan RW，et al.Susceptibility to anti-glomerular basement membrane disease is strongly associated with HLA-DRB1 genes[J].Kidney Int，1997，51（1）：222-229.

[6]Netzer KO，Leinonen A，Boutaud A，et al.The goodpasture autoantigen.Mapping the major conformational epitope（s）of alpha3（Ⅳ）collagen to residues 17-31 and 127-141 of the NC1 domain[J].J Biol Chem，1999，274（16）：11267-11274.

[7]Levy J B，Hammad T，Coulthart A，et al.Clinical features and outcome of patients with both ANCA and anti-GBM antibodies[J].Kidney Int，2004，66（4）：1535-1540.

[8]McAdoo SP，Tanna A，Hrušková Z，et al.Patients double-seropositive for ANCA and anti-GBM antibodies have varied renal survival，frequency of relapse，and outcomes compared to single-seropositive patients[J].Kidney Int，2017，92（3）：693-702.

[9]Jia XY，Hu SY，Chen J L，et al.The clinical and immunological features of patients with combined anti-glomerular basement membrane disease and membranous nephropathy[J]. Kidney Int，2014，85（4）: 945-952.

[10]Ahmed A，Ahmad N，Dibbur V，et al.Odd combinations-coexistence of anti-glomerular basement membrane disease and Sjögren's syndrome[J].Rheumatology（Oxford），2019，58（12）: 2339-2342.

脂蛋白肾病

一、临床资料

现病史：患者女性，28 岁，汉族，未婚。因"面部水肿伴双下肢水肿 3 天"入院。3 天前患者出现牙龈肿痛，自服头孢抗感染治疗，牙龈肿痛较前好转，但出现面部水肿及双下肢水肿，呈对称及凹陷性，未留意尿中泡沫增多情况，无腰酸、腰痛，无尿频、尿急、尿痛，无夜尿增多、肉眼血尿、尿量减少，无皮肤紫斑、光过敏，遂就诊于我院门诊。查尿常规：尿蛋白质 +++，白蛋白 25.7g/L，血肌酐 75μmol/L，患者为行进一步治疗收治入院。

既往史、个人史、家族史：否认高血压、糖尿病及脑梗死病史，否认冠心病等其他病史。未婚未育，月经史无特殊。否认家族遗传性病史。

体格检查：T 36.5℃，P 77 次 / 分，R 20 次 / 分。神志清晰，精神尚可，呼吸平稳，营养良好，水肿，全身皮肤无黄染，无肝掌、蜘蛛痣。全身浅表淋巴结无肿大，头颅无畸形，巩膜无黄染。心肺腹部查体未见明显异常。双下肢中度水肿。

辅助检查：

尿常规：PH 6.5，尿蛋白质 +++，尿隐血 ++，白细胞总数 12.6/μL，红细胞计数 162.10/μL，上皮细胞计数 7.6/μL，病理性管型检查阴性，管型计数 1.1/μL，小圆上皮细胞 2.6/μL。

尿生化：尿蛋白 2044mg/L，尿尿素氮 132.5mmol/L，尿肌酐 7382μmol/L，尿蛋白肌酐比值 2450.4mg/g。

肝功能：胆红素无明显异常，总蛋白 38g/L，白蛋白 21g/L，球蛋白 17g/L，白球比 1.2，丙氨酸转氨酶 28U/L，血清蛋白电泳正常。

血糖：空腹葡萄糖 4.8mmol/L。

肾功能：尿素氮 4.3mmol/L，肌酐 65μmol/L，肾小球滤过率 113.8ml/（min·1.73m^2），尿酸 332μmol/L。

血脂：胆固醇 5.17mmol/L，甘油三酯 1.76mmol/L，高密度脂蛋白 1.38mmol/L，低

密度脂蛋白 3.13mmol/L，小而密低密度脂蛋白 0.86mmol/L，载脂蛋白 A 1.45g/L，载脂蛋白 B 0.96g/L，APOA/APOB 1.5，血清载脂蛋白 E 9.900mg/dL，脂蛋白 a 100mg/L。

特定蛋白：免疫球蛋白 G 3.30g/L，免疫球蛋白 A 0.93g/L，免疫球蛋白 M 1.33g/L，补体 C3 0.91g/L，补体 C4 0.173g/L，免疫球蛋白 IgG4 0.177g/L。

自身抗体谱：（包括抗 ds-DNA、抗 SSA、ANCA 等）均未见异常，抗 GBM 抗体（-）。

甲状腺功能、肿瘤标志物未见明显异常。

免疫固定电泳：免疫球蛋白 G 阴性，免疫球蛋白 M 阴性，免疫球蛋白 A 阴性，轻链 Kappa 型阴性，轻链 Lambda 型阴性。

肾穿刺病理（病例23图1）：镜下检查：30 个肾小球，1 个小球球性硬化，其余小球多数球体增大，充满球囊腔，伴毛细血管腔开放，毛细血管腔内充满淡染均质无结构物质，较多系膜细胞肿胀，伴泡沫状胞质形成，部分节段系膜细胞轻度增生，部分节段与球囊壁粘连，个别节段有类似纤维蛋白样坏死物分布，呈颗粒样分布，结构模糊；部分肾小管萎缩，个别有蛋白或蛋白管型，部分小管再生，部分小管细胞胞质呈泡沫状，间质有少量泡沫状细胞形成，伴间质轻度炎症细胞散在浸润，间质纤维组织轻度增生（约 5%），肾血管未见明显异常。

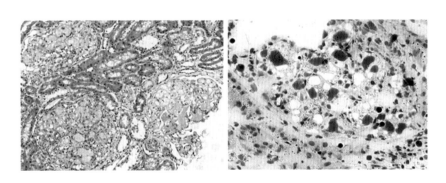

病例23图1 患者肾穿刺活检

免疫荧光：IgG（-），IgA（系膜区、毛细血管襻，细颗粒状，节段+），IgM（系膜区团块状，节段+），C3（-），C4（±），FIB Kappa（±～+），Lambda（±～+），IgG1（-），IgG2（-），IgG3（-），IgG4（-）。

病理诊断：脂蛋白肾病。

特染（T2018-690）；刚果红（-），油红（+）。

免疫组化：HBsAg（-），HBcAg（-），HCV（-）。

电镜报告（病例23图2）：

肾小球：镜下检测到 3 个肾小球。毛细血管内皮细胞明显空泡变性，毛细血管内皮细胞无明显增生，毛细血管襻开放，部分扩张，腔内见大量类脂空泡的蛋白物质。肾小囊壁层无明显增厚，壁层细胞空泡变性，无明显增生。基底膜：无明显增厚，厚度为 200 ~ 320nm。脏层上皮细胞：上皮细胞肿胀，空泡变性，溶酶体增多。足突弥漫融合。系膜区：系膜细胞和基质轻度增生。未见电子致密物。肾小管 – 间质：肾小管上皮细胞空泡变性。肾间质无特殊病变。肾间质血管：毛细血管管腔内见红细胞。电镜符合脂蛋白肾病特点。

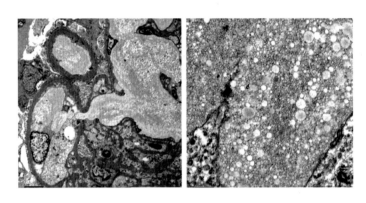

病例 23 图 2　肾脏电镜病理

二、多学科诊疗建议

1. 多学科诊疗建议

（1）病理科会诊：脂蛋白肾病的脂蛋白主要沉积于肾小球，原因除脂蛋白过剩外，也与肾小球本身结构特点和微环境有关，肾小球系膜具有 ApoE 受体。组织学的特点性改变为肾小球毛细血管襻全球或节段受累，是诊断脂蛋白肾病的最重要的证据。典型的表现为毛细血管官腔高度扩张，扩张官腔内填充染色浅淡的网状物质，常可见系膜溶解和轻到中度系膜增生，部分可表现为系膜基质向肾小球基底膜内插入，形成双轨征，肾间质可恶特异性改变，肾血管病变不明显，油红 O 染色可见毛细血管墙内有脂滴存在。常规的免疫荧光检查多无免疫球蛋白、补体、纤维蛋白原沉积，官腔内血栓样物质中 ApoE 染色阳性，电镜可见毛细血管腔高度扩张，腔内充满大小不等、电子密度不一的颗粒，颗粒可呈指纹样、簇状或层状排列。该病例符合上述病理学特点表现。

（2）我科科内讨论：患者初步诊断为脂蛋白肾病，因脂蛋白肾病为基因突变疾病，为明确其突变基因，需患者送检测基因突变。

2. 补充检查结果　一代测序结果见病例 23 图 3。

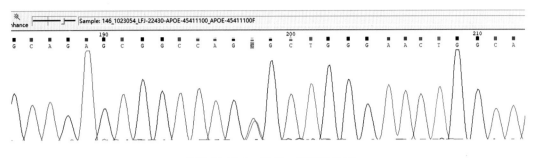

病例 23 图 3　患者一代基因检测

患者最终检测为一个杂合基因 apoE 的错义突变（p.Arg43Cys），一代测序验证为真实突变。一代基因检测图见病例 23 图 3、病例 23 表 1。

病例 23 表 1　患者一代基因检测

基因	APOE
转录本	NM_000041
染色体位置	19：45411100
参考碱基	C
突变碱基	T
突变位点（碱基变化）	c.127C＞7
突变位点（氨基酸变化）	p.Arg43Cys
rs 号	Rs 121918399
突变类型	错义突变
突变丰度	50%
突变频率	无
突变状态	杂合
突变来源	待验证
ClinVar	收录
HGMD	收录

三、诊断分析

1. 诊断及鉴别诊断

（1）诊断：脂蛋白肾病。

（2）诊断依据：患者年轻女性，有水肿临床表现，有蛋白尿及低蛋白血症，血脂中有载脂蛋白（apoE）明显升高，肾穿病理特殊染色刚果红 –，油红 +，光镜及电镜均符合脂质沉积在肾小球内特点。

2．鉴别诊断

（1）Fraby 病：是一种先天性溶酶体酶 α 半乳糖苷酶 A 缺乏导致的先天性溶酶体贮积病，多发生在男性，本病几乎可累及机体所有的组织，临床上主要表现为感觉异常，肢端疼痛，皮肤呈现血管角质瘤病。肾脏改变表现为轻度蛋白尿，偶尔并发血尿，罕见肾病综合征，可见轻度高血压，少数患者表现为较严重的肾小管功能异常，如肾性尿崩症或远端肾小管酸中毒，病理检查示肾小球脏层上皮细胞高度肿胀和空泡化是本病的典型改变。患者没有感觉异常，无心血管病变，肾脏病理无 Fraby 病理的特点，故不考虑。

（2）家族性高脂蛋白血症：本病是脂质代谢异常中最为常见的一类疾病，根据脂蛋白电泳的特征可分为 Ⅰ、Ⅱa、Ⅱb、Ⅲ、Ⅳ、Ⅴ六型，本病偶尔可伴有肾脏受累的症状及肾小球毛细血管内脂类血栓样物质的形成，受累时患者可表现为肾病综合征，进行性蛋白尿，晚期可出现肾功能不全，实验室检查示血浆总胆固醇，甘油三酯及前 β – 脂蛋白的明显升高，免疫荧光检查血栓样物质为 β 或前 β – 脂蛋白，脂蛋白肾小球病与本病有多方面的相似之处，但脂蛋白肾小球病缺少角膜弓、黄瘤，易发生动脉粥样硬化及间歇性跛行等家族性高脂蛋白血症典型的临床表现及体征，实验室检查脂蛋白肾小球病以血浆 apoE 水平升高为特征，免疫荧光检查示脂蛋白血栓含 apoE 成分。此外，有关 apoE 的基因表现型的检测也发现其与家族性高脂蛋白血症有较大的差别。患者实验室检查示血浆总胆固醇、甘油三酯及前 β – 脂蛋白的没有异常，基因检测提为 apoE 基因的一个突变，故不考虑。

（3）Alport 综合征：本症的血浆脂质水平并无异常，常伴有听力丧失及眼部疾患，肾脏病变主要表现为基底膜增厚、撕裂及变薄等改变。疾病晚期，光镜下可见大量泡沫细胞在肾间质聚集，肾小管内出现明显脂滴。患者无听力及眼部疾患，肾脏病理亦无基底膜增厚表现，故不考虑。

四、治疗经过及随访情况

该患者出院后予以非诺贝特胶囊降脂，未使用激素方案；患者在我院门诊随访 2 年，2020 年 3 月前蛋白尿一直未缓解，随访尿蛋白肌酐比基本维持在 2500mg/ger 左右，白蛋白基本维持在 22g/L 左右，肾功能正常。但是 2020 年 3 月患者在门诊复查患者复诊发现蛋白尿增多，尿蛋白肌酐比升高至 10 894mg/g，白蛋白降至 18g/L，同时伴有肾功能受损，血肌酐升高至 141μmol/L。原因考虑脂蛋白肾病本身肾功能走向衰退，后予以降蛋白尿及保肾中成药治疗。后患者在我院门诊失访。

五、讨论

脂蛋白肾病属于常染色体隐性遗传的脂类代谢异常性疾病，临床表现为高脂血症，蛋白尿明显，多数为肾病综合征，后期可出现肾功能异常，常伴有血清 ApoE 水平升高 [1]，本例患者符合上述临床特点。脂蛋白肾病发病机制目前尚不完全清楚。1997 年，Oikawa 等 [2] 通过对 APOE 基因测序，发现了 APOE 基因突变导致 ApoE 氨基酸序列中 145 位的精氨酸被脯氨酸所代表（Arg145Pro 突变），他们推测该基因突变与 LPG 的发病有关。Ishimμra 等 [3] 通过病毒转导 ApoE-Sendai 基因至 APOE 基因缺陷小鼠，观察到疾病小鼠与人类 LPG 类似肾脏病理改变。此后研究者们相继发现了 10 余种 APOE 新突变，多数突变为点突变。既往研究表明提示与 ApoE 基因突变所致，并命名为 ApoESendi（Arg145Cys）和 ApoE Kyoto（Arg25Cys）[4]。据文献统计报道，截至 2014 年，有 ApoESendi 25 例，ApoE Kyoto 49 例，ApoE Kyoto/Maebashi 7 例，ApoE Gμangzhoμ 4 例，其他 ApoE 突变 15 例，以及没有 ApoE 基因突变 17 例。ApoE 是含有 299 个氨基酸的 34kDa 蛋白，是受体识别脂蛋白的信号和标志的载脂蛋白的主要成分。它通过低密度脂蛋白（LDL）受体和低密度脂蛋白受体相关蛋白通路介绍组织吸收甘油三酯脂蛋白，从而调解机体的血脂水平。ApoE 的变异导致甘油三酯与受体结合的缺陷，最终导致血清甘油三酯脂蛋白等蛋白的积聚。不同变异可能导致不同的临床病症 [5]。

患者最终检测为一个杂合基因 apoE 的错义突变（p.Arg43Cys），一代测序验证为真实突变。蛋白结构网站查询未发现此突变位于特殊功能区。人类 6500 个外显子测序计划数据库（ESP）、千人基因组计划（1000g）和 6 万例人群外显子聚集合作数据库（ExAC）等公共数据库暂未收录此突变在人群中的频率。Clinvar 和 HGMD 数据库均有收录此突变，相关文献溯源查询发现，1999 年，Matsμnaga A[4] 等在一个男性 LPG 患者中发现一个杂合的（p.Arg43Cys）突变（文章中突变描述为 ApoE Kyoto-Arg25Cys），通过体外皮肤成纤维细胞中通过 LDL 受体结合活性实验，他们证实此突变可导致 ApoE 蛋白 LDL 受体结合活性下降至野生型的 10%。2007 年，Rovin BH[6] 等在 2 个美国男性 LPG 患者中发现了杂合（p.Arg43Cys）突变。根据 ACMD/AMP 突变分类标准结合以上证据及本例患者临床表现，我们将此突变归类为致病突变。

脂蛋白肾病的治疗尚无统一的治疗方案，已经证实激素和免疫抑制剂无效，肾移植后复发率几乎为 100%，降脂药物可能改善血脂水平，减少蛋白尿的疗效尚不完全肯定，肾功能可保持长期稳定[7]。多数报道的案例多以降脂药物、中成药对症治疗。也有案例采用双重血浆置换可以清除患者体内的 ApoE 及低密度脂蛋白，从而缓解病情，改善患者预后[8]。该患者亦予以降脂保守治疗，但蛋白尿缓解不明显，后期出现蛋白尿增多及肾功能受损。该致病突变类型（p.Arg43Cys）降脂保守治疗效果不佳，肾功能易早期出现受损。后患者在我院失访。

六、专家点评

LPG 是人体 ApoE 基因突变后导致的以高度扩张的肾脏毛细血管襻内填塞脂蛋白形成脂蛋白栓塞及血浆中 ApoE 明显增多为特征的一种肾小球疾病。LPG 缺乏特征性临床表现，多表现为大量蛋白尿合并肾病综合征，因此，临床表现只是诊断 LPG 的一部分证据，目前肾脏穿刺病理活检是诊断 LPG 的唯一重要重要金标准。行肾脏穿刺病理活检时，当肾小球毛细血管襻脂蛋白栓子不典型时，应行 ApoE 染色以避免漏、误诊。发病机制系单基因突变所致，目前发现有不同的突变类型。目前尚无有效的方法治疗脂蛋白肾病，激素、免疫抑制剂、抗凝疗法已证实对改善蛋白尿无效，降脂药物可以改善高脂血症，但对减少蛋白尿、改善肾功能无肯定疗效。关于 LPG 可能存在的发病机制及有效疗方案亟待被发现。

（复旦大学附属中山医院青浦分院　冯琳鸿　白寿军）

参考文献

[1]Saito T，0ikawassato，et al.Liporotein glomerulopathy：renal lipidosis induced by novel apolipoprotein E variants[J]. Nephron 1999，83（3）：193-201.

[2]Sam R，Wu H，Yue L，et al. Lipoprotein glomerulopathy：a newapolipoprotein E mutation with enhanced glomerular binding[J]. Case Rep Nephrol Dial，2015，5（3）：204-212.

[3]Oikawa S，et al.Apolipoprotein E Sendai（arginine 145-- ＞ proline）：a new variant associated with lipoproteinglomerulopathy[J]. J Am Soc Nephrol，1997，8（5）：820-823.

[4]Ishimura A，et al.Lipoprotein glomerulopathy induced by ApoE-Sendai is different from glomerular lesions in aged apoE-deficient mice[J]. Clin Exp Nephrol，2009，13（5）：

430–437.

[5]Oikawa S，Matsunaga A，Saito T，et al.Apolipoprotein E Sendai（arginine 145–proline）: a new variant associated with lipoprotein glomerulopathy[J]. J Am Soc Nephrol，1997，8 : 820–823.

[6]周志，班秀芳，刘仲欣 . 脂蛋白肾病 1 例报告并文献复习 [J]. 中国中西医结合肾杂志，2018，19 : 77.

[7]Rovin BH，et al.APOE Kyoto mutation in European Americans with lipoprotein glomerulopathy[J]. N Engl J Med，2007，357（24）: 2522–2524.

[8]杨茜，葛永纯，章海涛，等 . 非诺贝特治疗脂蛋白肾病尿检完全缓解 3 例报告及文献复习 [J]. 国际泌尿系统杂志，2016，36（1）: 115–118.

[9]陈洁，赵雪红，何海硕，等 . 二重滤过血浆置换治疗家族倾向性脂蛋白肾病 2 例[J]. 实用医学杂志，2012，29（10）: 930–932.

病例 24

Alport 综合征

一、临床资料

现病史：患者女性，30 岁，因"发现蛋白尿近 3 年"入院。患者 2019 年妊娠早期发现蛋白尿，当时无血尿，无明显全身水肿表现，未重视。至足月妊娠时，患者无明显水肿表现，无血压升高表现。产褥期结束后于 2020 年 9 月至我院门诊就诊，当时查尿常规：尿蛋白 4+，镜检 RBC 3 ~ 4/HP，24 小时尿蛋白定量 4.62g/2200ml，予以黄葵胶囊及雷公藤多甙片治疗蛋白尿，阿托伐他汀调脂治疗，患者随访不规律。2022 年 1 月至我院复查 24 小时尿蛋白定量 3.55/1300ml，尿常规：尿蛋白 4+，镜检 RBC 4 ~ 5/HP。2022 年 3 月复查 24 小时尿蛋白定量 3.35/1620ml。肾功能：血肌酐 60.7μmol/L，血清白蛋白 45.9g/L，门诊停用雷公藤多甙片治疗，并于 2022 年 5 月为进一步诊治入院。

既往史：否认高血压、糖尿病、冠心病等慢性病史。

家族史：母亲有肾脏病，目前血肌酐升高，未透析。

体格检查：T 36.5℃，P 80 次 / 分，R 20 次 / 分，BP 105/76mmHg。神志清楚，颜面部及眼睑未见水肿，双肺呼吸音清，腹软无压痛，肾区无叩击痛，双下肢无明显凹陷性水肿。

辅助检查：

尿常规（我院，2020 年 9 月 1 日）：尿蛋白 4+ ↑，镜检 RBC 3 ~ 4/HP ↑，24 小时尿蛋白 4.62g/2200mL ↑。

尿常规（我院，2022 年 1 月 25 日）：尿蛋白 4+ ↑，镜检 RBC 4 ~ 5/HP ↑，24 小时尿蛋白 3.55/1300mL ↑。

尿常规：（我院，2022 年 3 月 11 日）24 小时尿蛋白 3.35g/1620mL ↑。

肾功能（我院，2022 年 3 月 11 日）：Scr 60.7μmol/L，Alb 45.9g/L。

血常规：白细胞 6.35×10⁹/L，血红蛋白 132g/L，血小板 224×10⁹/L。

尿常规：尿蛋白 2+ ↑，镜检 RBC 5 ~ 6/HP ↑，24h 尿蛋白 1.15g/1914mL ↑。

血生化＋电解质：总蛋白 61.0g/L ↓，白蛋白 41g/L，肌酐 50.4μmol/L，尿素氮 3.9mmol/L，尿酸 374.3μmol/L ↑，总胆固醇（TCh）4.04mmol/L。

凝血常规、甲状腺功能、自身抗体、免疫球蛋白亚类、传染指标未见异常。

抗 PLA2R 抗体：抗 PLA2R 抗体 IgG 2.19RU/ml。

胸部 CT：右肺下叶局部气肿表现，余胸部 CT 扫描未见异常。

B 型超声：右肾囊肿，甲状腺实质回声欠均匀，甲状腺双叶囊性结节。

肾穿刺病理：免疫荧光：肾小球 6 个，IgG（阴性）；IgA（阴性）；IgM（±）；C3（±）：C1q（阴性）；Fib（阴性）；ALB（阴性）；α1 阳性对照正常：α3 肾小球基底膜表达正常，肾小管基底膜表达有缺失；α4 肾小球基底膜表达正常，肾小管基底膜表达有缺失：α5 肾小球基底膜节段缺失，包曼氏囊、肾小管基底膜缺失（病例 24 图 1）。

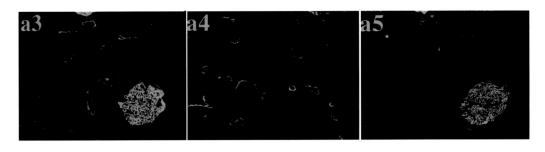

病例 24 图 1　免疫荧光：Ⅳ型胶原 α 链表达异常

光镜（病例 24 图 2）：观察皮质肾组织 2 条，可见 20 个肾小球，其中 6 个肾小球球性废弃，1 个肾小球节段性硬化。其余肾小球细胞数约 70 ~ 100 个 / 球，多数肾小球毛细血管襻开放尚好，偶见内皮细胞成对，偶见炎症细胞浸润，少数肾小球节段襻皱缩状，个别肾小球节段襻与囊壁粘连；肾小球系膜区系膜细胞和基质轻度增生，局灶节段性加重呈中度增生；节段肾小囊壁增厚，肾小囊壁层上皮细胞无明显增生，未见新月体形成。PAS、PASM 染色未见钉突样结构及"睫毛样"结构，无系膜插入及双轨形成，肾小球毛细血管襻基底膜染色不均一；Masson 染色未见嗜复红物沉积。肾小管上皮细胞颗粒变性，少数肾小管管腔扩张，刷状缘消失，灶状萎缩（萎缩面积约 20%），肾间质灶状炎症细胞、多灶状泡沫细胞浸润，间质轻 – 中度纤维化。小动脉管壁轻度增厚。

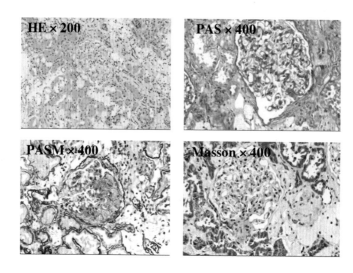

病例 24 图 2　光镜观察肾小球形态

注：左上：HE 染色见系膜区系膜细胞和基质轻度增生，局灶节段性加重呈中度增生；右上及左下：PAS、PASM 染色见肾小球毛细血管襻基底膜染色不均一；右下：Masson 染色未见嗜复红物沉积。

电镜（病例 24 图 3）：电镜下观察 1 个肾小球。肾小球毛细血管襻开放尚好，襻腔内见内皮细胞和红细胞，肾小球毛细血管襻基底膜厚薄不一，110 ~ 300nm，节段致密层分层，基底膜内外侧缘不完整呈花篮状；肾小球系膜区系膜细胞和基质增生；足细胞足突部分融合（约 40%）；肾小囊壁层细胞无明显增生。肾小球系膜区、毛细血管襻基底膜内皮下、基底膜内、上皮下均未见确切电子致密物沉积。肾小管上皮细胞空泡变性，肾间质无特殊病变，毛细血管管腔内见红细胞。

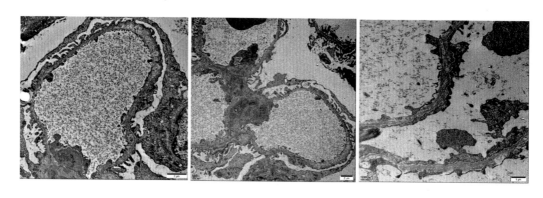

病例 24 图 3　电镜检查

注：肾小球基底膜厚薄不一，节段致密层分层，基底膜内外侧缘不完整呈花篮状。

病理诊断：综合光镜、免疫荧光及电镜检查，高度提示 Alport 综合征，建议基因检测，明确诊断。

二、多学科诊疗建议

1. 多学科诊疗建议　本例肾穿病理高度提示 Alport 综合征，需眼科、耳鼻喉科协助会诊，明确有无眼部及耳部异常。

（1）眼科诊疗建议：考虑患者屈光不正，双眼晶体明，右侧玻璃体腔少量点状混浊，建议出院后验光配镜，1 年内眼科随访。

（2）我科科内讨论：本例患者因蛋白尿及镜下血尿就诊，病理高度提示 Alport 综合征，目前无视物模糊和听力受损，完善眼科检查及听力检查，建议患者进行分子遗传学检测。

2. 补充检查结果　眼科检查：右眼：视力 0.25，外眼未见明显异常，结膜无充血，角膜明，前方清，Tyn（－），瞳孔圆，无粘连，直径 2.5mm，对光反射灵敏，虹膜纹理清。晶体明，玻璃体腔少量点状混浊，眼底视盘界清，视网膜平。NCT：13.5mmHg。左眼：视力 0.25，外眼未见明显异常，结膜无充血，角膜明，前方清，Tyn（－），瞳孔圆，无粘连，直径 2.5mm，对光反射灵敏，虹膜纹理清。晶体明，眼底视盘界清，视网膜平。NCT 13.3mmHg。眼底照片及 OCT 检查未见明显异常。

三、诊断分析

1. 诊断及诊断依据

（1）诊断：Alport 综合征。

（2）诊断依据：患者因蛋白尿及镜下血尿就诊，无明显低蛋白血症及水肿表现，入院后行肾穿刺术，病理免疫荧光可见 α_3 肾小球基底膜表达正常，肾小管基底膜表达有缺失；α_4 肾小球基底膜表达正常，肾小管基底膜表达有缺失；α_5 肾小球基底膜节段缺失，包曼氏囊、肾小管基底膜缺失；电镜下可见肾小球毛细血管襻基底膜（GBM）厚薄不一，110～300nm，节段致密层分层，基底膜内外侧缘不完整呈花篮状，故考虑诊断为 Alport 综合征。

2. 鉴别诊断

（1）IgA 肾病：该病患者通常在上呼吸道感染期间表现为持续性镜下血尿或肉眼血尿，可能表现为肾功能正常、蛋白尿、进展性慢性肾脏病或新月体性肾小球肾炎；通常没有肾脏病的家族史。肾活检病理免疫荧光可见系膜区 IgA 沉积，光镜可见系膜细胞增多和基质扩张，根据该患者病理，不符合 IgA 肾病诊断。

（2）薄基底膜肾病（TBMN）：TBMN 患者表现为家族性孤立性肾小球性血尿，几乎无蛋白尿，很少存在听力损失、眼部异常或明显的肾衰竭家族史，肾活检显示电镜下 GBM 弥漫性变薄；患者通常也可存在 COL4A3 或 COL4A4 基因的杂合突变，但免疫荧光下 GBM 的 IV 型胶原 α 链的正常表达，该患者免疫荧光见 GBM 的 IV 型胶原 α5 链节段缺失，故不考虑 TBMN。

（3）Epstein 综合征：常染色体显性遗传型肾小球病和感音神经性聋的家族中，存在巨大血小板性血小板减少症（血小板减少伴大型或巨型血小板），称为 Epstein 综合征，病因是 22 号染色体上编码非肌肉肌球蛋白重链 9（MYH9）的基因突变引起。部分 Epstein 综合征患者可能存在提示 Alport 综合征的超微结构改变，IV 型胶原免疫染色结果正常。根据患者免疫染色结果可排除。

四、治疗经过及随访情况

患者入院后完善检查，予以厄贝沙坦控制蛋白尿、黄葵胶囊协助治疗；考虑患者蛋白尿病程 3 年（24 小时蛋白定量波动于 1.15 ~ 4.62g），合并镜下血尿，故行肾穿刺活检术，术后病理诊断"Alport 综合征"。

出院后建议患者进行分子遗传学检测，同时眼科、耳鼻喉科密切随访。继续厄贝沙坦治疗，监测 24 小时尿蛋白、尿常规及肾功能变化。

五、讨论

1. 概述　Alport 综合征（Alport syndrome，AS）亦称遗传性进行性肾炎，临床特点是血尿、蛋白尿及进行性肾功能减退，部分患者可合并感音神经性耳聋、眼部异常、食管平滑肌瘤等肾外表现[1]。AS 的患病率估计约为 1/10 000 ~ 1/5000，占成人终末期肾病（end stage renal disease，ESRD）病例的 0.5%[2] 和儿童的 12.9%[3]。

2. 病因及发病机制　AS 的发病机制是由于 IV 型胶原蛋白家族中几个成员的编码基因突变导致的[4]。IV 型胶原网状结构是肾小球基底膜的结构基础，由六种基因（COL4A1 ~ A6）编码 IV 型胶原的六条不同的 α 链（α1 ~ α6）。每一条 α 链可分 3 个结构区域：N 端 7S 区、胶原区和 C 端的非胶原区[5]，它们以异源三聚体（α1-α1-α2、α3-α4-α5 和 α5-α5-α6）的形式出现，构成三螺旋结构。在 GBM、耳蜗基底膜和晶状体基底中为 α3-α4-α5 组合，而在鲍曼囊和皮肤基底膜中为 α5-α5-α6 组合[6]。在 GBM 中只有足细胞能合成和分泌 α3-α4-α5 三聚体，而 α1-α1-α2 和 α5-α5-α6 可由足细胞和其他细胞如内皮细胞、系膜细胞等合成，因此足细胞成为 AS 发病的关键细胞之一[7]。当 COL4A3、COL4A4 及 COL4A5 发生突变导致 α3、α4

及 α5 链结构异常时,这些三螺旋结构会被破坏,从而导致 AS 一系列临床表现的发生。根据遗传方式,AS 分为 X 连锁 Alport 综合征（X-linked Alport syndrome，XLAS）、常染色体隐性 Alport 综合征（autosomal recessive Alport syndrome，ARAS）和常染色体显性 Alport 综合征（autosomal dominant Alport syndrome，ADAS）[4]。据报道,这些病例的分布如下：80% 的 XLAS、15% 的 ARAS 和 5% 的 ADAS。其中,XLAS 是由编码 COL4A5 基因异常导致的,ADAS 和 ARAS 是由编码 COL4A3 或 COL4A4 基因异常导致的。

3. 临床表现　无症状性持续镜下血尿是 AS 患者初始的肾脏表现,出现于儿童早期,几乎 100% 的 XLAS 和 ARAS 患者均有镜下血尿[8]。肉眼血尿可能是首发表现,通常发生在上呼吸道感染后[9]，62% 的 XLAS 男性患者、66% 的 ARAS 患者有发作性肉眼血尿[10]。通常在疾病早期不出现或极微量蛋白尿,但随年龄增长蛋白尿增加并不断加重,甚至发展至大量蛋白尿。肾脏的结构变异过程最终导致 AS 患者肾衰竭。不同的遗传方式会影响 AS 患者肾脏疾病进展速度和严重程度：XLAS 男性患者肾脏预后极差,近 90% 的患者在 40 岁之前发展至 ESRD[8]，而有 18% 的 XLAS 女性携带者在 41 岁后发生 ESRD[11]。对于 ARAS 患者,发生肾衰竭的中位年龄为 22.5 岁[12]，而 ADAS 患者临床表现相对轻[13]。AS 患者常有双侧感音神经性耳聋[14]，听力损失通常从高频范围开始,故难以察觉,进行纯音测听才可发现,耳聋呈进行性加重,随年龄增长逐渐累及全音域,甚至影响日常对话交流。XLAS 男性发生感音神经性耳聋较女性多,且症状严重[15]。眼部异常也是 AS 的临床表现之一：具有诊断意义的眼部病变包括前锥形晶状体、黄斑周围斑点状视网膜病变。前锥形晶状体是指晶状体前部规则性锥形突出,由晶状体囊变薄所致,见于 20% ~ 30% 的 XLAS 男性患者,是该病的特征性表现,具有确诊意义[16]；黄斑周围斑点状视网膜病变较常见,需要用视网膜摄像的方法观察,病变通常不影响视力,但会随肾功能减退而进展。

4. 诊断　Alport 综合征作为一种遗传性进展性肾脏病,建议及早诊断、明确遗传型,减少误诊、漏诊。肾活检组织光镜下的常规病理染色和免疫荧光检查均缺乏具诊断价值的病理改变。电镜下肾小球基底膜极不规则、肾小球基底膜增厚与变薄相间、致密层撕裂分层、篮网状改变是诊断 AS 的"金标准"[17]。然而,此典型超微结构仅见于约 60% 的 AS 患者。需注意以下几点：①年幼的 Alport 综合征男性患者、任何年龄的女性患者及个别成年男性患者的肾小球基底膜可表现为弥漫性变薄,厚度仅 100nm 左右[18]；②同一 AS 家系的受累成员肾小球基底膜超微结构改变不一致；③某些不典型家系依据肾脏病理可确诊为 Alport 综合征,但不能确定其遗传方式。应用抗Ⅳ型胶原

不同 α 链的单克隆抗体，在肾活检以及皮肤活检组织进行免疫荧光学检查，可用于诊断部分 XLAS 患者、筛查基因携带者以及判断遗传型。本例为女性患者，肾活检免疫荧光表现为 α_3 肾小球基底膜表达正常，肾小管基底膜表达有缺失；α_4 肾小球基底膜表达正常，肾小管基底膜表达有缺失；α_5 肾小球基底膜节段缺失，包曼氏囊、肾小管基底膜缺失，考虑 XLAS 可能大，但仍建议患者基因检测。检测 AS 致病基因是确诊该病、确定遗传型和携带者的有效手段，也是产前诊断的必备检查，正如前文所提：不同基因突变可导致不同的遗传方式（病例 24 表 1）。

病例 24 表 1　不同基因突变所致的遗传型

遗传方式	发病率	致病基因
XLAS	约 80%	COL4A5 或 COL4A5 和 COL4A6 半合子突变或杂合突变
ARAS	约 15%	COL4A3 或 COL4A4 纯合或复合杂合突变
ADAS	少见	COL4A3 或 COL4A4 杂合突变

Alport 综合征的诊断需要综合患者临床表现、免疫荧光、病理超微结构和基因检测。1927 年 Alport 首次系统性阐述了该疾病并命名为 Alport 综合征并提出"血尿＋耳聋＋肾衰竭家族史"作为诊断标准[19]。随着病理及电子显微镜技术的不断发展，诊断标准也逐步完善，1989 年 Flinter[20] 提出的诊断标准进一步完善了 AS 诊断，即：①血尿或慢性肾衰竭家族史；②电子显微镜检查证实肾活检标本肾小球基底膜特征性表现——不规则地变薄、增厚、撕裂分层；③高频性感音性神经性耳聋；④眼部病变。具有血尿或慢性肾衰竭的患者符合上述 4 项中的 3 项便可诊断，其中电子显微镜是诊断 AS 的"金标准"，然而典型的超微结构变化只见于大约 60% 患者，现阶段不同 α 链单克隆抗体的产生及基因检测手段的普及使诊断标准进一步规范。2018 年中国专家结合国际上对该病的诊疗意见，制定了《Alport 综合征诊断和治疗专家推荐意见》[21]，提出诊断标准如下：

主要表现为持续性肾小球性血尿或血尿伴蛋白尿的患者具有以下任一条即可疑诊 Alport 综合征：① Alport 综合征家族史；②无明显其他原因的血尿、肾衰竭家族史；③耳聋、圆锥形晶状体或黄斑周围斑点状视网膜病变。

主要表现为持续性肾小球性血尿或血尿伴蛋白尿的患者符合以下标准任一条即可确诊 Alport 综合征：①肾小球基底膜（GBM）Ⅳ型胶原 α3、α4、α5 链免疫荧光染色异常或皮肤基底膜（EBM）Ⅳ型胶原 α_5 链免疫荧光染色异常；②肾组织电镜示

GBM 致密层撕裂分层；③ COL4A5 基因具有一个致病性突变或 COL4A3 或者 COL4A4 基因具有两个致病性突变。

建议对每一 Alport 综合征家系均进行遗传型诊断，以利于对先证者进行预后评估和先证者及其家系进行遗传咨询。进行遗传型诊断可借助系谱图分析、组织（肾组织和（或）皮肤组织）基底膜 α（Ⅳ）链免疫荧光染色以及 COL4An 基因分析。

5. 治疗 Alport 综合征的治疗目的是控制尿蛋白，预防肾小管上皮细胞损伤，抑制肾间质纤维化，减慢进展至肾衰竭的速度，维持肾功能。国际 Alport 综合征专家组发表的诊治建议[22, 23]将治疗药物分为一线和二线用药，其中一线治疗应用血管紧张素转化酶抑制剂（angiotensin converting enzyme inhibitor，ACEI），这类药物包括雷米普利、赖诺普利等；二线治疗应用血管紧张素受体阻滞剂（angiotensin receptor blocker，ARB）和醛固酮受体拮抗剂；常用的 ARB 类药物包括氯沙坦、厄贝沙坦、缬沙坦等。治疗建议包括：①一旦确诊 Alport 综合征或有风险的儿童从 1 岁开始，每年监测微量白蛋白尿和蛋白尿；② XLAS 男性患者，以及 ARAS 男性和女性患者，无论是否有微量白蛋白尿或蛋白尿，一旦诊断就开始肾素 – 血管紧张素（renin-angiotensin，RAS）阻滞治疗；XLAS 女性患者，以及 ADAS 男性和女性患者，在有持续性微量白蛋白尿（尿微量白蛋白 / 肌酐比值＞ 30mg/g）的情况下开始 RAS 阻滞治疗。如果是在婴儿期诊断该病，可以等到患儿 12 ~ 24 个月龄时再开始治疗。不建议 AS 患者接受环孢素治疗，因为没有证据显示环孢素能减缓肾脏病进展速率，而且有明显不良反应，包括环孢素毒性。对于进展至 ESRD 的 AS 患者需要肾脏替代治疗，包括透析（血液透析或腹膜透析）和肾移植。总的来说，Alport 综合征患者有很好的移植效果[24]，最近的研究表明，Alport 综合征患者肾移植后 20 年的存活率为 70.2%，移植肾的存活率为 46.8%[25]，然而其他肾脏疾病患者肾移植后 20 年的存活率仅为 44.8%，移植肾的存活率为 30.2%。可见 AS 患者进行肾移植治疗的效果优于其他肾脏疾病的肾移植效果。

本例女性患者，病程近 3 年，24 小时尿蛋白定量最多 4.62g，肾活检确诊 AS 前已予以 ARB 治疗，24 小时尿蛋白定量有下降趋势，肾功能未见异常，故继续维持 ARB 治疗，治疗过程中注意监测电解质、肾功能和尿蛋白情况。同时考虑患者母亲有肾功能不全表现，故动员患者家系行基因检测明确遗传型，但患者因经济因素目前仍在考虑中。

六、专家点评

Alport 综合征是一种遗传异质性疾病，其病因是Ⅳ型胶原 α3、α4 和 α5 链的编码基因突变，遗传方式可以是 X 连锁遗传、常染色体隐性遗传或常染色体显性遗传。IV型胶原的 α3、α4 或 α5 链异常可导致肾小球、眼部及内耳的基底膜受损，从而引起 Alport 综合征的临床表现。

Alport 综合征的初始肾脏表现通常为无症状性镜下血尿。肉眼血尿也可能是起病表现，可见于上呼吸道感染之后。在儿童期早期，血清肌酐和血压均正常，但之后可逐渐出现进行性肾功能不全、高血压和蛋白尿加重。XLAS 男性患者的临床表现基本就是该病的经典表现，特征包括可进展为肾衰竭的肾小球疾病、眼部异常（如前锥形晶状体）、感音神经性聋以及肾衰竭和听力损失家族史。ARAS 患者与 XLAS 男性患者的临床表现和病程相似，而 ADAS 患者的肾功能恶化速率通常更缓慢，且不太可能出现感音神经性聋和眼部异常。

Alport 综合征可通过分子遗传学分析诊断，如果患者能够负担费用时建议首选，也可以通过皮肤或肾活检发现特征性表现而诊断。近年来，国内外的专家组织出台了关于 Alport 综合征的诊治规范与指南，推荐采用 2018 年我国《Alport 综合征诊断和治疗专家推荐意见》作为疾病的诊断标准。

目前尚无能够纠正 Alport 综合征潜在缺陷的特定治疗。对于 AS 伴显性蛋白尿的患者，血管紧张素阻滞治疗可降低蛋白排泄率，并减缓疾病进展。因此，确诊 AS 后应每年监测微量白蛋白尿和蛋白尿，建议尽早开始肾素 – 血管紧张素（RAS）阻滞治疗，可采用 ACEI 或 ARB（2B）。不建议 AS 患者接受环孢素治疗（2C）。发生肾衰竭的 AS 患者可接受透析或肾移植，AS 患者进行肾移植治疗的效果优于其他肾脏疾病的肾移植效果。

（上海市第一人民医院　王莉君　于　青）

参考文献

[1]Anker MC，Arnemann J，Neumann K，et al.Alport syndrome with diffuse leiomyomatosis[J].Am J Med Genet A，2003，119A（3）：381-385.

[2]Mallett A，Tang W，Clayton P A，et al.End-stage kidney disease due to Alport syndrome：Outcomes in 296 consecutive australia and new zealand dialysis and transplant registry cases[J].Nephrol Dial Transplant，2014，29（12）：2277-228.

[3]Hattori M，Sako M，Kaneko T，et al.End-stage renal disease in Japanese children：

A nationwide survey during 2006–2011[J].Clin Exp Nephrol，2015，19（5）：933–938.

[4]Kashtan CE，Ding J，Garosi G，et al.Alport syndrome：a unified classification of genetic disorders of collagen Ⅳ α345：a position paper of the Alport Syndrome Classification Working Group[J].Kidney Int，2018，93：1045–1051.

[5]Boutaud A，Borza D B，Bondar O，et al.Type IV collagen of the glomerular basement membrane.Evidence that the chain specificity of network assembly is encoded by the noncollagenous NC1 domains[J].J Biol Chem，2000，275（39）：30716–30724.

[6]Savige J，Sheth S，Leys A，et al.Ocular features in Alport syndrome：Pathogenesis and clinical significance[J].Clin J Am Soc Nephrol，2015，10（4）：703–709.

[7]Abrahamson DR，Hudson BG，Stroganoval L，et al.Cellular origins of type IV collagen networks in developing glomeruli[J].J Am Soc Nephrol，2009，20（7）：1471–1479.

[8]Jais JP，Knebelmann B，Giatras I，et al.X–linked Alport syndrome：natural history in 195 families and genotype–phenotype correlations in males[J].J Am Soc Nephrol，2000，11（4）：649–657.

[9]Gubler M，Levy M，Broyer M，et al.Alport's syndrome.A report of 58 cases and a review of the literature[J].Am J Med，1981，70（3）：493–505.

[10]Zhang Y，Ding J.Renal，auricular，and ocular outcomes of Alport syndrome and their current management[J].Pediatr Nephrol，2018，33（8）：1309–1316.

[11]Jais JP，Knebelmann B，Giatras I，et al.X–linked Alport syndrome：natural history and genotype–phenotype correlations in girls and women belonging to 195 families：a "European Community Alport Syndrome Concerted Action" study[J].J Am Soc Nephrol，2003，14（10）：2603–2610.

[12]Wang F，Zhao D，Ding J，et al.Skin biopsy is a practical approach for the clinical diagnosis and molecular genetic analysis of X–linked Alport's syndrome[J].J Mol Diagn，2012，14（6）：586–593.

[13]Mencarelli MA，Heidet L，Storey H，et al.Evidence of digenic inheritance in Alport syndrome[J].J Med Genet，2015，52（3）：163–174.

[14]Barozzi S，Soi D，Intieri E，et al.Vestibular and audiological findings in the Alport syndrome[J].Am J Med Genet A，2020，182（10）：2345–2358.

[15]Moon IS，Bang MY，Shim DB，et al.Severe to profound hearing loss in patients

with progressed Alport's syndrome[J].Acta Otolaryngol，2009，129（9）：982-987.

[16]Al-Mahmood AM，Al-Swailem SA，Al-Khalaf A，et al.Progressive lenticonus in a patient with alport syndrome[J].Middle East Afr J Ophthalmol，2010，17（4）：379-381.

[17]Rumpelt HJ，Langer KH，Schärer K，et al.Split and extremely thin glomerular basement membranes in hereditary nephropathy（Alport's syndrome）[J].Virchows Arch A Pathol Anat Histol，1974，364（3）：225-233.

[18]Rumpelt HJ.Hereditary nephropathy（Alport syndrome）：correlation of clinical data with glomerular basement membrane alterations[J].Clin Nephrol，1980，13（5）：203-207.

[19]Alport AC.Hereditary familial congenital haemorrhagic nephritis[J].Br Med J，1927，1（3454）：504-506.

[20]Flinter FA，Abbs S，Bobrow M.Localization of the gene for classic Alport syndrome[J].Genomics，1989，4（3）：335-338.

[21]Alport 综合征诊疗共识专家组 .Alport 综合征诊断和治疗专家推荐意见 [J]. 中华肾脏病杂志，2018，34（3）：227-231.

[22]Kashtan CE，Ding J，Gregory M，et al.Clinical practice recommendations for the treatment of Alport syndrome：a statement of the Alport Syndrome Research Collaborative[J].Pediatr Nephrol，2013，28（1）：5-11.

[23]Kashtan CE，Gross O.Clinical practice recommendations for the diagnosis and management of Alport syndrome in children，adolescents，and young adults-an update for 2020[J].Pediatr Nephrol，2021，36（3）：711-719.

[24]Temme J，Kramer A，Jager KJ，et al.Outcomes of male patients with Alport syndrome undergoing renal replacement therapy[J].Clin J Am Soc Nephrol，2012，7（12）：1969-1976.

[25]Kelly YP，Patil A，Wallis L，et al.Outcomes of kidney transplantation in Alport syndrome compared with other forms of renal disease[J].Ren Fail，2017，39（1）：290-293.

病例 25

继发于牙龈感染后的反复发作性腹膜炎

一、临床资料

现病史：患者女，52 岁，因"发现蛋白尿 30 年，腹透 5 年余，腹痛半天"于 2019 年 3 月 30 收住入院。患者 30 年前体检时发现尿蛋白 ++，肾功能正常，当时诊断为"慢性肾炎"，予 ARB ＋中成药口服和对症治疗（具体用药不详）。其后患者间断随访治疗，13 年前发现血肌酐升高，定期于我院随访，肾功能维持平稳。7 年前患者自行停药并中断随访。5 年余前，患者因水肿、胸闷、气促至我科门诊就诊，辅助检查发现肾功能下降达透析指征，2013 年 8 月行在我科行腹膜透析置管术，术后 2 周行规律腹透治疗至今。目前治疗方案 CAPD（1.5% PDF 2L 3 袋＋ 2.5% PDF 2L 2 袋，每袋留腹 3.5 小时，夜间不留腹），超滤约 800ml/ 天，无尿。半天前，患者无明显诱因下出现全腹疼痛，为持续性剧痛，伴腹透液浑浊及超滤减少，无发热及其他不适。门诊查腹透液常规提示白细胞计数 5902×10^6/L，多个核细胞百分比 91.2%。门诊以"腹膜透析后腹膜炎"收治入院。

补充病史：患者在连续半年时间内反复发作腹膜炎累计 6 次，首次发病前 3 天有过牙龈感染病史，在我院口腔科就诊后予以口服头孢氨苄一周后好转。此后各次感染均无明显其他系统感染诱因。每次腹痛发作症状体征相似，治疗效果良好，每次平均 5 天腹透液常规转阴。发病间期间隔较短，大部分在 1 个月左右均会再次发病。简要情况如下：

2018 年 10 月 20 日腹透液常规：白细胞 8626×10^6/L，中性粒细胞百分比 94.7%；腹透液培养：溶血性链球菌；治疗方案：头孢唑啉＋庆大霉素，疗程 14 天；腹透液常规转阴时间：5 天；腹膜炎发作间隔时间：27 天。

2018 年 12 月 1 日：腹透液常规：白细胞 1714×10^6/L，中性粒细胞百分比 90%；腹透液培养：溶血性链球菌；治疗方案：万古霉素 1g，疗程 14 天；腹透液常规转阴时间：6 天；腹膜炎发作间隔时间：35 天。

2019 年 1 月 26 日腹透液常规：白细胞 2532×10^6/L，中性粒细胞百分比 95.4%；

腹透液培养：溶血性链球菌；治疗方案：万古霉素 1g，疗程 14 天；腹透液常规转阴时间：3 天；腹膜炎发作间隔时间：5 天。

2019 年 2 月 14 日腹透液常规：白细胞 1514×10⁶/L，中性粒细胞百分比 91.2%；腹透液培养：阴性；治疗方案：万古霉素 1g，疗程 21 天；腹透液常规转阴时间：5 天；腹膜炎发作间隔时间：23 天。

2019 年 3 月 31 日腹透液常规：白细胞 5902×10⁶/L，中性粒细胞百分比 88.4%；腹透液培养：阴性；治疗方案：头孢唑啉＋庆大霉素；腹透液常规转阴时间：5 天。

既往史： 患者高血压病史 13 年，最高血压 190/100mmHg，目前血压维持正常。冠心病、心肌梗死病史 1 年，长期予以氯吡格雷、阿托伐他汀、单硝酸异山梨酯缓释胶囊（Ⅳ）（异乐定）口服。患者有失眠、焦虑病史 3 年余，长期予以帕罗西汀、阿普唑仑口服对症。甲状腺功能减退症 2 个月余，目前优甲乐治疗中。

体格检查： 血压 130/80mmHg，神清气平，轻度贫血貌，双肺呼吸音清，未闻及干湿啰音，心律齐，未及病理性杂音。腹软，全腹均有压痛，脐周为重，伴有反跳痛，腹透管固定在位，引流通畅，隧道口无渗出，双下肢无水肿。

辅助检查：

腹透液常规：无色，微浑。白细胞计数 1080×10⁶/L，多个核细胞百分比 88.6%，红细胞计数 0×10⁶/L，李凡他蛋白试验阴性。

血常规：白细胞 10.7×10⁹/L↑，血红蛋白 88g/L↓，中性粒细胞 % 87.2%↑，C 反应蛋白 105mg/L↑，降钙素原 3.49ng/ml↑。

凝血常规：纤维蛋白原 5.3g/L，D-二聚体 0.54mg/L↑，FDP 2.13μg/ml。

腹透液培养：阴性。

血生化：白蛋白 26.09g/L↓，血清尿素 8.34mmol/L↑，血肌酐 837.62μmol/L↑，尿酸 381.14μmol/L↑。

电解质：钾 4.19mmol/L，钠 139.15mmol/L，氯 96.29mmol/L↓。

血脂：未见异常。

钙磷代谢：血甲状旁腺激素 138pg/ml↑，钙 2.23mmol/L，无机磷 0.8mmol/L↓。

甲状腺功能：FT₃ 3.18pmol/L，FT₄ 13.93pmol/L，促甲状腺素 3.18μIU/ml，抗甲状腺过氧化物酶抗体 8.1U/mL。

贫血相关：叶酸 20ng/ml，维生素 B₁₂ 565pg/ml，铁蛋白 431μg/L，转铁蛋白 1.77g/L↓，转铁蛋白受体 1.46mg/L，铁 3.14μmol/L↓，未饱和铁结合力 30.1μmol/L，总铁结合力 33.24μmol/L↓，转铁蛋白饱和度 9.45%↓。

心功能＋心肌酶谱：B 型钠尿肽前体 5632pg/ml ↑，肌红蛋白（E）183.7ng/ml ↑，肌酸激酶 MB 亚型（E）3.1ng/ml，hs- 肌钙蛋白（E）103.5pg/mL ↑。

胸部 CT 平扫：左肺上叶、右肺下叶小结节。附见：腹腔积液。

上下腹部 CT 平扫：腹透管留置中，未见明显异常。

二、多学科诊疗建议

1. 口腔科诊疗建议　齿龈感染及相关手术操作，极易导致血行相关性感染及菌血症，且链球菌相关的菌血症在口腔科感染中也比较常见类型，该患者初次发病前有齿龈感染诱因，其后数次发病均无明确诱因，不能排除发病相关性，应加强血清、腹透液、导管病原学培养进一步明确感染相关性。

2. 感染科诊疗建议　患者 6 次腹膜炎培养中，3 次均为链球菌属，且发病间隔较短，考虑复发可能，且溶血性链球菌有定植特性，不排除细菌局部定植可能，应加强相关培养，明确病原菌种类。治疗上建议延长治疗周期，去除易定植因素（如导管）。

3. 营养科诊疗建议　患者反复炎症发作，存在蛋白质 - 热能营养不良，建议每日供能 1300 ~ 1500kcal/ 天，增加肠内营养支持，增加食物中优质蛋白质类食物，监测营养状况。

4. 我科科内讨论　患者在连续半年时间内反复发作腹膜炎累计 6 次，首次发病前 3 天有过牙龈感染病史，此后各次感染均无明显其他系统感染诱因。每次腹痛发作症状体征相似，培养结果为同一菌属，治疗效果良好，每次平均 5 天腹透液常规转阴。发病间期间隔较短，大部分在一个月左右均会再次发病。故考虑溶血性链球菌引起的复发型腹膜炎合并导管定植。治疗上考虑，拔除腹透导管，临时血透替代 1 ~ 2 个月后重新置管。

三、诊断分析

（一）诊断及诊断依据

1. 诊断　腹膜透析后腹膜炎，慢性肾脏病 5 期，肾性贫血，高血压病 3 级很高危，冠状动脉粥样硬化性心脏病，陈旧性心肌梗死，甲状腺功能减退。

2. 诊断依据　腹膜相关性腹膜炎的诊断标准：至少符合下列 3 项中 2 项或以上者可诊断腹透相关腹膜炎。

（1）腹痛和（或）透出液浑浊，伴或不伴发热。

（2）透出液白细胞计数超过 $100 \times 10^6/L$，其中多形核中性粒细胞达 50% 以上。

（3）透出液微生物培养阳性。

该患者发病以来有典型腹痛症状，查体有腹部压痛及反跳痛，透出液混浊，白细胞计数：1080×10^6/L，多个核细胞百分比 88.6%，符合三项中的两项，腹膜炎诊断明确。

慢性肾脏病 5 期：蛋白尿病史 30 年，13 年前发现血肌酐升高，7 年前患者自行停药及中断随访，5 年余前因水肿及胸闷气促至我科门诊就诊，辅助检查发现肾能下降达透析指征，2013 年 8 月行腹透置管术，目前腹透治疗中。

肾性贫血：病程中发现贫血，长期促红素治疗中，入院辅助检查提示：血常规（2019 年 3 月 31 日）：血红蛋白 88g/L ↓，故诊断。

高血压病 3 级，很高危：患者高血压病史 13 年，最高血压 190/100mmHg，目前口服非洛地平 10mg/d 治疗中，血压维持正常。有冠心病、心肌梗死和慢性肾脏病病史，故诊断。

冠状动脉粥样硬化性心脏病，陈旧性心肌梗死：1 年前因胸闷胸痛发作，在我院心内科住院行冠脉造影检查，明确冠状动脉硬化性心脏病、心肌梗死诊断，目前氯吡格雷、阿托伐他汀、异乐定长期规律口服治疗中。

甲状腺功能减退：甲状腺功能减退症 2 个月余，目前甲状腺素片口服替代治疗中（25μg/d），入院复查甲状腺功能：FT3 3.18pmol/L，FT4 13.93pmol/L，促甲状腺素 3.18μIU/ml，故诊断。

（二）鉴别诊断

腹膜炎多次发作，需鉴别是复发、再发或重现。

1. 复发（relapsing） 指痊愈后 4 周内再发，致病菌相同。患者大部分 4 周内发病，致病菌相同或阴性，故不考虑再发。

2. 再发（recurrent） 指痊愈后 4 周内再发，致病菌不同。

3. 重现（repeat） 指的是痊愈 4 周后再次发，致病菌相同。患者虽然致病菌相同，但绝大部分 4 周内重复发病，故不考虑重现。

4. 难治性（refractory）膜炎 定义为规范的抗生素治疗 5 天后，临床症状未改善，透出液白细胞仍然 > 100×10^6/L。导管相关腹膜炎是指腹膜炎与出口／隧道感染同时存在，致病菌相同。患者每次规范治疗效果良好，平均 5 天腹透液常规转阴，症状完全缓解。发病特点不符合。

根据患者的发病特点及细菌培养结果，以及再发／复发的定义，我们考虑该患者为腹膜炎复发，细菌导管定植可能性大。

四、治疗及随访

该患者在本中心予以常规腹膜炎治疗3周，由于此次入院后所有培养标本均为阴性（腹透液、隧道口、鼻咽拭子），故经验性予以腹透液中加入头孢唑林＋庆大霉素治疗5天，其后予以万古霉素治疗4次（首剂1.0g留腹6小时，其后0.5g，5天1次，留腹），于2019年4月20日拔除腹透管。拔管期间予以临时血透替代治疗，并常规予以纠正贫血、降血压、稳定斑块、抗凝、扩冠等对症支持治疗。院外密切随访病情，患者随访期间一般情况良好，无腹痛发生。2个月后再次入院，在腹腔镜下行腹透置管术（对侧重新置管）。

患者出院后长期在我科腹透门诊规律随访，每半年行一次常规腹膜功能评估，目前患者一般情况良好，腹膜功能良好，3年余内未在发生腹膜炎。

五、讨论

腹膜炎是腹膜透析（PD）常见的严重并发症之一，尽管腹膜炎的死亡率低于5%，但其仍是直接导致PD患者死亡的主要原因[1~6]。长期严重腹膜炎会引起腹膜结构和功能改变，最终导致腹膜功能丧失。此外，腹膜炎也是导致PD患者终止PD并永久转为血液透析的主要原因[7]。因此，早期发现腹膜炎，并采取及时有效的防治策略是PD治疗成功的关键。

溶血性链球菌是临床上常见一类腹透相关性腹膜炎的致病菌（病例25表1）。该菌抵抗力一般不强，60℃、30min即被杀死，易存活于口腔、血清、腹透液、各种类型组织液中，在干燥尘埃中生存数月。反复的口腔感染及口腔操作极易导致链球菌血行感染[8]，乙型链球菌对青霉素、红霉素、氯霉素、四环素、磺胺均敏感。青霉素是链球菌感染的首选药物，很少有耐药性。Shukla等人于1995—2005年对一个单中心的104例链球菌性腹膜透析相关性腹膜炎进行了10年回顾性分析，他们观察到链球菌性腹膜炎与良好的预后相关，复发率在7.6%，拔管率为4.8%[9]。

由于链球菌属引起的复发性腹膜炎发病率逐年升高，与口腔链球菌相关的腹膜炎近年来也多有报道，与其相关的复发性腹膜炎逐渐受到重视[10]。由于继发于腹膜炎之后，细菌在导管的定植或者生物膜的形成，易造成腹膜炎反复发生，成为临床上棘手的问题[11]。临床上对于难治性腹膜炎、真菌性腹膜炎和复发性腹膜炎，尤其考虑细菌定植或生物膜包裹情况者，建议早期拔管，以保护腹膜功能。

病例 25 表 1　PD 相关腹膜炎的病因 [12]

感染途径 / 病原菌	病因
污染	最有可能的是皮肤或环境微生物污染，以凝固酶阴性葡萄球菌最为常见 连接时的污染；腹膜透析导管管所引起的污染；更换腹膜透析液管路或导管上有孔洞、导管末端密封帽丢失或未能关紧导致渗漏、产品缺陷
导管相关	最常见的是葡萄球菌或绿脓杆菌 导管内生物膜形成（复发、重现性腹膜炎）；出口处和隧道感染
肠道来源	包括革兰阴性杆菌、念珠菌和厌氧菌在内的肠道微生物 憩室炎、胆囊炎、肠缺血、结肠炎、胃穿孔或肠穿孔；结肠镜检查，尤其是息肉切除术便秘伴随微生物由肠内透壁移至腹膜
菌血症	通常是链球菌或葡萄球菌 牙科操作导致的暂时性菌血症；血管内装置的感染
妇科来源	通常是链球菌、念珠菌、某些革兰阴性杆菌 腹膜腔阴道渗漏；阴道分娩；宫腔镜检查

2016 年 9 月国际腹膜透析协会（The International Society for Peritoneal Dialysis，ISPD）再度更新了关于 PD 相关腹膜炎的防治指南。指南建议经验性抗感染治疗需覆盖革兰阳性（G⁺）和革兰阴性（G⁻）菌，万古霉素和一代头孢可预防 G⁺ 菌腹膜炎，三代头孢和氨基糖苷类抗生素可预防 G⁻ 菌腹膜炎；强烈建议抗生素腹腔给药，除非患者有脓毒败血症；氨基糖苷类抗生素应间歇给药，避免长期使用；万古霉素间歇给药，最低血药浓度为 15μg/ml；头孢菌素类可腹腔内持续给药或间歇给药。大多数 PD 中心常选一代头孢菌素（如头孢唑啉或头孢噻吩）联合一种抗广谱药物（覆盖绿脓杆菌），上述抗感染治疗方案的效果与万古霉素联合一种抗 G− 菌的药物方案相近 [13]，但在耐甲氧西林金黄色葡萄球菌（MRSA）感染率高的中心则以选后一种方案为宜。再发性腹膜炎指上一次腹膜炎痊愈后 4 周内再次发生，但致病菌不同；复发性腹膜炎指上一次腹膜炎痊愈后 4 周内再次发生的致病菌相同或培养阴性的腹膜炎，重现性腹膜炎指上一次发作痊愈后 4 周后再次发作，且致病菌相同。

初始抗生素治疗 72h 后，大部分患者可获得临床缓解。指南建议对于难治性腹膜炎需移除导管，当考虑为再发性、复发性、重现性腹膜炎时必须及时拔除导管。

凝固酶阴性葡萄球菌腹膜炎，特别是表皮葡萄球菌，最常由接触感染引起。大多数表皮葡萄球菌腹膜炎的临床症状较轻，对治疗反应较好，指南建议根据药敏结果腹腔内使用头孢菌素或万古霉素，疗程 2 周，MRSA 感染率较高的中心，首选万古霉素。指南指出复发性凝固酶阴性葡萄球菌腹膜炎高度提示 PD 导管内口细菌生物膜形成，应考虑拔除导管。对于培养结果明确或者通过基因测序明确具体感染病原体类型的，指南推荐用药见病例 25 表 2。

病例 25 表 2　初治 AL 型淀粉样变性患者的可选方案

抗菌药物	间歇给药（1 次 / 天）	持续给药（每次给药，mg/L）
氨基糖苷类		
阿米卡星	2mg/（kg·d）	LD 25mg/L，MD 12mg/L
庆大霉素	0.6mg/（kg·d）	LD 8mg/L，MD 4mg/L
奈替米星	0.6mg/（kg·d）	MD 10mg/L
妥布霉素	0.6mg/（kg·d）	LD 3mg/kg，MD 0.3mg/kg
头孢类		
头孢唑林	15 ～ 20mg/（kg·d）	LD 500mg/L，MD 125mg/L
头孢吡肟	1000mg/d	LD 250 ～ 500mg/L，MD 100 ～ 125mg/L
头孢哌酮	ND	LD 500mg/L，MD 62.5 ～ 125mg/L
头孢噻肟	500 ～ 1000mg/d	ND
头孢他啶	1000 ～ 1500mg/d	LD 500mg/L，MD 125mg/L
头孢曲松	1000mg/d	ND
青霉素类		
青霉素 G	ND	LD 50 000U/L，MD 25 000U/L
阿莫西林	ND	MD 150mg/L
氨苄西林	ND	MD 125mg/L
氨苄西林 / 舒巴坦	2g 或 1g，1 次 /12h	LD 750 ～ 100mg/L，MD 100mg/L
哌拉西林 / 他唑巴坦	ND	LD 4g/0.5g，MD 1g/0.125g
其他抗生素		
氨曲南	2g/d	LD 1g/L，MD 0.25g/L
环丙沙星	ND	MD 50mg/L
克林霉素	ND	MD 60mg/ 袋
达托霉素	ND	LD 100mg/L，MD 20mg/L
亚胺培南 / 西司他汀	500mg，隔袋	LD 250mg/L，MD 50mg/L
氧氟沙星	ND	LD 200mg/L，MD 25mg/L
多黏菌素 B	ND	MD 300 000U（30mg）/ 袋
喹奴普丁 / 达福普汀	25mg/L，隔袋	* ND
美罗培南	ND	ND

续表

抗菌药物	间歇给药（1次/天）	持续给药（每次给药，mg/L）
替考拉林	15mg/kg，1次/5天	LD 400mg/袋，MD 20mg/袋
万古霉素	15～30mg/kg，5～7天/次	LD 30mg/kg，MD 1.5mg/kg/袋
抗真菌药物		
氟康唑（大扶康）	IP 200mg，1次/1～2天	ND
伏立康唑	IP 2.5mg/（kg·d）	ND

注：PD：腹膜透析；LD：负荷剂量，以 mg 为单位；ND：无资料；MD：维持剂量，以 mg 为单位；IP：腹腔给药；＊：同时联合静脉给药 500mg，2 次/天；#：自动腹膜透析的患者需加量。

六、专家点评

腹膜透析相关性腹膜炎是导致腹膜透析技术失败的主要原因之一。早判断、早治疗对保护腹膜透析患者的腹膜功能至关重要。本例患者反复发作腹膜炎，从发病诱因上来看不排除为继发于牙龈感染后的血行感染。该患者最后一次腹膜炎发作时，血和透出液培养均阴性，患者在连续半年时间内反复发作腹膜炎累计达 6 次，每次发病特点相似，且第一次发病前 3 天有过牙龈感染病史，在我院口腔科就诊后予以口服头孢氨苄一周后好转，其后各次感染均无明显其他系统感染诱因。每次腹痛发作都比较急，腹痛剧烈，腹透液浑浊及超滤减少均较明显。发病间期间隔较短，大部分在一个月左右均会再次发病，其中有三次培养结果为同一菌属。考虑复发性腹膜炎诊断明确，并高度怀疑导管相关的细菌定植或生物膜形成。

该患者的治疗是及时和成功的，但也存在一些瑕疵，虽然拔管后腹腔感染得到迅速有效控制，但是未对拔出的导管进行病原学培养。

通过整个病例的诊治过程，总结如下：降低 PD 相关的感染风险应是每一个 PD 中心的重要目标。持续性质量改进 CQI 以及分析每一例 PD 相关感染的病因，对降低 PD 相关感染非常关键。对于难治性腹膜炎、真菌性腹膜炎、复发性腹膜炎，尤其考虑细菌定植或者生物膜包裹情况者，建议早期拔管，以期保护腹膜功能。

（松江区中心医院　姜　燕　臧秀娟）

参考文献

[1]Chung MuChi，Yu TungMin，Wu MingJu，et al.Impact of peritoneal dialysis-related peritonitis on PD discontinuation and mortality：A population-based national cohort study[J].Peritoneal dialysis international：journal of the International Society for Peritoneal Dialysis，2022，42（2）：194-203.

[2]Li PK，Szeto CC，Piraino B，et al.ISPD Peritonitis Recommendations：2016 Update on Prevention and Treatment[J]. Perit Dial，2016，36（4）：481-508.

[3]Chia-Ter Chao，Szu-Ying Lee，Wei-Shun Yang，et al.Acinetobacter peritoneal dialysis peritonitis：a changing landscape over time[J].PLoS ONE，2017，9（10）：e110315.

[4]Tadashi Takeuchi，Hiroshi Ohno，Naoko Satoh-Takayama.Understanding the immune signature fingerprint of peritoneal dialysis-related peritonitis[J].Kidney International，2017，92（1）：16-18.

[5]Brown MC，Simpson K，Kerssens JJ，et al. Peritoneal dialysis associated peritonitis rates and outcomes in a national cohort are not improving in the post-millennium（2000—2007）[J]. Perit Dial Int，2011，31（6）：639-650.

[6]Boudville N，Kemp A，Clayton P，et al. R ecent peritonitis associates with mortality among patients treated with peritoneal dialysis[J]. J Am Soc Nephrol，2012，23（8）：1398-1405.

[7]Hsieh YP，Chang CC，Wang SC，et al. Predictors for and impact of high peritonitis rate in Taiwanese continuous ambulatory peritoneal dialysis patients[J]. Int Urol Nephrol，2015，47（1）：183-189.

[8]Jun Young Do，Seok Hui Kang.Association Between Peritonitis and Low Muscle Mass in Peritoneal Dialysis Patients[J].Journal of Renal Nutrition，2020，30（4）：341-346.

[9]Chao Chia-Ter，Lee Szu-Ying，Yang Wei-Shun.Viridians streptococci in peritoneal dialysis peritonitis：clinical courses and long-term outcomes.Journal[J].Peritoneal Dialysis International，2015，35（3）：333-341.

[10]Kotani Akihiro，Oda Yasuhiro，Hirakawa Yosuke，et al. Peritoneal Dialysis-related Peritonitis Caused by Streptococcus oralis.Journal[J].Internal Medicine，2021，15（1）：

115-116

[11]Koruk ST, Hatipoglu CA, Oral B, et al.Streptococcus oral is : a rare cause of CAPD-related peritonitis[J]. Perit Dial, 2005, 25 : 290-291.

[12] Piraino B, Bernardini J, Brown E, et al.ISPD position statement on reducing the risks of peritoneal dialysisrelated infections[J]. Perit Dial Int, 2011, 31（6）: 614-630.

[13][Khairullah Q, Provenzano R, Tayeb J, et al. Comparison of vancomycinversus cefazolin as initial therapy for peritonitis in peritoneal dialysis patients[J]. Perit Dial Int, 2002, 22（3）: 339-344.

病例 26

血液透析导管感染并发化脓性脊柱炎

一、入院临床资料

现病史：患者男，69 岁，因"移植肾失功维持性血液透析 1 年，纳差、消瘦 4 个月"于 2017 年 10 月 13 日收入院。患者 14 年前因肌酐进行性升高行肾移植术，2016 年移植肾失功行右颈内带涤纶套长期导管置入术，规律血液透析至今。入院前 4 个月，患者无明显诱因出现纳差、乏力，体重下降约 10kg，伴腰骶部疼痛，无放射痛，偶有恶心，无明显呕吐，无畏寒、发热，无腹痛、腹泻、黑便，门诊查血红蛋白 64g/L（4 个月前血红蛋白 110g/L），腰骶部 X 线：左侧人工髋关节置入术后改变，予腰托制动、氨酚羟考酮（泰勒宁）止痛，并予增加 EPO 剂量联合蔗糖铁静脉应用纠正贫血，但患者自觉症状无改善，遂收入院。

既往史：既往高血压病史 30 年，长期口服"硝苯地平控释片（拜新同）"治疗，血压控制可。20 年前自诉曾患结核性胸膜炎，未正规治疗，后自行好转。有左侧髋关节置换史。

体格检查：体温 37℃，血压 140/80mmHg。神志清楚，轮椅推入病房，重度贫血貌，心率 78 次/分，律齐，二尖瓣听诊区可闻及吹风样杂音，腰骶部压痛，双下肢肌肉轻度萎缩。留置右颈内静脉导管一根，导管出口处无红肿渗液，余未见异常。

辅助检查：

血常规＋CRP＋血沉：白细胞 5.88×10^9/L，中性粒细胞 76.2 ↑，血红蛋白 70g/L ↓，血小板 304×10^9/L ↑；血沉 117.00mm/h ↑，C-反应蛋白 174.9mg/L ↑，降钙素原 2.74ng/ml ↑。

血生化：肌酐 329μmol/L ↑，Alb 24g/L ↓，铁 4μmol/L ↓，总铁结合力 19.5μmol/L ↓，转铁饱和度 20.6%，铁蛋白 745.3ng/ml ↑，维生素 B_{12} 984pg/ml ↑，叶酸 5.04ng/ml。

凝血功能无异常；血结核杆菌抗体 IgM 测定、结核杆菌抗体 IgG 测定、结核菌素 T-spot 试验、免疫固定电泳等无异常；胸部 CT、腹部 CT、电子胃镜未见明显异常。

增强 MRI：$L_{4～5}$ 椎体及椎间盘炎症性病变，考虑结核或化脓性脊柱炎（病例 26 图 1）。

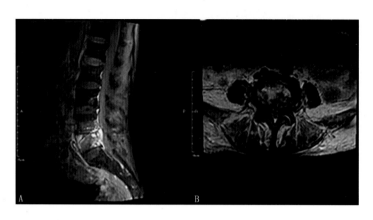

病例 26 图 1　治疗前腰椎增强 MRI

注：A. 治疗前 $L_{4～5}$、$L_5 ～ S_1$ 椎间盘突出伴 $L_{4～5}$ 椎管狭窄，$L_{4～5}$ 椎间盘炎症性病变；B. 治疗前 L_4 椎体炎症性病变。

二、诊断分析

1. 诊断及诊断依据

（1）诊断：血液透析带隧道带涤纶套导管相关血流感染并发化脓性脊柱炎。

（2）诊断依据：患者以乏力、纳差、消瘦及不明原因的血红蛋白进行性下降等全身消耗症状为主要表现，并 2 次在透析后出现一过性认知功能障碍，无脑血管意外、尿毒症脑病等诊断依据。该患者入院后两次查 CRP、PCT 均偏高，反复检查无其他系统感染相关证据，鉴于患者血液透析通路为带涤纶套长期导管，虽无寒战发热等导管相关感染典型表现，导管相关血流感染仍需警惕。遂留取血培养、导管血培养标本，结果回报均为表皮葡萄球菌。同时考虑患者病程中腰痛进行性加重，查腰椎 MRI 提示：$L_{4～5}$ 椎体及椎间盘炎症性病变，考虑结核或化脓性脊柱炎（病例 26 图 1）。

2. 鉴别诊断　患者主要以非特异性消耗症状为主要表现，需与肿瘤、结核等消耗性疾病鉴别。该患者既往结核性胸膜炎病史，结合腰痛、明显消耗症状及腰椎 MRI 检查结果需考虑脊柱结核可能。虽然该患者血结核杆菌抗体 IgM 及 IgG 均阴性，T-SPOT 阴性，但因患者既往长期口服免疫抑制剂，易致该结果出现假阴性，故早期仍不能完全排除腰椎结核可能。另外，还需鉴别椎体肿瘤、血液系统肿瘤致骨破坏以及其他肿瘤的骨转移。患者慢性病程，免疫功能低下，以消瘦、贫血、纳差、乏力等消耗性症状为主要表现，需考虑肿瘤侵犯可能，但患者肿瘤标志物阴性，免疫固定电泳阴性，胸部 CT、腹部 CT、胃镜亦未发现肿瘤相关证据。

三、治疗经过及随访情况

初步诊断后立即予以拔除颈内静脉导管，根据药敏予利奈唑胺 0.6g，每日 2 次，治疗 9 周。治疗 1 个月后患者腰痛症状明显好转，2 个月后复查血常规：白细胞 3.95×10^9/L，中性粒细胞百分比 57.2，血红蛋白 95g/L，C- 反应蛋白 9.37mg/L，细胞沉降率 43.00mm/h，血小板比容 0.53ng/ml；复查腰椎 MRI：L_4 椎体炎症性病变较前明显好转（病例 26 图 2）。患者可正常行走，体重增长 5kg。

综合治疗转归，此例患者最终确定诊断为：①右颈内带隧道带涤纶套导管相关血流感染；②导管相关迁徙性感染 – 化脓性脊柱炎；③慢性肾脏病 5 期，移植肾失功；④高血压Ⅲ级极高危；⑤左侧髋关节置换术后。

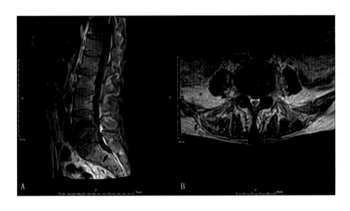

病例 26 图 2　治疗后腰椎 MRI

注：A. 治疗后 $L_{4 \sim 5}$ 椎间盘炎症性病变较前明显好转；B. 治疗后 L_4 椎体炎症性病变较前明显好转。

四、讨论

血液透析导管相关性感染包括导管细菌定植、导管出口处感染、导管隧道感染、导管相关血流感染（CRBSI）、导管相关迁徙性感染等[1]。CRBSI 典型临床表现为透析开始后数十分钟即出现畏寒、寒战、发热等全身血流感染症状，导管血培养见细菌生长[2]。本例患者无上述典型 CRBSI 的临床表现，而以乏力、纳差、消瘦及不明原因的血红蛋白进行性下降等全身消耗症状为主要表现，并 2 次在透析后出现一过性认知功能障碍。关于以不发热为表现的 CRBSI 相关报道极少，仅有 Al-Solaiman 等[3] 在 2011 年报道的 184 例导管相关菌血症中有提及，其中无寒战发热的有 14 例，伴精神状态改变的有 5 例，以低血压为主要表现的 2 例。这提示我们 CRBSI 也可无发热，而仅表现为乏力、低血压、精神状态改变等非特异性症状。

临床上，除 CRBSI 之外，亦有其他典型表现为发热的疾病却出现不发热的病例报道。Ghaly 等报道了 1 例不发热的链球菌脑膜炎，并考虑患者不发热的表现可能与长期酒精摄入相关。另一项小规模的观察研究发现，感染性心内膜炎患者中也有不发热的表现，这种结果可能与较小毒性的机会性感染相关 [4]。Doherty 等 [5] 发现 26 例严重感染和休克患者中有 7 例未出现发热，认为这可能与患者高龄和精神状态低下有关。另外，还有研究发现，脓毒血症患者的体温调节反应个体差异较大，高热与不发热并存，认为这可能与感染源以及感染细菌的生物类型相关 [4]。

表皮葡萄球菌是 CRBSI 常见致病菌之一，是一种条件致病菌，其侵袭性低，有多种生物学亚型。它所致的感染大多先形成生物膜，而生物膜的形成与异物植入密切相关，如中心静脉导管、人工关节等。我们在临床中常见的表皮葡萄球菌引起的 CRBSI 仍是以高热、寒战等急性细菌感染症状为主要表现，但此例患者无发热，仅以消耗性症状及一过性精神症状为主要表现，推测不发热的原因可能与患者免疫功能低下及所感染的表皮葡萄球菌亚型的生物学特点相关。不发热的 CRBSI 因其临床表现不典型，易漏诊，错过最佳治疗时期，从而导致各种并发症发生。CRBSI 最严重的并发症为导管相关迁徙性感染，包括感染性心内膜炎、化脓性脊柱炎等，发生率低，但致死率高。CoboSdnchez 等 [6] 回顾了 830 例血液透析相关 CRBSI 中仅 5 例并发化脓性脊柱炎，其中 4 例为颈内静脉导管，1 例为股静脉导管；致病菌中以葡萄球菌为主；5 例患者皆有发热，预后极差，均死亡。Afshar 等 [7] 报道血液透析相关血流感染并发化脓性脊柱炎时，额外总结了 12 例相同病例加以比较分析，发现其中 10 例合并糖尿病等致免疫功能低下的疾病；血管通路中 9 例为带隧道带涤纶套导管，3 例为自体动静脉内瘘，1 例为移植物内瘘；临床表现以发热、腰痛为主；致病菌群以耐甲氧西林金黄色葡萄球（MethiCillin-resistant Staphylococcus aureus，MASA）多见；治疗结局 3 例死亡，2 例椎旁脓肿形成。本例患者因无发热、畏寒等典型 CRBSI 临床表现，未能在第一时间诊断，从而使菌血症播散，最终导致化脓性脊柱炎。因此，当血液透析患者出现不明原因的腰痛，伴 ESR、CRP、PCT 明显升高时，需警惕化脓性脊柱炎可能，及时行椎体 MRI 检查，同时行血培养、导管血培养，若确诊为导管相关血流感染所致化脓性脊柱炎，应即刻拔管，并根据药敏结果选用敏感抗生素，且疗程需 6 周以上。

五、专家点评

该病例提示我们：①免疫低下患者（如尿毒症、老龄、使用免疫抑制剂等）发生感染时不都表现为寒战、高热等毒血症状，可仅表现为乏力纳差等非特异性症状。对于留置导管的血液透析患者，出现不能解释的消瘦、乏力、精神症状、低血压、血红蛋白短期内下降较快，以及不能解释的 ESR、CRP、PCT 升高等均需高度警惕 CRBSI 可能；②导管相关性迁移性感染是 CRBSI 的严重并发症，如化脓性脊柱炎等。其发生率低，但治疗效果差，致死率高，需提高认知。当透析患者出现腰痛时需警惕化脓性脊柱炎可能，及时行血培养和椎体 MRI 检查。

（上海市同仁医院　孙琳琳　丁　淼）

参考文献

[1]Philipneri M，Al-Aly Z，Amin K，et al.Routine replacement of tunneled，cuffed，hemodialysis catheters eliminates paraspinal/vertebralinfections in patients with catheter-associated bacteremia[J].Am J Nephrol，2003，23（4）：202-207.

[2]Chaftari AM，Jordan M，Hachem R，et al. A clinical practical approachtothesurveillance definition of central line-associated bloodstream infection in cancer patients with mucosal barrier injury[J].Am J Infect Control，2016，44（8）：931-934.

[3]Al-Solaiman Y，Estrada E，Allon M. The spectrum of infections in catheter-dependent hemodialysis patients[J].Clin J Am Soc Nephrol，2011，6（9）：2247-52.

[4]Suh Y，Ja Kim M，Seung Jung J，et al. Afebrile Multivalve Infective Endocarditis Caused by Lactococcus garvieae：A Case Report and Literature Review[J].InternMed，2016，55（8）：1011-1015.

[5]Doherty NE，Fung P，Lefkowitz M，et al. Hypothermia and sepsis[J].Ann Intern Med，1985，103（2）：308.

[6]Cobo Sánchez JL，GándaraRevuelta M，CuadradoMantecón ME，et al. Infectious spondylodiscitis in patients with central venous catheters for haemodialysis：a retrospective study[J].J Ren Care，2012，38（3）：147-50.

[7]Afshar M，Reilly RF. Spondylodiscitis in a patient on chronic hemodialysis [J].Nat Rev Nephrol，2011，7（10）：599-604.

病例 27

肾淀粉样变性

一、临床资料

现病史：患者刘某，男，77 岁，因"反复泡沫尿、血尿 7 年，加重 3 周"于 2017 年 4 月 20 日入院。患者 2010 年无明显诱因出现泡沫尿、腰酸乏力，查尿蛋白 +，诊断为慢性肾炎，予雷公藤多苷片及中药口服治疗，2010 年底患者查尿蛋白 2+，开始服用泼尼松治疗，25mg/d 起量，逐渐加至 40mg/d。5 个月后复查尿蛋白 ±，但患者反复出现颜面部及双下肢水肿，激素逐渐减至 30mg/d，此后患者多次复查尿蛋白未见明显改善，至 2011 年 8 月底，患者自行停服激素治疗，之后继续雷公藤多苷片及中药口服治疗。2011—2016 年 24h 尿蛋白定量波动 1.2g ~ 2.8g/24h，血肌酐正常范围。3 周前劳累后因泡沫尿加重伴腰酸乏力，尿常规：尿蛋白 3+，红细胞（高倍视野）51.1/HPF，管型（高倍视野）33.99/LPF，尿隐血 1+，MA > 230mg/L，24 小时尿蛋白 4.6g/24h，尿总量 2.4L，收治入院。入院时泡沫尿，腰酸乏力，双下肢轻度水肿，稍有胸闷心慌，胃纳一般，大便欠畅，1 ~ 2 日 1 次，夜尿 2 次，夜寐欠安。

既往史：高脂血症病史 5 年，服用阿托伐他汀钙片降脂稳斑。冠心病病史 3 年，平素偶胸闷不适，劳累后加重。

体格检查：T 36.8℃，P 76 次 / 分，R 18 次 / 分，BP 110/75mmHg。神志清楚，全身皮肤黏膜无黄染，无瘀点、瘀斑。全身浅表淋巴结未触及肿大。双眼睑无水肿，睑结膜无苍白。口唇无发绀，咽部略充血，扁桃体无肿大，舌体无明显肿大。两侧颈静脉无怒张。两肺呼吸音清，未及明显干湿啰音。HR 76 次 / 分，节律齐，各瓣膜听诊区未闻及病理性杂音。腹软，无压痛反跳痛。肝脾肋下未触及。双肾区叩击痛（－）。双下肢轻度凹陷性水肿。

辅助检查：

血常规＋CRP：白细胞 5.4×10^9/L，红细胞 4.03×10^{12}/L，血红蛋白 130g/L，血小板 177×10^9/L，嗜中性粒细胞比率 65.3%，超敏 C 反应蛋白 < 2.50mg/L，降钙素原 < 0.1ng/ml。

尿免疫：尿 NAG/ 肌酐 3.4U/μmol ↑，尿 α1 微球蛋白 55.1mg/L ↑，尿 β2 微球蛋白 0.17mg/L；尿 κ 轻链 134mg/L ↑，尿 λ 轻链 188mg/L ↑，N- 乙酰 -β-D- 氨基葡萄糖苷酶 44.94mg/L。

凝血功能：纤维蛋白原 4.53g/L ↑，D- 二聚体 0.51mg/L ↑。

尿沉渣＋常规＋ MA：管型（3.71/LPF ↑，磺基水杨酸法：蛋白 +++；尿微量白蛋白＞ 230mg/L ↑，尿镜检红细胞 10 ～ 15/HP ↑，红细胞）13.5/HPF ↑。

生化：血尿素氮 6.60mmol/L，血肌酐 93.90μmol/L。胱抑素 C 1.31mg/L ↑，血尿酸 362.00μmol/L，血钾 4.35mmol/L，血钠 136.10mmol/L，血氯 107.80mmol/L ↑，钙 1.89mmol/L ↓，血清铁 10.00μmol/L，白蛋白 18.90g/L ↓。

BNP、心肌酶及心梗标志物无异常。

肿瘤标志物：非小细胞肺癌相关抗原 6.3ng/ml ↑。

骨代谢：25 羟维生素 D 测定＜ 3.00ng/ml ↓，甲状旁腺素 20.78pg/ml。

自身免疫抗体：阴性。

肾脏 B 超：形态正常，轮廓清晰，被膜完整，实质回声均匀，集合系统未见分离。

血管超声：双侧颈动脉斑块形成，右侧颈内动脉中度狭窄。双侧下肢动脉多发斑块形成，血流通畅。双肾腹主动脉分叉处肾动脉未见异常血流信号。

心脏超声：主动脉瓣局灶性钙化，左室舒张功能减退，EF 68%。

胸部 CT：两肺纹理增多，轻度肺气肿，两肺多发微结节。

肾穿刺：病理：肾淀粉样变性。

光镜所见（病例 27 图 1）：取材较好，1 条肾皮髓质组织，1 条肾髓质组织，共 1 个小球，未见小球硬化或新月体形成。肾小球体积显著增大，细胞数 80 个 / 小球。系膜区系膜细胞 2 ～ 3 个 / 系膜区，基质轻度增生。系膜区可见团块状均质无结构物质沉积，毛细血管襻开放尚可，基底膜不厚。MASSON 染色未见嗜复红物质沉积。

小管间质轻度病变，小管结构清晰，未见明显萎缩及坏死，部分小管上皮细胞肿胀，颗粒变性，可见蛋白管型。间质可见小灶性纤维化和炎细胞浸润。小血管壁稍厚，管壁可见均质物质沉积，未见血栓形成，管周未见明显炎细胞浸润。

刚果红染色：肾小球系膜区、肾小管基底膜及毛细血管基底膜沉积的团块样物质呈砖红色，在偏振光下呈苹果绿双折光。

免疫荧光：见病例 27 图 2。

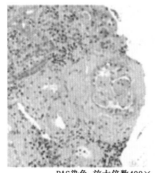
PAS染色 放大倍数400×

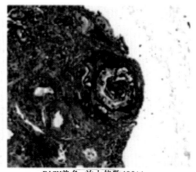
PASM染色 放大倍数400×

病例 27 图 1　患者肾脏病理光学显微镜报告

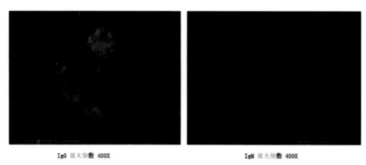

IgG 放大倍数 400X　　　　　　　　　IgM 放大倍数 400X

	染色强度	肾小球																	小管		间质
		分布特点				系膜区				血管样				球囊缘	分叶状	无肾小球	小管基膜		小管基膜	管型	血管壁
		弥散	节段	局灶	球性	沿点	颗粒	团块	分枝	线状	密集	颗粒	团块								
IgG	+	●					●					●							-	-	-
IgA	-																		-	-	-
IgM	±	●					●					●							-	-	-
C3c	+	●					●					●							-	-	-
C4	-																		-	-	-
C1q	-																		-	-	-
IgG1	±	●					●					●							-	-	-
IgG2	±	●					●					●							-	-	-
IgG3	±	●					●					●							-	-	-
IgG4	±	●					●					●							-	-	-
κ	+	●					●					●							-	-	-
λ	2+	●					●					●							-	-	-

病例 27 图 2　患者肾脏病理免疫荧光报告

二、诊断分析

（一）诊断及诊断依据

1. 诊断

（1）慢性肾脏病 2 期、肾淀粉样变性。

（2）高脂血症。

（3）冠状动脉粥样硬化性心脏病。

2. 诊断依据　患者老年男性，因"反复泡沫尿、血尿 7 年，加重 3 周"入院。

症见泡沫尿,腰酸乏力,蛋白尿,2010年诊断为慢性肾炎,曾予激素治疗效果欠佳。2017年4月因蛋白尿加重,24小时尿蛋白4.6g/24h,予以行肾穿刺明确病理,病理诊断:肾淀粉样变性,故诊断。

(二)鉴别诊断

1. 慢性肾小管–间质性肾病 起病多隐匿,早期24小时尿蛋白定量一般<1.5g。晚期可出现肾小球滤过率下降,出现大量蛋白尿、水肿和高血压。肾小管重吸收功能障碍,可出现低钾血症。肾脏穿刺可鉴别。

2. ANCA相关性血管炎 该病是由ANCA介导的以小血管壁炎症和纤维坏死为特征的一类系统性疾病,常见多器官受累,ANCA阳性,活动期伴有血尿、蛋白尿、发热、疲乏、关节肌肉疼痛等表现。本例患者ANCA阴性,肾穿诊断为肾淀粉样变性,可鉴别。

3. 薄基底膜肾病 常为持续性镜下血尿,常有阳性血尿家族史,肾脏免疫病理显示IgA阴性,电镜下弥漫性肾小球基底膜变薄。

三、治疗过程及随访情况

患者自2010年起发现尿蛋白阳性,肾功能正常,诊断为慢性肾炎。曾予激素治疗,后因效果欠佳自行停用。2011—2016年主要以中药汤剂及中成药治疗。2017年因尿蛋白加重,肾穿刺病理诊断为肾淀粉样变性,不排除多发性骨髓瘤继发性肾淀粉样变性,患者拒绝进一步检查及行抑制免疫、化疗等治疗。长期中药汤剂、雷公藤多苷片等口服维持治疗。2018年开始血肌酐逐渐升高至384.5μmol/L,24小时尿蛋白波动在5~9g,白蛋白波动在19~25g/L。2019年4月查尿κ轻链134mg/L、尿λ轻链188mg/L、N-乙酰-β-D-氨基葡萄糖苷酶44.94mg/L、尿α1微球蛋白88.6mg/L;2020年10月查尿κ轻链204mg/L、尿λ轻链319mg/L、尿免疫球蛋白G 1390mg/L、尿α2巨球蛋白27.3mg/L、尿α1微球蛋白155.6mg/L、尿β2微球蛋白21.99mg/L。尿蛋白电泳:肾小管型蛋白12%、白蛋白41.8%、肾小球型蛋白46.2%。2020年10月持续水肿不能纠正,血肌酐495.00μmol/L,eGFR(EPI)=9.02ml/(min·1.73m^2),白蛋白18g/L,血红蛋白74g/L。心脏超声:左房、右房扩大,室间隔增厚,二尖瓣轻度反流,三尖瓣轻度反流,估测肺动脉收缩压约63mmHg,左室舒张功能减退,EF 65%。2020年11月2日在局部麻醉下先后行左上肢自体动静脉内瘘成形术、右颈内静脉临时血透导管置管术开始血透治疗,规律血透采取高通量透析方案,透析后监测指标如病例27表1。

病例 27 表 1　透析后监测指标

时间	透后 Ccr（μmol/L）	Hb（g/L）	白蛋白（g/L）	PTH（pg/ml）	β₂-MG（mg/L）
2021 年 3 月	272.6	95	30	29.85	17
2021 年 6 月	349	108	32	26	17.7
2021 年 9 月	294	125	33.6	30.73	19.2

四、讨论

1. 概述　淀粉样变性是一种极少见的全身性疾病，多由以 β 片层结构为主的淀粉样物质在不同组织中沉积所致[1]。淀粉样物质可沉积在肾脏、心脏、皮肤等多个器官造成脏器损失、功能失调，并继发于多种疾病，如浆细胞病、慢性炎症性疾病、基因突变等。临床引起不同的临床综合征，包括心肌病、蛋白尿、肝大、巨舌、植物神经紊乱、瘀斑、肾衰竭、高血压等。目前研究表明已有 36 种人类前体蛋白与淀粉样变性有关，包括免疫球蛋白轻链（AL）、血清淀粉样蛋白 A（AA）、转甲状腺蛋白（ATFR）等。其中系统性轻链（AL）型淀粉样变性最为常见，AL 是由异常单克隆免疫球蛋白轻链形成淀粉样蛋白，沉积于组织器官，进而造成组织结构损伤、器官功能障碍的系统性疾病[2]。从异常单克隆免疫球蛋白轻链的来源看，大部分都是浆细胞所产生，来源于淋巴细胞的仅占 2%[3]。

AL 型淀粉样变性是一种罕见病，欧美国家报道的发病率为 8 ~ 10 例 /（百万人·年），我国尚无确切的发病率数据，从肾活检资料看，约占继发性肾脏病患者的 4%[4]。AL 型淀粉样变性多见于老年人，诊断中位年龄 60 岁左右，男性患者比例略高于女性[5]。淀粉样蛋白可在肝脏、脾脏、肾脏、心脏、神经和血管中积聚，引起不同的临床综合征，临床表现可以从无症状到危及生命，疾病严重程度取决于淀粉样物质的类型、沉积的数量和位置。最常累及的器官为心脏、肾脏，分别占西方国家及中国所有淀粉样变类型的 65% 和 93%。大部分临床表现无特异性，但舌体肥大和眶周紫癜是 AL 型淀粉样变性较为特异的临床表现。

2. 诊断　该病诊断需根据临床表现、体格检查、实验室检查、特殊检查及组织病理学综合评估。其诊断标准为组织活检刚果红染色呈阳性，偏光显微镜下呈黄绿色双折光，电镜下可见无分支、排列紊乱的细丝样纤维结构，淀粉样物质沉积于肾小球系膜区或毛细血管壁，小部分沉积于肾小管及肾间质，常伴有肾小管、肾间质不同程度病理改变以及炎细胞浸润。心脏磁共振对于淀粉样变性的诊断仅次于金标准——刚果红染色阳性。新型成像剂 ¹⁸F florbetapir 能够检测到低于细胞外容积识别阈值的淀粉样蛋白负荷，从而有望实现早期诊断[6]。

3. 病理　Sait 等于 2010 年提出肾淀粉样变性组织病理学分类、评分和分级系统，为病理分级以及预后提供思路[7]。其将肾淀粉样变性的组织病理学分类归为 6 类：Ⅰ类为轻微肾淀粉样变性；Ⅱ类为系膜轻微淀粉样变性；Ⅲ类为局灶性系膜毛细血管淀粉样变性；Ⅳ类为弥漫性系膜毛细血管淀粉样蛋白沉积；Ⅴ类为膜周型淀粉样沉积；Ⅵ类为晚期肾淀粉样变性。而肾组织病理改变评分主要包括肾小球淀粉样物质沉积分类、肾小球淀粉样物质沉积程度、肾血管淀粉样物质沉积、肾间质淀粉样物质沉积、肾小管间质慢性病变、肾间质炎细胞浸润及肾小球球性硬化程度等 7 个方面。

国内外已有研究应用该评分系统评估肾淀粉样变性病理改变程度以及探究其与临床症状间的联系，并表明淀粉样物质沉积程度、部位以及间质病理改变与尿蛋白定量、肾功能水平均有一定的联系，且肾淀粉样变性的病理分级与病情进展与预后密切相关。由于淀粉样变性的症状复杂多样，且无特征性表现，易与其他疾病混淆致误诊率较高，常延误治疗从而导致预后较差。而该病的预后主要取决于淀粉样变性的类型和患者对治疗的反应，因此早期确诊、明确疾病类型、受累器官及数量是治疗的关键。而在诊疗过程中，相应的临床指标可有力地反映患者预后情况。研究表明确诊时的尿蛋白定量、血肌酐水平以及肾小球滤过率、游离轻链心脏受累、心功能指标均会影响淀粉样变性的预后。

病理特征：光镜下苏木精－伊红（HE）染色呈嗜伊红均质状，过碘酸－雪夫（PAS）染色呈弱阳性或阴性，Masson 染色呈嗜亮绿，刚果红染色呈砖红色，偏振光显微镜下呈苹果绿色双折光，电镜下表现为直径 8～14nm、无分支、排列紊乱的纤维丝状结构。X 线衍射显微镜下可见 β 片层结构。需要指出的是，刚果红染色阳性并不等于淀粉样变性，纤维样肾小球肾炎患者刚果红染色也可以阳性。因此受累组织行免疫荧光或质谱分析鉴定淀粉样变性的类型至关重要。

4. 治疗　自体造血干细胞移植（ASCT）是治疗淀粉样变性最有效方法之一，但应严格把握移植适应证。基于蛋白酶体抑制剂硼替佐米的化疗方案是目前肾淀粉样变性不可替代的治疗方案。近年来，产生了多种新型疗法。

（1）达雷妥尤单抗（DARA）：DARA 是针对浆细胞表面 CD38 抗原的人源化 IgG1-κ 单抗。在初治淀粉样变性患者中，有助于患者快速获得深度血液学缓解和器官缓解，安全性良好[8]。

（2）免疫调节剂（IMiDs）：包括沙利度胺、来那度胺以及泊马度胺。泊马度胺联合地塞米松在既往接受过治疗的患者中的血液学 ORR 可达 68%，反应快速[9]。

（3）烷化剂：常用烷化剂包括美法仑、环磷酰胺和苯达莫司汀，后两者对 B 细胞来源以及浆细胞来源的 AL 型淀粉样变性均有效。

本例患者肾穿诊断淀粉样变后未能进行进一步检查，长期以保护肾脏及纠正 CKD 并发症治疗为主，对淀粉样变未进行系统诊治，故治疗效果欠佳，目前进入肾脏替代治疗阶段。血透过程中该患者接受高通量透析方案。高通量透析是指应用高通量膜进行血液透析，与普通透析相比，流量显著增加，可较好清楚中分子和大分子溶质。通过常规透析的患者血清 Scr、BUN、PTH、P、β_2-MG 含量较治疗前可显著降低，但是常规的血液透析的膜孔径较小，对于 Scr、BUN 这类的小分子毒素清除较好，但是对于 PTH、β_2-MG 这类较大分子毒素清除效率较低，而高通量透析采用了较大孔径和膜面积的透析器，具有更大的通透性和更强的吸附能力[10]，因此对 PTH、β_2-MG 以及炎症因子等大中分子的毒素滤过率增加，此外高通量透析还能通过降低血磷以及 PTH 的含量，减少肾性骨营养不良和皮肤瘙痒的发生率[11]。该患者接受高通量透析治疗后水肿明显缓解，血色素、血白蛋白较透析前明显升高，PTH、β_2-MG 长期达标，生活质量明显改善。

综上所述，肾淀粉样变性因临床表现无特异性，易与其他肾脏疾病相混淆，需通过临床生化指标、免疫固定电泳、游离轻链、肾组织免疫荧光染色等项目进行初步诊断，同时开展刚果红复染，特殊免疫组化染色等方法与少见疾病进行鉴别。

五、专家点评

肾淀粉样变性是一种少见的全身性疾病，发病以中老年为主，男性多于女性。当中老年患者出现原因不明的肾病综合征时，应怀疑原发性淀粉样变。肾病理学检查是确立诊断的最可靠方法，其他部位病理检查（如直肠、牙龈、舌、口腔黏膜、皮肤等）见淀粉样蛋白沉积，也可确诊。明确淀粉样变性分型，对患者治疗及预后有明确的指导意义。本例患者发现蛋白尿 7 年，初期体格检查和 B 超等未见巨舌、肝脾大等，但激素、中药等保守治疗疗效欠佳，病情进展至肾病综合征、终末期肾病，目前维持性血液透析治疗。肾淀粉样变性所致终末期肾病一般生存期短，透析替代治疗并不能延长患者寿命，但通过消除水肿、清除毒素和稳定内环境，纠正贫血、营养不良和钙磷代谢异常等，可以提高患者的生活质量。

（上海市杨浦区中医医院　张　玮 钟源芳）

参考文献

[1]Sipe JD，Benson MD，Buxbaum JN，et al.Nomenclature 2014：Amyloid fibril proteins and clinical classification of the amyloidosis[J]. Amyloid，2014，21（4）：221-224.

[2]Gertz MA，Dispenzieri A.Systemic Amyloidosis Recognition，Prognosis，and Therapy：A Systematic Review[J]. JAMA，2020，324（1）：79-89.

[3]Bianchi G，Kumar S.Systemic Amyloidosis Due to Clonal Plasma Cell Diseases[J]. Hematol Oncol Clin North Am，2020，34（6）：1009-1026.

[4]Hou JH，Zhu HX，Zhou ML，et al.Changes in the spectrumof kidney diseases：an analysis of 40，759 biopsy-provencases from 2003 to 2014 in China[J].Kidney Dis（Basel），2018，4（1）：10-19. DOI：10. 1159/000484717.

[5]Huang xh，Liu ZH.The Clinical Presentation and Management of Systenmic Light-Chain Amyloidosis in China[J].Kidney Dis（Basel），2016，2（1）：1-9.

[6]Cuddy SAM，Bravo PE，Falk Rh，et al.Improved Quantification of Cardiac Amyloid Burde in Systemic Light Ghain Amyoidosis：Redefining Eariy Disease[J].JACC Gardiovasc Imaging，2020，13（6）：1325-1336.

[7]Sen S，Sarsik B.A proposed histopathologic classification，scoring，and grading system for renal amyloidosis：standardization of renal amyloid biopsy report[J]. Arch Pathol Lab Med，2010，134（4）：532-544.

[8]Palladlnl G，Mllanl P，Foll A，et al.A phase 2trlal of pomalldomlde and dexamedhason eres cue treatment in patlents withALamyloldosis[J].Blood，2017，129（15）：2120-2123.

[9]李阳，王平，王国祥，等.三种血液净化方式对维持性血液透析患者残余肾功能的影响[J].中国临床保健杂志，2017，20（1）：55-58.

[10]黄小蝶，詹锋，吴智丹，等.杂合式血液净化模式治疗慢性肾功能不全合并心力衰竭的效果观察[J].检验医学与临床，2018，15（11）：1664-1667.

[11]钟广芝，胡鹏飞.高通量血液透析对老年慢性肾衰竭患者血清中分子毒素清除效果研究[J].临床和实验医学杂志，2016，15（10）：1007-1010.

病例 28

POEMS 综合征肾损伤

一、临床资料

现病史：患者女性，52 岁，因"腰痛、骨痛、关节痛 2 年余"于 2020 年 5 月入院。患者 2 年余前无明显诱因出现腰痛、骨痛，伴膝关节、肩关节、腕关节疼痛，晨起双手关节僵硬，遇冷感手麻不适，双手背色素沉着，面部可见皮疹，间断双下肢水肿，夜尿 1 ~ 2 次 / 晚，口腔多发龋齿，无尿量减少。曾于我院中医科就诊（具体不详），关节疼痛未见明显好转。入院前 3 个月患者腰痛不适加重，稍感尿频，无尿急、尿痛、肉眼血尿，无畏寒、发热，遂来我院门诊。2020 年 5 月 18 日查尿常规：尿蛋白质 ++，白细胞总数 29.2/μl，红细胞计数 145.50/μl；生化：尿素氮 5.4mmol/L，肌酐 96μmol/L，肾小球滤过率 58.8ml/（min·1.73m^2）（CKD-EPI）；自身抗体、ANCA、免疫球蛋白水平均未见明显异常。为求进一步诊治收入我科。

既往史：既往否认肝炎病史，否认结核、伤寒、血吸虫等传染病史，否认药物过敏史，否认食物过敏史，否认手术外伤史，否认输血史，否认高血压、冠心病、糖尿病等慢性病史。

体格检查：T 36.3℃，P 78 次 / 分，R 20 次 / 分，BP 129/82mmHg。体型消瘦，贫血貌，面部可见暗红色皮疹，双手背色素沉着，口腔多发龋齿，双肺呼吸音粗，未及干湿啰音。心前区无隆起，心尖搏动无弥漫，心界无扩大，心率 78 次 / 分，律齐，各瓣膜区未及病理性杂音。腹部膨隆，未见腹部静脉曲张，中上腹轻压痛，无肌卫、反跳痛，移动性浊音（+）。双下肢无明显凹陷性水肿。

辅助检查：

血常规：白细胞 3.4×10^9/L，中性粒细胞百分比 63.8%，血红蛋白 92g/L ↓，血小板 125×10^9/L。

尿常规：pH 5.5，Pro+ ↑，比重 1.012，BLD+++ ↑，白细胞总数 5.2/μL，红细胞计数 45.7/μl ↑，病理性管型检查阴性，尿渗透压 135mOsm/（kg·H$_2$O），尿 ACR 415mg/g ↑，尿 PCR 641.5mg/gcr，24h 尿蛋白 466mg/2.2L。

便常规：OB（－）。

血生化＋电解质：白蛋白 41g/L↓，尿素 5.9mmol/L，肌酐 103μmol/L↑，尿酸 516μmol/L，K 4.5mmol/L，Na 144mmol/L，Cl 109mmol/L↑，Ca 2.15mmol/L↓，P 1.60mmol/L↑。

血液系统：血免疫固定电泳阴性。

血沉：血沉 18mm/h。

血糖：血糖谱正常。

甲状腺功能：甲状腺功能：三碘甲状腺原氨酸（TT$_3$）1.03nmol/L↓，甲状腺素（TT$_4$）76.50nmol/L，游离三碘甲状腺原氨酸（FT$_3$）2.76pmol/L↓，游离甲状腺素（FT$_4$）10.30pmol/L↓，促甲状腺激素（TSH）10.100mIU/L↑，甲状腺球蛋白抗体 12.90U/ml，甲状腺过氧化物酶抗体 9.00U/ml。

自身抗体谱阴性，抗心磷脂抗体＋RF 阴性；免疫固定电泳阴性；免疫球蛋白亚类：免疫球蛋白＋补体正常；肿瘤标志物正常范围。

T-SPOT 实验：阳性（＋）。

胸部 CT：两肺少许慢性炎症及间质性改变，左侧胸腔少量积液。

X 线：肋骨 X 线提示右侧第 4、5 肋骨局部密度增高。

骨盆 X 线提示右侧髂骨及左侧股骨干近端局部密度增高（病例 28 图 1A）。

B 型超声：

腹部超声：脾大，脾下极实性结节，脾上极囊肿，胆总管轻度扩张，腹腔积液（42mm），双肾形态正常（右肾大小 105mm×41mm，左肾大小 102mm×39mm），包膜完整，边界清晰，回声均匀皮髓质分界清晰，集合系统未见分离，双肾血供丰富。

心脏超声：提示左室舒张功能欠佳，主动脉瓣部分钙化，轻度肺动脉高压伴三尖瓣轻度反流，少量心包积液。

肾动脉 B 超：提示双侧肾动脉起始段及肾内动脉血流通畅。

头颅 CT 平扫（病例 28 图 1B）：提示左侧顶骨密度增高。

肌电图：EMG：未见明显异常。NCV：双侧腓浅神经 SNAP 波幅降低；双侧腓肠神经感觉传导未引出；余未见明显异常。肌电图提示：考虑多发性周围神经病变（主要累及下肢感觉）。

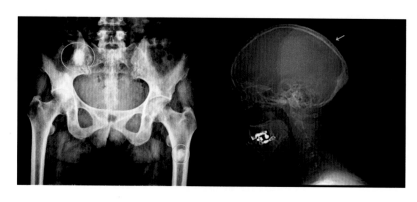

病例 28 图 1　患者影像学提示多发性骨硬化

注：A. 骨盆 X 线提示多发骨密度增高（黄色圈所示）；B. 头颅 CT 提示顶骨骨密度增高（黄色箭头所示）。

二、多学科诊疗建议

（一）多学科诊疗建议

患者肾功能异常伴多系统累及，邀请多学科协助诊治。

1. 呼吸科诊疗建议　患者临床表现为消瘦。肺部 CT：两肺少许慢性炎症及间质性改变，左侧胸腔少量积液。T-SPOT 实验：阳性（＋）。结核待排，不建议诊断性抗结核，建议完善胸水抽液送检、E-Bus。完善结核二代测序检查未见异常。

2. 内分泌诊疗建议　因甲状腺功能异常请内分泌科会诊后建议完善甲状腺 B 超、垂体 MRI 检查，予以优甲乐每日 25μg 口服补充甲状腺激素治疗，定期复查甲状腺功能。

3. 骨科诊疗建议　患者多发骨密度增高，建议完善骨盆增强 MR 或 PET/CT，必要时骨活检。

4. 血液科诊疗建议　建议进一步完善 VEGF、全身 PET/CT 明确有无 POEMS 综合征。第二次住院建议完善腹水流式 40CD 检查、染色体核型分析，完善 IgD、IgE 免疫固定电泳检查，完善骨活检、淋巴结活检。

5. 我科科内讨论　患者出现肾功能减退，少量蛋白尿，无肾穿刺禁忌，进一步完善肾穿刺活检。

（二）补充检查结果

根据多学科诊疗建议：对患者完善相关检查，结果如下：

1. 骨髓穿刺　镜下大部分为纤维组织和骨组织，小部分为造血组织，造血组织与脂肪比约占 60%，造血组织增生，三系细胞均可见到，巨核系细胞数目增多，约占骨髓有核细胞数 4%，细胞体积较大，分布未见异常；有核红细胞数目稍减少，约占骨髓有核细胞数 20%，细胞形态及分布未见异常；粒系细胞数目增多，约占骨髓有核细胞数 50%，少数细胞 CD34、CD117 呈阳性反应，CD34 阳性细胞约占骨髓有核细胞数 3%，细胞形态未见异常，分布稍紊乱。免疫组化结果示，T、B 淋巴细胞数目稍增多，考虑淋巴细胞反应性增生；浆细胞数目不增多，约占骨髓有核细胞数 3%，呈多克隆性增生。为巨核系细胞和粒系细胞增生，有核红细胞增生轻度受抑制，请结合临床。特染（T2020-0400）：网染示网状纤维增生（灶性 +）。免疫组化（2020-1074）：CD3（少数 +），CD5（少数 +），CD10（少数 +），CD20（少数 ++），CD79a（少数 +），CD34（少数 +），CD56（个别 +），CD61（巨核细胞 +），CD68（组织细胞 +），CD117（少数 +），CD138（少数 +），CD235a（+），MPO（+），Lyso（+），TdT（个别 +），Cyclin-D1（-），Ki-67（40%+），κ（少数 +），λ（少数 +）。

2. 肾穿刺病理

（1）免疫荧光：3 个肾小球沉积部位：系膜区、部分间质血管壁。沉积方式：C3 呈血管壁颗粒状及团块状沉积、IgA 局灶颗粒状沉积、IgG（-），IgA（± ~ +），IgM（±），C3（+），C1q（-），C4（-），Fib（-），Kappa（-），Lambda（-），lgG1（-），lgG2（-），IgG3（-），IgG4（-），PLA2R（-）。免疫组化特染（T2020-399）：PASM（节段毛细血管襻基膜不规则增厚）、Masson（节段毛细血管襻基膜见"双轨征"，节段毛细血管襻见纤维素样坏死，部分肾细动脉管壁纤维素样坏死），刚果红（-）。免疫组化（2020-1065）:CD3（部分 +），CD5（部分 +），CD20（部分 +），CD79a（部分 +），lgG4（-），Ki67（约 3%+），AA（-），Kappa（少数 +），Lambda（少数 +）。

（2）光镜检查：46 个肾小球，5 个球性硬化，其余肾小球体积偏大，肾小球弥漫性系膜细胞中-重度增生，伴系膜基质中-重度增多，节段系膜区溶解，部分毛细血管襻不规则增厚，节段毛细血管襻基膜见"双轨征"，部分毛细血管腔内皮细胞增生、肿胀，小球增生呈分叶状，部分毛细血管腔闭塞，节段毛细血管腔内微血栓形成，1 小球节段纤维素样坏死，部分与球囊壁粘连，部分球囊腔扩张，小球内少量淋巴细胞散在浸润，以 T 淋巴细胞为主；部分小管萎缩，部分有蛋白及细胞管型，部分小管再生；间质中度炎症细胞散在浸润，部分区片状浸润，伴 2 处淋巴滤泡样结构形成，并间质纤维组织轻度增生（约 25%），部分髓间质水肿；肾小动脉未见特殊病变，较多量肾细动脉内皮细胞肿胀，部分肾细动脉管壁纤维素样坏死（病例 28 图 2）。

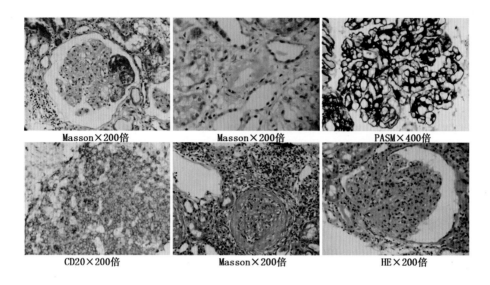

病例 28 图 2　肾组织穿刺活检病理变化

3．电镜检查　1 处肾小球系膜区见电子致密物沉积，节段肾小球毛细血管襻基底膜内皮下间隙增宽（病例 28 图 3），结合组织学存在较多系膜溶解，临床有肝脾大、骨病、皮肤病变，建议行血 VEGF 检测及骨髓相关检查明确是否存在浆细胞瘤等疾病，排查是否存在 POEMS 综合征。

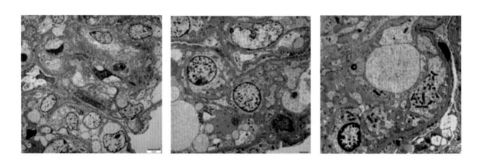

病例 28 图 3　肾组织穿刺活检电镜显示

4．病理诊断　膜增生性肾小球肾炎，结合临床病史，倾向继发性，不排除 POEMS 综合征伴发血栓性微血管病可能。

5．PET-CT　PET/CT 影像诊断示：①右侧第 4 及 5 肋骨、胸骨、胸腰骶多发椎体、右侧髂骨、右侧髋臼及左侧股骨头片状密度增高影，部分病灶 FDG 摄取轻度升高，肝脾增大，脾脏内多发低密度影，FDG 摄取未见升高，双侧颈深部、双侧锁骨上下、双侧腋下、纵隔内、腹膜后及双侧腹股沟区多发淋巴结稍肿大，FDG 摄取轻度升高，上述病灶均考虑自身免疫性或血液系统疾病所致改变可能，不典型骨转移性病灶待排，请结合临床及相关实验室检查；②右肺下叶背段及外基底段片状密度增高影，FDG摄取升高，考虑炎性病变可能，请结合临床除外不典型肿瘤改变；③颅脑未见异常密度及FDG异常摄取，请结合临床及MR检查。双侧筛窦及左侧上颌窦炎症；④甲状腺左右叶片状低密度影，FDG摄取未见升高，考虑小腺瘤可能，请结合超声检查除外其他；⑤双肺散在炎症及炎症后遗灶。心包少量积液；⑥左侧附件区囊性灶，FDG摄取未见升高，考虑卵巢囊肿可能，请结合临床及超声检查综合判断；⑦脊椎退行性变。主动脉及其分支动脉管壁部分硬化。

骨髓细胞染色体核型分析提示未发现与肿瘤有关的染色体数目或结构上的异常。骨髓流式细胞结果提示未检测到明显急性白血病、NHL及高危MDS相关免疫表型异常证据。IgD、IgE免疫固定电泳阴性。

三、诊断分析

1. 诊断及诊断依据

（1）诊断：POEMS综合征，膜增生性肾小球肾炎并发血栓性微血管病，慢性肾脏病3期。

（2）诊断依据：患者临床表现为消瘦、面部皮疹，入院查血肌酐升高，尿蛋白、尿红细胞增多。肌电图示多发性周围神经病变。骨盆、肋骨、胸骨、头颅CT示全身多处骨密度增高。超声示脾脏、淋巴结肿大，多浆膜腔积液。骨穿检查示巨核系细胞增多。肾活检病理示膜增生性肾小球肾炎，不排除POEMS综合征伴发血栓性微血管病可能。符合POEMS综合征诊断标准。患者入院查血肌酐103μmol/L。根据CKD-EPI公式算得eGFR 53.61ml/（min·1.73m^2），故诊断为慢性肾脏病3期。

2. 鉴别诊断

（1）多发性骨髓瘤：可首发为骨痛，X线通常显示骨质疏松、多发性溶骨性破坏，病理性骨折，骨硬化少见。其发病年龄较晚，伴血沉增快，血钙增高及M蛋白、尿本周蛋白出现的频率高于POEMS综合征，合并肾脏损害多见，可有淀粉样变，内分泌改变较POEMS综合征少，骨髓穿刺幼稚浆细胞明显增高。该患者多发骨硬化，骨髓穿刺浆细胞增高不明显，故不考虑上述疾病。

（2）慢性格林巴利综合征：表现为多发性周围神经病变及脑脊液蛋白增高，几乎无皮肤损害及内分泌功能障碍，无骨骼损害及M蛋白、浆细胞浸润等。该患者有内分泌功能障碍、骨骼损害等其他系统损伤，故不考虑上述疾病。

（3）结缔组织病：本病是多系统疾病，所以可能与各种结缔组织病相似。皮肤色素过度沉着和僵硬、雷诺现象和指端屈腱挛缩（上肢神经病变所致）与系统性硬化表现相似。该患者皮肤无坚韧感，无毛细血管扩张、钙质沉着和指端骨吸收，故不考虑。发热、淋巴结肿大、脏器肿大、胸腔积液、腹水、雷诺现象与系统性红斑狼疮相似，且两种疾病都可以出现肾损害。但其肌肉损害多为肌源性，血清蛋白电泳不出现 M 蛋白，血中可测出自身抗体等以鉴别。该患者肌电图提示多发性周围神经病变，血清自身抗体阴性，故不考虑上述诊断。

四、治疗经过及随访情况

考虑患者消瘦，进食差，一般状况欠佳，少量蛋白尿，肾功能稳定，故予以保守治疗。

出院后因腹胀不适就诊于上海中山医院，予以螺内酯 1 片 1 次 / 天、呋塞米 1 片 1 次 / 天利尿消肿治疗。患者 2020 年 7 月 9 日再次于我科就诊，不考虑结核感染，故予甲泼尼龙琥珀酸钠每日 40mg 静脉滴注治疗原发病，出院时予醋酸泼尼松片（泼尼松片）每日 25mg 口服，口服百令胶囊、肾炎康复片、优甲乐、肾衰宁、奥美拉唑等治疗。出院后患者仍有关节疼痛、骨痛，期间出现腹胀并逐渐加重，腹部膨隆，再次入院。2020 年 8 月 11 日行腹腔穿刺＋腹水引流术，每日引流黄色略浑腹水 1000ml，并多次行腹水沉渣找结核菌，均涂片阴性，腹水未见肿瘤细胞。腹水培养提示科氏葡萄球菌解脲亚种，予左氧氟沙星 0.4g 静脉滴注 1 次 / 天抗感染治疗 1 周。予治疗原发病：注射用甲泼尼龙琥珀酸钠（尤米乐）每天 40mg 静脉滴注，1 周后减量为每日 20mg 静脉滴注，出院予泼尼松片每日 20mg 口服，后逐渐减量；加用沙利度胺 50mg 口服，每日 3 次。并予护肾、降尿酸、调节钙磷代谢、补充甲状腺素等治疗。经治疗患者腹水减少，甲状腺功能好转，复查血肌酐降至 89μmol/L，GFR 64.2ml/（min·1.73m^2），尿 ACR 313.4mg/g，尿 PCR 558.8mg/g。

五、讨论

1. 概述　POEMS 综合征又称 Crow Fukase 综合征，是一种罕见的浆细胞异常增生疾病，以多发性周围神经病变（P）、脏器肿大（O）、内分泌病变（E）、M 蛋白（M）和皮肤改变（S）为主要临床表现。POEMS 综合征的发病率较低，2003 年有研究曾报道其发病率约为 0.3/100 000[1]。因其疾病复杂，导致误诊率高，致残率高，中位生存期仅 5 ～ 7 年[2]。

2. 病因及发病机制　POEMS 综合征目前的病因及发病机制尚不明确。近年来认为可能与血管内皮生长因子（VEGF）、前炎症性细胞因子、基质金属蛋白酶以及 8 型人类疱疹病毒（HHV-8）感染有关。在 POEMS 综合征患者中，血清及血浆 VEGF 水平异常增高。众所周知，VEGF 以内皮细胞为靶点，诱导血管通透性的快速和可逆增加，并在血管生成中发挥重要作用，并且它在成骨细胞、骨组织、巨噬细胞、肿瘤细胞（包括浆细胞）和巨核细胞 / 血小板中表达 [3, 4]。有研究发现其是 POEMS 综合征特异性的诊断指标，特异性、敏感性分别为 90%、84%[5, 6]，其诊断 POEMS 综合征的有效切点是 200pg/ml（特异性 95%，敏感性 68%）[7]。VEGF 水平的变化与疾病活动显著相关 [7]，因此可用于检测患者疾病活动度和早期预测疾病复发。多个研究发现，与多发性骨髓瘤（MM）及意义未明的单克隆免疫球蛋白血症（MGUS）不同的是，POEMS 综合征患者的 M 蛋白几乎均为 λ 轻链，κ 轻链极为罕见 [2]。

　　POEMS 综合征相关肾病目前报道较为少见，可以蛋白尿、镜下血尿、水肿及肾功能不全为首发表现，可合并肾小管酸中毒、高血压等并发症 [8]，发病机制尚不清楚。VEGF 水平在 POEMS 综合征患者血清或血浆中异常升高，可增加血管通透性，VEGF 可在肾脏中表达，尤其在肾小球系膜细胞及内皮细胞，使系膜细胞增生、内皮细胞损伤导致肾脏病变 [9]，VEGF 水平的趋势，而不是其绝对水平，与疾病的变化及临床获益相关 [10]。除此之外，前炎症因子（TNF-α、IL-1、IL-6）和细胞生长因子（FGF-β、TGF-β、PDGF）被证实参与 POEMS 综合征相关肾损伤的发病 [11]，但其详细机制有待进一步研究。

　　3. 临床表现　血清肌酐水平在大多数情况下是正常的，但血清胱抑素 C，作为肾功能的替代标记，在 71% 的患者中较高 [12]。Dispenzieri A 等研究发现 [13]，临床上少于 10% 的患者蛋白尿超过 0.5g/24h，只有 6% 的患者血清肌酐大于或等于 1.5mg/dL。4% 的患者发展为肾衰竭。我们中国的一系列研究发现，22% 的患者的肌酐清除率（CrCl）< 60ml/（min·1.73m^2）[2, 14]。Dispenzieri A 等研究发现，同时患有 Castleman 病的患者更有可能发生肾脏疾病 [13]。在 POEMS 综合征肾损伤患者中，肾组织学表现多样，以膜增生性特征和内皮损伤最为常见，表现为血栓性微血管病变。在光镜和电子显微镜下，主要表现为系膜扩张、毛细血管管腔狭窄、基底膜增厚、内皮下沉积、内皮下间隙扩大、内皮细胞肿胀和空泡化以及系膜溶解 [15~21]。标准免疫荧光为阴性 [16, 22]，这与原发性膜增生性肾小球肾炎不同，浆细胞巢或 Castleman 样淋巴瘤很少浸润 [21]。

　　临床数据显示，POEMS 综合征 6 年无进展生存率 62%[23]，10 年总体生存率为 70%[24]。影响预后因素包括发病年龄、确诊时白蛋白水平及对一线治疗的完全血液学反应 [24]。发病年龄越大预后越差，而确诊时白蛋白水平 > 3.2g/dl 及治疗达到完全缓解则提示预后较好。2016 年 Ye W 等人通过一项队列研究分析发现 [14]，67 例（22.4%）患者在基线时存在肾损害 [eGFR < 60ml/（min·1.73m^2）]，这远高于梅奥诊所的研究结果（2%）。多因素分析发现腹水是肾脏损伤相关的独立危险因素，而治疗前较短的病程和 VEGF 水平下降与肾脏治疗反应明显相关。这也提示我们尽管肾脏损伤不是 POEMS 综合征的主要诊断标准，但仍不能忽略对这些患者进行及时的肾脏功能评估。

本病较为罕见，故临床误诊率较高，中位发病年龄 51 岁，男性多于女性，男女比例为（2 ~ 3）：1。起病隐匿，表现多样，随着病情进展可逐渐累及多发系统。

（1）多发性周围神经病变：见于所有患者，多为首发症状，以对称性、进行性感觉和运动神经功能障碍为主要特征，多从足端开始，具体表现为四肢远端对称性手袜套样麻木感及针刺感，肢体无力。部分患者可出现自主神经功能障碍，表现为腹泻、便秘、多汗、低血压等。周围神经活检病理为轴突变性和脱髓鞘样改变。

（2）M 蛋白和骨髓异常：大部分患者存在 M 蛋白，极少部分患者 M 蛋白阴性，多为 IgG 或 IgA，λ 轻链型。骨髓活检可提示浆细胞增多。另外，通过轻链免疫组织化学染色或者流式细胞术证实存在轻链限制性浆细胞病或者游离轻链比异常均可诊断。

（3）硬化性骨病：大约 95% 的患者发生骨硬化性病变，可与良性骨岛、动脉瘤样骨囊肿、非骨化纤维瘤和纤维结构不良相混淆 [25, 26]，部分病变是密集硬化的，而有些病变是骨溶解性的，边缘是硬化的，还有一些则是混合的肥皂泡状外观。

（4）脏器肿大：以肝、脾、淋巴结肿大为多见。其中肝大占 67% ~ 80%，脾大占 24% ~ 40%，淋巴结肿大占 22% ~ 65%。淋巴结活检病理结果可为 Castleman 病、反应性增生、慢性淋巴结炎。

（5）内分泌病：内分泌异常较常见，可见性腺功能减退、糖耐量异常、甲状腺功能减退、肾上腺皮质功能减退 [5]。胡萍等人的研究发现，在内分泌系统异常中，泌乳素水平异常的发生率最高，为 60.0%，其次分别为甲状腺轴及肾上腺轴功能异常 [26]。

（6）皮肤改变：50% ~ 90% 的患者有皮肤改变，其中以局灶性或全身性皮肤色素沉着最常见。皮肤的肾小球样血管瘤也是 POEMS 综合征的重要体征，几乎很少见于其他疾病 [27]。其他表现有水肿、多毛（通常局限于四肢、胸部及面部）、多汗、杵状指、雷诺现象、血管瘤及白甲等。

（7）其他：本病尚可有下列表现：低热、消瘦、水肿、浆膜腔积液、视神经盘水肿、肺动脉高压、杵状指、雷诺现象、血小板增多和血清 VEGF 水平升高等。

4. 诊断　POEMS 综合征的诊断标准是 2003 年 Dispenzier 等最先提出的 [28]，2007

年更新的标准强调了 VEGF 的重要性。目前公认的 2017 年梅奥诊所标准，详见病例 28 表 1[29]。

病例 28 表 1　梅奥诊所诊断标准

强制性主要标准	1. 多发性神经病（通常是脱髓鞘） 2. 单克隆浆细胞增殖障碍（几乎总是 λ）
主要标准	3. Castleman 病 4. 硬化性骨病 5. 血管内皮生长因子升高
次要标准	6. 器官肿大（脾大、肝大或淋巴结肿大） 7. 血管外容量超负荷（水肿、胸腔积液或腹水） 8. 内分泌失调（肾上腺、甲状腺、垂体、性腺、甲状旁腺、胰脏） 9. 皮肤改变（色素沉着、多毛症、肾小球血管瘤、肢端发绀、皮肤发红、指甲发白） 10. 视神经盘水肿 11. 血小板增多症／红细胞增多症
其他症状和体征	杵状病、体重减轻、多汗症、肺动脉高压／限制性肺疾病、血栓性疾病、腹泻、低维生素 B_{12}

注：当强制性主要标准、三个主要标准之一和六个次要标准之一同时存在时，POEMS 综合征的诊断成立。

有一种 POEMS 的 Castleman 病变种，没有克隆浆细胞紊乱的证据，在本表中没有解释，这个实体应单独考虑。

由于糖尿病和甲状腺异常的高患病率，单凭这一诊断不足以满足这一次要标准。

大约 50% 的患者会出现骨髓改变，这与典型的 MGUS 或多发性骨髓瘤不同。除非有 Castleman 病，否则贫血和（或）血小板减少症在该综合征中是非常罕见的。

本例患者表现为多发性周围神经病变、多发性骨硬化、器官肿大（脾大）、血管外容量超负荷（心包积液、胸腔积液、腹腔积液）、内分泌失调（甲状腺功能减退）、皮肤改变（面部、手背色素沉着），肾组织病理活检提示膜增生性肾小球肾炎，不排除 POEMS 综合征伴发血栓性微血管病可能。经过多学科讨论后，诊断为 POEMS 综合征肾损伤。该患者 M 蛋白阴性，骨穿未见浆细胞增生。既往亦有研究报道 M 蛋白阴性的 POEMS 综合征。Suichi T 等人研究报道 392 例 POEMS 综合征患者中仅有 89% 的患者检测到单克隆浆细胞增殖[30]。北京协和医院 He TH 等人研究了 13 例未检出单克隆浆细胞增殖的非典型 POEMS 综合征患者[31]，有几种可能的解释，POEMS 综合征患者中可能存在非分泌性浆细胞，其次 M 蛋白水平太低，目前的检测手段无法检出，因此需要对患者进行持续的跟踪随访。

5. 治疗　目前 POEMS 综合征的治疗包括对症支持治疗、局部放疗、抗浆细胞治疗以及其他药物。抗浆细胞治疗的方法包括自体造血干细胞移植、左旋苯丙氨酸氮芥（马法兰）、来那度胺、硼替佐米等。因 POEMS 综合征几乎累及所有系统，现多通过对血液学疗效、血清 VEGF 疗效和神经系统疗效来进行综合的疗效评估。

（1）支持对症治疗：注意休息，均衡营养，水肿者低盐饮食，肾功能不全者优质低蛋白饮食。神经病变导致四肢无力、关节病变者需进行物理治疗，包括康复锻炼、防足下垂、踝部助力器的使用等。内分泌功能异常患者需给予激素替代治疗（包括甲状腺素和糖皮质激素）。呼吸肌无力或肺动脉高压者可给予持续给氧或持续正压通气以改善呼吸困难。积极利尿治疗也能显著提高水肿或浆膜腔积液患者生存质量，使用阿司匹林预防血栓也较为重要。

（2）局部放疗：孤立性骨硬化病灶可行局部放射治疗（RTx），可显著改善症状，但绝大多数患者可在 2 ~ 3 年后复发[32]。不推荐 RTx 作为一线治疗，只适用于移植前过渡、巨大病灶的巩固性 RTx 及体弱者[33]。全身性骨硬化病变则需要综合治疗。临床不能单纯以骨骼 X 线评估病情，至少应包括 MRI 评估椎体和骨盆，更好的选择应行 PET/CT 检查。

（3）抗浆细胞治疗：抗浆细胞治疗是治疗 POEMS 综合征的基石。包括自体造血干细胞移植（ASCT）、马法兰＋地塞米松（MD）、来那度胺＋地塞米松（Rd）、硼替佐米＋地塞米松（BD）等方案。对年龄 ≤ 65 岁，无严重肾功能异常、肺动脉高压、顽固浆膜腔积液者可行 ASCT 治疗，其主要问题为部分患者干细胞采集失败，移植早期或晚期会出现并发症。对于不适合接受移植的患者可考虑行 MD 方案。一项前瞻性临床研究入选了 31 例不适合移植患者，接受 12 个疗程的马法兰联合地塞米松（MD）治疗[34]。中位随访 21 个月后 81% 的患者出现血液学反应，100% 的患者出现 VEGF 缓解及神经系统症状缓解。同时显著改善了患者的其他临床表现如水肿、脏器肿大、肺动脉高压等。来那度胺对恶性浆细胞同时具有免疫调节和细胞毒性，且神经损伤不良反应显著减少，但需注意血栓预防。相比于 MD 治疗方案，Rd 方案可使 VEGF 水平迅速下降，进而转化为器官功能的改善，也可使患者获得较好的长期生存。硼替佐米联合地塞米松（BD）方案也可用于治疗 POEMS 综合征，有研究报道采用小剂量 BD 方案对 20 名初诊 POEMS 综合征患者进行治疗[35]，血液学 CR 率、VEGF 缓解率和器官缓解率均较高，随访 11 个月无患者疾病进展或死亡。我国有学者报道硼替佐米联合地塞米松治疗一例 POEMS 综合征合并肾衰竭患者[36]，经治疗后患者尿量增多，血肌酐降至正常，并且其他脏器功能逐渐改善，随诊近 3 年无复发。因此，硼替佐米可成为 POEMS 综合征合并肾功能不全患者治疗的新选择。

（4）糖皮质激素：没有前瞻性的研究支持糖皮质激素对 POEMS 综合征的效果。仅有部分个案报告有效。治疗方案：足量 1mg/kg Pred 或大剂量 500 ~ 1000mg/ 天 MP 连用 3 天。单药有效率 40%，缓解持续时间 3 ~ 6 个月，相对较短。并且易出现激素依赖或全身水肿等不良反应。不推荐作为一线治疗。

（5）其他药物：沙利度胺可降低血管内皮生长因子或抗肿瘤坏死因子，有治疗 POEMS 综合征的理论基础，但单独应用并未显示出较烷化剂更好的效果，并且长期应用沙利度胺可有外周神经损害。

随着新药研发和移植的应用以及对该病的深入认识，患者的预后得到极大的改善。2016 年北京协和医院一项纳入 362 例患者的研究表明[37]，年龄＞ 50 岁、肺动脉高压、胸腔积液及 eGFR ＜ 30ml（min·1.73m^2）为疾病的危险因素。无危险因素者的 5 年生存率约为 98%，≥ 2 个危险因素或有肾功能严重受损患者的 5 年生存率约为 67%。POEMS 综合征患者的中位生存期约为 14 年。

六、专家点评

POEMS 综合征是一种罕见的、与浆细胞异常增殖相关的多系统受累的综合征，因其病变广泛而复杂，临床漏诊、误诊率高，若能从一元论角度分析，加强多学科讨论合作，可有效减少漏诊和误诊的发生。

POEMS 综合征合并肾损害少见，更易发生在合并 Castleman 病的患者中。多表现为轻中度蛋白尿，可有肾功能不全，且肾功能不全是导致 POEMS 综合征患者不良预后的独立危险因素。组织病理多为弥漫性增生性肾小球肾炎，以膜增生性病变最常见，与原发性膜性增生性肾小球炎不同的是，免疫荧光多为阴性，很少见浆细胞巢或 Castleman 样淋巴瘤浸润。

本病例从发病至明确诊断时间为 2 年余，明确诊断后采用激素 + 沙利度胺的抗浆细胞治疗方案及对症支持治疗，蛋白尿减少、肾功能改善，并观察到 VEGF 水平的变化与疾病活动显著相关。为肾内科医生今后在肾脏损害合并多系统病变的临床诊疗开拓了新思路。

（复旦大学附属中山医院青浦分院　白寿军）

参考文献

[1]NASU S，MISAWA S，SEKIGUCHI Y，et al.Different neurological and physiological profiles in POEMS syndrome and chronic inflammatory demyelinating polyneuropathy[J].Journal of neurology，neurosurgery，and psychiatry，2012，83（5）：476-479.

[2]LI J，ZHOU D B，HUANG Z，et al.Clinical characteristics and long-term outcome of patients with POEMS syndrome in China[J].Annals of hematology，2011，90（7）：819-26.

[3]ENDO I，MITSUI T，NISHINO M，et al.Diurnal fluctuation of edema synchronized with plasma VEGF concentration in a patient with POEMS syndrome[J].Internal medicine（Tokyo，Japan），2002，41（12）：1196-1198.

[4]NAKANO A，MITSUI T，ENDO I，et al.Solitary plasmacytoma with VEGF overproduction：report of a patient with polyneuropathy[J].Neurology，2001，56（6）：818-819.

[5]CAO X，WANG C，CAI H，et al.[Diagnostic performance and clinical correlation of serum vascular endothelial growth factor levels in patients with newly diagnosed POEMS syndrome][J].Zhonghua xue ye xue za zhi ＝ Zhonghua xueyexue zazhi，2014，35（12）：1065-1068.

[6]ZHAO H，CAI H，WANG C，et al.Prognostic value of serum vascular endothelial growth factor and hematological responses in patients with newly-diagnosed POEMS syndrome[J].Blood cancer journal，2018，8（4）：37.

[7]D'SOUZA A，HAYMAN S R，BUADI F，et al.The utility of plasma vascular endothelial growth factor levels in the diagnosis and follow-up of patients with POEMS syndrome[J].Blood，2011，118（17）：4663-4665.

[8]高依依，徐鹏杰，刘江.以蛋白尿为首发症状的 POEMS 综合征一例 [J].临床肾脏病杂志，2020，20（5）：431-433.

[9]ZOUAGHI K，FATMA L B，HAJRI S，et al.Kidney involvement in Crow-Fukase syndrome[J].Saudi journal of kidney diseases and transplantation：an official publication of the Saudi Center for Organ Transplantation，Saudi Arabia，2015，26（4）：751-756.

[10]SANADA S, OOKAWARA S, KARUBE H, et al.Marked recovery of severe renal lesions in POEMS syndrome with high-dose melphalan therapy supported by autologous blood stem cell transplantation[J].American journal of kidney diseases : the official journal of the National Kidney Foundation, 2006, 47（4）: 672-679.

[11]SOUBRIER M, SAURON C, SOUWEINE B, et al.Growth factors and proinflammatory cytokines in the renal involvement of POEMS syndrome[J].American journal of kidney diseases : the official journal of the National Kidney Foundation, 1999, 34（4）: 633-638.

[12]STANKOWSKI-DRENGLER T, GERTZ MA, KATZMANN JA, et al.Serum immunoglobulin free light chain measurements and heavy chain isotype usage provide insight into disease biology in patients with POEMS syndrome[J].American journal of hematology, 2010, 85（6）: 431-434.

[13]DISPENZIERI A.POEMS Syndrome : 2019 Update on diagnosis, risk-stratification, and management[J].American journal of hematology, 2019, 94（7）: 812-827.

[14]YE W, WANG C, CAI QQ, et al.Renal impairment in patients with polyneuropathy, organomegaly, endocrinopathy, monoclonal gammopathy and skin changes syndrome : incidence, treatment and outcome[J].Nephrology, dialysis, transplantation : official publication of the European Dialysis and Transplant Association-European Renal Association, 2016, 31（2）: 275-283.

[15]NAVIS GJ, DULLAART RP, VELLENGA E, et al.Renal disease in POEMS syndrome : report on a case and review of the literature[J].Nephrology, dialysis, transplantation : official publication of the European Dialysis and Transplant Association-European Renal Association, 1994, 9（10）: 1477-1481.

[16]VIARD JP, LESAVRE P, BOITARD C, et al.POEMS syndrome presenting as systemic sclerosis.Clinical and pathologic study of a case with microangiopathic glomerular lesions[J].The American journal of medicine, 1988, 84（3 Pt 1）: 524-528.

[17]SANO M, TERASAKI T, KOYAMA A, et al.Glomerular lesions associated with the Crow-Fukase syndrome[J].Virchows Archiv A, Pathological anatomy and histopathology, 1986, 409（1）: 3-9.

[18]TAKAZOE K, SHIMADA T, KAWAMURA T, et al.Possible mechanism of

progressive renal failure in Crow-Fukase syndrome[J].Clinical nephrology, 1997, 47（1）: 66-67.

[19]MIZUIRI S, MITSUO K, SAKAI K, et al.Renal involvement in POEMS syndrome[J].Nephron, 1991, 59（1）: 153-156.

[20]STEWART PM, MCINTYRE MA, EDWARDS CR.The endocrinopathy of POEMS syndrome[J].Scottish medical journal, 1989, 34（5）: 520-522.

[21]NAKAMOTO Y, IMAI H, YASUDA T, et al.A spectrum of clinicopathological features of nephropathy associated with POEMS syndrome[J].Nephrology, dialysis, transplantation : official publication of the European Dialysis and Transplant Association-European Renal Association, 1999, 14（10）: 2370-2378.

[22]FUKATSU A, ITO Y, YUZAWA Y, et al.A case of POEMS syndrome showing elevated serum interleukin 6 and abnormal expression of interleukin 6 in the kidney[J]. Nephron, 1992, 62（1）: 47-51.

[23]KOURELIS TV, BUADI FK, GERTZ MA, et al.Risk factors for and outcomes of patients with POEMS syndrome who experience progression after first-line treatment[J]. Leukemia, 2016, 30（5）: 1079-1085.

[24]KOURELIS TV, BUADI FK, KUMAR SK, et al.Long-term outcome of patients with POEMS syndrome : An update of the Mayo Clinic experience[J].American journal of hematology, 2016, 91（6）: 585-589.

[25]TANAKA O, OHSAWA T.The POEMS syndrome : report of three cases with radiographic abnormalities[J].Der Radiologe, 1984, 24（10）: 472-474.

[26]胡萍,罗樱樱,吴静,等.23例POEMS综合征临床特点分析[J].北京大学学报(医学版), 2017, 49（6）: 985-989.

[27]DISPENZIERI A.POEMS syndrome : 2011 update on diagnosis, risk-stratification, and management[J].American journal of hematology, 2011, 86（7）: 591-601.

[28]DISPENZIERI A, KYLE R A, LACY M Q, et al.POEMS syndrome : definitions and long-term outcome [J].Blood, 2003, 101（7）: 2496-506.

[29]DISPENZIERI A.POEMS syndrome : 2017 Update on diagnosis, risk stratification, and management[J].American journal of hematology, 2017, 92（8）: 814-829.

[30]SUICHI T, MISAWA S, BEPPU M, et al.Prevalence, clinical profiles, and prognosis of POEMS syndrome in Japanese nationwide survey[J].Neurology, 2019, 93（10）:

e975-e983.

[31]HE T, ZHAO A, ZHAO H, et al.Clinical characteristics and the long-term outcome of patients with atypical POEMS syndrome variant with undetectable monoclonal gammopathy[J].Annals of hematology, 2019, 98（3）: 735-743.

[32]DISPENZIERI A.POEMS syndrome[J].Blood reviews, 2007, 21（6）: 285-299.

[33]HUMENIUK MS, GERTZ MA, LACY MQ, et al.Outcomes of patients with POEMS syndrome treated initially with radiation[J].Blood, 2013, 122（1）: 68-73.

[34]LI J, ZHANG W, JIAO L, et al.Combination of melphalan and dexamethasone for patients with newly diagnosed POEMS syndrome[J].Blood, 2011, 117（24）: 6445-6449.

[35]HE H, FU W, DU J, et al.Successful treatment of newly diagnosed POEMS syndrome with reduced-dose bortezomib based regimen [J].British journal of haematology, 2018, 181（1）: 126-128.

[36]LI J, ZHANG W, KANG WY, et al.Bortezomib and dexamethasone as first-line therapy for a patient with newly diagnosed polyneuropathy, organomegaly, endocrinopathy, M protein and skin changes syndrome complicated by renal failure[J].Leukemia & lymphoma, 2012, 53（12）: 2527-2529.

[37]WANG C, HUANG X F, CAI QQ, et al.Prognostic study for overall survival in patients with newly diagnosed POEMS syndrome[J].Leukemia, 2017, 31（1）: 100-106.

病例 29

乙型肝炎相关性膜增生性肾小球肾炎

一、临床资料

现病史：患者男性，32岁，因"发现蛋白尿2年，反复下肢水肿1个月"入院。患者2年前体检发现尿蛋白+，无眼睑水肿，无下肢水肿，无关节肿痛，无发热，无皮疹等不适，当时未予重视，后反复多次复查尿蛋白+，无进一步诊治。此次入院前1个月，患者无明显诱因下出现眼睑及双下肢水肿，伴泡沫尿增多，尿量无明显变化，无咽痛，无咳嗽、咳痰，无发热等不适，就诊我院中医科门诊查尿蛋白++，予中草药治疗后水肿消退。入院前3天患者再次出现下肢水肿，伴腰酸不适，遂就诊我科门诊，查尿蛋白+++↑，24h尿蛋白定量3.69g↑，故门诊"蛋白尿"收治入院。

既往史：既往有输尿管结石激光碎石术史，否认传染病史。

体格检查：T 37℃，P 90次/分，R 18次/分，BP 145/89mmHg。神清，两肺呼吸音清，未及干湿啰音，双下肢轻度水肿。

辅助检查：

尿常规：尿蛋白++↑，尿隐血+↑，红细胞128.1/μl↑，白细胞6.9/μl；尿转铁蛋白138mg/L↑，微量白蛋白2070mg/L↑，尿IgG 117mg/L↑，尿α1微球蛋白12.7mg/L；24h尿蛋白定量4.6g↑。

血生化＋电解质：尿素氮6mmol/L，肌酐61μmol/L，尿酸382μmol/L，葡萄糖5.06mmol/L，白蛋白31g/L，谷丙转氨酶57U/L，谷草转氨酶34U/L，钾4.1mmol/L，钠136mmol/L，氯106mmol/L，总胆固醇5.6mmol/L↑，甘油三酯0.83mmol/L，糖化血红蛋白5.3%。

自身抗体：抗ds-DNA、抗SSA、ANCA等均未见异常，抗GBM抗体（−），免疫固定电泳阴性。

免疫学指标：IgA 1.09g/L，IgG 5.83g/L，IgM 0.76g/L，补体C3 0.67g/L，补体C4 0.10g/L。

肝炎指标：乙肝表面抗原＞2500U/ml↑，乙肝e抗原2907COI↑，乙肝核心抗体 529.8COI ↑，乙肝 DNA 定量 2.36×10^{8} U/ml ↑。

泌尿系超声：双肾大小形态正常（右肾大小 120mm×61mm，左肾大小 136mm×58mm），皮髓质回声未见明显异常，肾动脉未见明显异常。

肾穿刺活检病理（病例 29 图 1）：

光镜：送检肾穿刺组织常规做 HE、PAS、PASM、Masson 染色，主要为肾皮质，可见 17 个肾小球，其中 2 个肾小球球性硬化，1 个肾小球节段性硬化。其余肾小球系膜细胞和基质中 - 重度弥漫性增生，毛细血管襻呈分叶状，系膜基质节段性插入，基底膜增厚，双轨征形成，毛细血管襻受压、闭塞，上皮下、内皮下、系膜区嗜复红蛋白沉积，可见 1 个小细胞性新月体形成，少数肾小球球囊周纤维化，个别肾小球球囊粘连。肾小管上皮空泡及颗粒变性，多灶状萎缩（萎缩面积约占 25%），肾间质多灶状炎症细胞浸润伴纤维化，小动脉管壁增厚，管腔狭窄。

免疫荧光：IgG（+++）沿毛细血管襻及系膜区呈粗颗粒状沉积；HBsAg（±）。

电镜：基底膜节段性增厚，足突弥漫融合，节段性系膜插入，内皮下、系膜区电子致密物沉积，个别上皮下、基底膜内可见电子致密物沉积。

综合光镜、免疫荧光及电镜检查：乙型肝炎病毒相关性膜增生性肾小球肾炎。

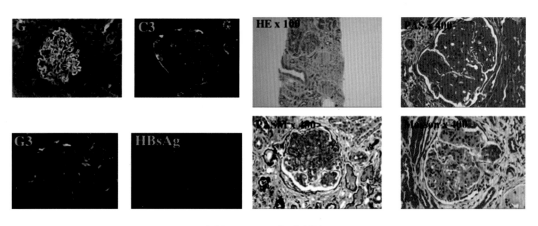

病例 29 图 1 肾穿刺结果

二、诊断分析

1. 诊断及诊断依据

（1）诊断：肾病综合征，乙型肝炎病毒相关性肾炎，慢性肾脏病 1 期，高血压。

（2）诊断依据：患者发现蛋白尿 2 年，1 个月前出现眼睑及双下肢水肿。查体：双下肢轻度水肿。入院后查尿蛋白 ++，24h 尿蛋白定量 4.6g/L ↑。入院后查乙肝表面抗原＞2500U/ml ↑，乙肝 e 抗原 2907COI ↑，乙肝核心抗体 529.8COI ↑，乙肝 DNA 定量 2.36×10^8U/ml ↑，肾穿刺活检病理明确为乙型肝炎病毒相关性膜增生性肾小球肾炎，故诊断。

2. 鉴别诊断

（1）IgA 肾病：在我国，IgA 肾病是最常见的原发性肾小球疾病，约占原发性肾小球肾小球肾炎的 45% 左右。IgA 肾病可以发生在不同年龄阶段，但以青壮年为主。临床表现多样，可以表现为孤立性血尿、反复发作性肉眼血尿、无症状血尿蛋白尿，也可合并肾病范围的蛋白尿、水肿、高血压、肾功能减退，表现为肾炎综合征或肾病综合征。IgA 肾病肉眼血尿多在黏膜或皮肤感染后数小时至 24 小时出现，持续数小时至 1 周内可自行缓解。肾活检免疫荧光可见系膜区 IgA 为主的颗粒样或团块样沉积，常伴有 C3 的沉积。其诊断主要依赖肾活检。该患者肾穿刺活检病理可鉴别。

（2）系统性红斑狼疮性肾炎：多好发于青壮年和育龄期女性，可有多系统受损的临床表现，免疫学检查可检出多种自身抗体包括抗 dsDNA、抗 Sm 抗体、抗磷脂抗体等及低补体血症，病理表现为：病变多样性，典型的免疫病理表现为肾小球 IgG、IgA、IgM、C3、C4、C1q 均阳性，称为"满堂亮"。该患者无皮损、关节炎及其他狼疮的肾外表现，除蛋白尿外无其他不适，入院后查补体正常，抗核抗体谱阴性，故不考虑该诊断。

（3）过敏性紫癜性肾炎：患者发病前有过敏史，可有前驱低热、乏力及上呼吸道感染症状，出现对称性的皮肤紫癜、关节痛、腹痛等过敏性紫癜的临床表现，及血尿、高血压、水肿等。该患者无以上病史，查体未见皮肤紫癜，故不考虑该诊断。

三、治疗经过及随访情况

患者入院后经肾穿刺活检后明确为"乙型肝炎病毒相关性膜增生性肾小球肾炎"，故出院后予以恩替卡韦 0.5mg 1 次 / 天及氯沙坦钾每日 100mg 口服治疗，治疗后患者乙肝 DNA 定量逐步下降至 102U/ml，多次检查尿常规尿蛋白（＋），24h 尿蛋白定量维持在 0.3g ～ 0.6g/24h，病情基本稳定。

四、讨论

1. 概述　乙型肝炎相关性肾小球肾炎（HBV-GN）是指由乙型肝炎病毒直接或间接诱发的肾小球肾炎，是我国常见的继发性肾小球肾炎之一，以儿童和成年男性为主[1]。

2. 病因及发病机制　HBV-GN 发病机制相对复杂，且尚未完全阐明，可涉及免疫损伤、病毒直接感染、遗传和宿主因素等，发病机制有以下学说：① HBV 抗原 – 抗体复合物沉积于肾小球引起免疫损伤；②病毒直接感染肾脏细胞，诱导肾小球系膜细胞增殖；③ HBV 感染导致自身免疫致病；④免疫缺陷及遗传因素[2, 3]。

3. 临床表现　HBV-GN 患者临床表现复杂多样，主要表现为蛋白尿或肾病综合征、血尿、水肿和尿量减少，40% 的患者血压升高，可发生肾功能不全。我国 HBV-GN 成年患者以肾病综合征常见，部分进展为终末期肾病的患者需要接受血液净化治疗维持生命。HBV-GN 儿童患者则以膜性肾病（HBV-MN）常见，以微量白蛋白为主要表现，也有少部分患儿会出现高血压、肉眼血尿等症状，自发缓解率高，而预后普遍较好。

HBV-GN 表现多样，最常见的病理类型为膜性肾病（HBV-MN），亦可见膜增生性肾小球肾炎（HBV-MPGN）和系膜增生性肾小球肾炎（HBV-MsPGN）[4]。HBV-MN 表现为不典型膜性肾病，光镜下可见弥漫性肾小球基底膜增厚但钉突不明显，PASM 染色示增厚的基底膜常呈链环状，并伴有明显的系膜细胞和基质增生；免疫荧光检查除了 IgG 及 C3 呈颗粒样沉积外，也常有 IgM、IgA 及 C1q 沉积于毛细血管壁和系膜区；电镜检查可见大块电子致密物呈多部位分布，见于上皮下、基底膜内、内皮下及系膜区。HBV-MPGN 与原发性膜增生性肾小球肾炎相似，但伴更多的上皮下和基底膜内免疫复合物沉积；免疫荧光主要为 IgG 和 C3 颗粒样沉积，伴有 IgM、IgA 和 C1q 沉积，沉积部位为毛细血管襻和系膜区；电镜下可见大块电子致密物在上皮下、基底膜内、内皮下和系膜区呈团块状沉积。有时可见病毒颗粒（30 ~ 70nm）及管网状包涵体。HBV 特异抗原包括 HBsAg、HBcAg 和 HBeAg，在肾组织中的定位有助于诊断，荧光物质的分布与病理类型相关，HBV-MN 主要分布在肾小球毛细血管襻，呈颗粒状荧光，主要为 HBcAg 沉积；HBV-MPGN 则为毛细血管襻和系膜区兼有，主要为 HBsAg 沉积[4]。

4. 诊断　目前对 NBV-GN 无统一诊断标准。1989 年在北京召开的"乙型肝炎病毒相关性肾炎座谈会纪要"中提出对 HBV-GN 的临床诊断需满足以下三条标准：①血清 HVB 抗原阳性；②膜性肾病或膜增生性肾炎，并除外狼疮性肾炎等继发性肾小球疾病；③肾组织切片上找到 HBV 抗原，其中③为最基本的条件[5]。

5. 治疗　现阶段尚缺乏 HBV-GN 治疗的相关指南，诊断本病的治疗须结合患者个体化情况开展，如患者年龄、合并症、肾功能、病理分型及分期、血清 HBV 标志物等，针对性开展免疫抑制剂、抗病毒、干扰素等治疗，以改善症状体征、缓解肾脏损害进程、降低并发症风险等为主要目的，患者多需长期接受针对性治疗[6, 7]。

目前，临床上针对 HBV-GN 的治疗以抗病毒治疗为主，对减弱患者的病毒复制增殖、降低抗原水平、缓解患者蛋白尿和延缓病程进展方面有显著疗效[8]。核苷类似物和干扰素－α被FDA批准用于HBV感染者，前者能有效降低HBV-DNA水平，后者在HBV抗原转阴方面效果更突出。目前应用于HBV-GN的核苷类似物主要包括：①拉米夫定：首个批准用于抗HBV病毒的核苷类似物，治疗HBV-GN效果突出，可降低HBV-DNA水平及缓解蛋白尿；②恩替卡韦：目前为抗HBV一线用药，具有肾毒性小、耐药风险低等优势，效果优于拉米夫定，在改善肝肾功能、降低尿蛋白水平、促进HBV-DNA转阴方面效果确切[9]；③替诺福韦：常用于拉米夫定等药物耐药的患者，该药发生耐药性的风险较低；④替比夫定：与拉米夫定相比，该药的耐药风险低且抑制HBV复制的效果好，临床用药中显示对肾功能具有一定的保护效果[1]。干扰素－α用于HBV-GN膜性肾病的患者中，在改善肾功能、缓解蛋白尿方面的效果突出，安全性较高，且成人效果优于儿童。

HBV-GN属于继发性免疫复合物性疾病，患者肾脏病理组织中可检测出免疫复合物，因此免疫抑制剂在该病治疗中也极为常见，但这类药物需在乙肝病毒稳定之后使用，且在使用过程中须严格控制关注HBV-DNA水平及给药时间，连续使用超过12个月是HBV再激活的主要独立危险因素，将增加各类并发症的风险，危及患者生命安全。糖皮质激素是目前最为常用的免疫抑制剂，但单一糖皮质激素给药效果欠佳且易出现肝功能损害情况。除糖皮质激素外，来氟米特、他克莫司等较为新型免疫抑制剂在临床应用中逐步增多[10]。

五、专家点评

乙型肝炎病毒相关性肾病临床表现无特异性，诊断主要依靠肾脏病理检查并排除其他继发性肾脏病。本例患者为青年男性，临床主要表现为蛋白尿，血清乙肝表面抗原、乙肝e抗原、乙肝核心抗体均阳性，乙肝DNA定量2.36×10^8U/ml↑肾活检免疫荧光HBsAg（±），无其他继发性肾脏病，因此乙型肝炎病毒相关性肾病诊断明确。对此类疾病主要抗病毒治疗辅以RAAS阻断剂，部分患者可获得一定程度的缓解，但有些病情严重者需要在抗病毒治疗基础上加小剂量激素和免疫抑制剂，在治疗过程中应密切随访，预防乙型肝炎病毒的复发及肝功能损伤。

（上海市周浦医院　赵俊丽）

参考文献

[1]Yan Z，Qiao B，Zhang H，et al.Effectiveness of telbivudine antiviral treatment in patients with hepatitis B virus-associated glomerulonephritis：A 104-week pilot study[J]. Medicine（Baltimore），2018，97（31）：e11716-e11716.

[2] 徐茜茜，杨悦，李文歌 . 乙型肝炎病毒相关性肾炎发病机制的研究进展 [J]. 中华肾病研究电子杂志，2016，5（2）：85-88.

[3] 张瑜 . 乙肝病毒相关性肾炎肾小球足细胞病变机制的研究 [D]. 华中科技大学，2010.

[4] 刘群 . 乙型肝炎病毒相关性肾炎的临床及病理研究 [D]. 吉林大学，2020.

[5] 谌贻璞，陈香梅（整理）. 乙型肝炎病毒相关性肾炎座谈会纪要 [J]. 中华内科杂志，1990，29（9）：519-521.

[6]Elewa U，Sandri AM，Kim WR，et al.Treatment of hepatitis B virus-associated nephropathy [J].Nephron Clinical practice，2011，119（1）：c41-49.discussion c49.

[7]Zhang Y，Zhou JH，Yin XL，et al.Treatment of hepatitis B virus-associated glomerulonephritis：a meta-analysis[J].World J Gastroenterol，2010，16（6）：770-777.

[8]Fu B，Ji Y，Hu S，et al.Efficacy and safety of anti-viral therapy for Hepatitis B virus-associated glomerulonephritis：A meta-analysis[J].PloS one，2020，15（1）：e0227532.

[9]Kataoka H，Mochizuki T，Akihisa T，et al.Successful entecavir plus prednisolone treatment for hepatitis B virus-associated membranoproliferative glomerulonephritis：A case report [J].Medicine（Baltimore），2019，98（2）：e14014.

[10] 万静芳，卢晓梅，唐雪莲，等 . 他克莫司治疗乙型肝炎病毒相关性膜性肾病的随机对照临床试验 [J]. 中华肾脏病杂志，2015，31（1）：1-6.